Starke Emotionen meistern

Dialektische Verhaltenstherapie in der Praxis

Wege zu mehr Achtsamkeit, Streßtoleranz und einer besseren Beziehungsfähigkeit

»Menschen, die mit übermächtigen Emotionen kämpfen, und DBT-Therapeuten werden von diesem Arbeitsbuch profitieren. McKay, Wood und Brantley haben die DBT-Skills erweitert und übersetzt und auf diese Weise dazu beigetragen, Linehans bahnbrechende Erkenntnisse über die Entwicklung emotionaler Fertigkeiten einem größeren Kreis zugänglich zu machen und ihre Nutzung im Alltagsleben zu erleichtern.«

— Kate Northcott, MA, MFT,

ist DBT-Therapeutin und arbeitet in ihrer Privatpraxis in Verbindung mit *Mindfulness Therapy Associates*. Außerdem leitet sie das *New Perspectives Center for Counseling*, ein gemeinnütziges Counseling-Zentrum in San Francisco, Kalifornien.

Matthew McKay,
Jeffrey C. Wood &
Jeffrey Brantley

Starke **Emotionen** meistern

Dialektische Verhaltenstherapie in der Praxis

Wege zu mehr Achtsamkeit, Streßtoleranz und einer besseren Beziehungsfähigkeit

Aus dem Englischen von
Theo Kierdorf und Hildegard Höhr

Junfermann Verlag • Paderborn
2008

Anmerkung des Verlags
Diese Publikation dient der Vermittlung akkurater und maßgeblicher Informationen über das behandelte Thema. Der Verlag bietet keinerlei psychologische, finanzielle, juristische oder anderweitige Dienstleistungen zum Verkauf an. Leser, die persönliche Hilfe benötigen, sollten sich an entsprechende Fachleute wenden.

Titel der amerikanischen Originalausgabe: *The Dialectical Behavior Therapy Skills Workbook.*
Erschienen bei New Harbinger Publications, Inc.
Übersetzung aus dem Englischen: Theo Kierdorf und Hildegard Höhr
Covergestaltung/Reihenentwurf: Christian Tschepp
Coverfoto: © Monkey Business/FOTALIA.com
Satz: SpaceType, Köln

Bibliographische Information der Deutschen Bibliothek
Die Deutsche Bibliothek verzeichnet diese Publikation in der Deutschen Nationalbibliographie; detaillierte bibliographische Daten sind im Internet über http://dnb.ddb.de abrufbar.

ISBN 978-3-87387-688-0

Inhalt

»Zur Erinnerung an meine Mutter, Louise Long LaBrash, die in schwierigen Zeiten immer für mich da war.«

— Matthew McKay

»Für meine Studenten und Klienten am Fresno City College und am Reedley College, 2005–2006, deren Stärke, Hoffnung und Resilienz mich während der Arbeit an diesem Buch inspiriert hat.«

— Jeffrey C. Wood

»Ich widme dieses Buch allen, die innerlich und äußerlich mit intensiven und unberechenbaren Emotionen kämpfen. Mögen sie Frieden und Glück finden, und mögen alle Lebewesen von ihren Bemühungen profitieren.«

— Jeffrey Brantley

Einleitung — Dialektische Verhaltenstherapie:

Ein Überblick über die Behandlung

Die von Marsha Linehan (1993a, 1993b) entwickelte »Dialektische Verhaltenstherapie (DVT – auch »Dialektisch-behaviorale Therapie« [DBT] genannt) hilft Menschen, mit übermächtigen Emotionen adäquat umzugehen. Wie Untersuchungen ergeben haben, stärkt die DVT die Fähigkeit eines Menschen, mit Streß fertig zu werden, ohne die Kontrolle zu verlieren und sich destruktiv zu verhalten.

Viele Menschen werden mit übermächtigen Emotionen nicht fertig. Es ist, als würden viele ihrer Gefühle durch einen Regler bis zum maximalen Anschlag »aufgedreht«. Wenn sie wütend oder traurig werden oder Angst bekommen, werden sie von diesen Emotionen wie von einer gewaltigen Welle überspült, die sie umwerfen kann.

Falls Sie in Ihrem Leben schon einmal mit überwältigenden Emotionen konfrontiert wurden, wissen Sie, wovon hier die Rede ist. Dann gibt es auch für Sie Tage, an denen Ihre Gefühle Sie mit der Kraft eines Tsunami treffen. Wenn das eintritt, bekommen Sie verständlicherweise Angst davor, Dinge zu fühlen: Sie wollen nicht von Ihren Emotionen umgeworfen werden. Das Problem ist, daß Emotionen um so übermächtiger werden können, je stärker Sie sie zu unterdrücken oder »unter dem Deckel zu halten« versuchen. Mit diesem Problem beschäftigen wir uns in den Kapiteln 6 und 7, die sich mit der Emotionsregulierung befassen. Zunächst jedoch brauchen Sie sich nur zu merken, daß es zu nichts führt, wenn Sie versuchen, Ihre Gefühle zu stoppen.

Aus vielen uns vorliegenden Untersuchungen geht hervor, daß die Wahrscheinlichkeit des Auftretens starker und übermächtiger Emotionen bei bestimmten Menschen von Geburt an »fest verdrahtet« ist. Allerdings kann diese Tendenz auch durch Traumata oder Vernachlässigung in der Kindheit verstärkt werden. Andererseits beinhaltet die Tatsache, daß eine Neigung zu starken Emotionen häufig genetisch bedingt oder durch das Erleben von Traumata wahrscheinlicher geworden ist, nicht, daß es unmöglich ist, dieses

Problem zu überwinden. Tausende von Menschen nutzen bereits die Fertigkeiten, die in diesem Buch vermittelt werden, um mit ihren Emotionen besser zurechtzukommen. Die Betreffenden haben ihr Leben verändert – und das können Sie auch.

Um welche Fertigkeiten geht es hier? Und wie werden diese Ihnen helfen? Die Dialektische Verhaltenstherapie vermittelt vier entscheidende Fertigkeiten, die einerseits das Ausmaß der emotionalen Wellen verringern und Ihnen andererseits helfen können, das innere Gleichgewicht zu bewahren, wenn Emotionen Sie zu überwältigen drohen.

1. *Streßtoleranz* hilft Ihnen, mit schmerzhaften Ereignissen besser fertig zu werden, indem Sie Ihre Widerstandskraft und Regenerationsfähigkeit (Resilienz genannt) stärken. Außerdem können Sie mit Hilfe von Streßtoleranz lernen, die Auswirkungen beunruhigender Umstände abzumildern.
2. *Achtsamkeit* hilft Ihnen, den gegenwärtigen Augenblick umfassender zu erleben und sich gleichzeitig weniger stark auf schmerzhafte frühere Erlebnisse oder auf beängstigende zukünftige Möglichkeiten zu konzentrieren. Achtsamkeit ermöglicht Ihnen auch, habituelle negative Urteile über sich selbst und andere Menschen zu überwinden.
3. Die Fertigkeiten der *Emotionsregulierung* helfen Ihnen, klarer zu erkennen, was Sie fühlen, und dann alle Emotionen zu beobachten, ohne zu ihrem willenlosen Opfer zu werden. Es geht letztlich darum, daß Sie lernen, Ihre Gefühle zu beeinflussen, ohne sich reaktiv und destruktiv zu verhalten.
4. Die Entwicklung Ihrer *interpersonalen Effektivität* erschließt Ihnen neue Werkzeuge, mit deren Hilfe Sie Ihre Überzeugungen und Bedürfnisse zum Ausdruck bringen, Grenzen setzen und über Problemlösungen verhandeln können – während Sie gleichzeitig Ihre Beziehungen schützen und andere Menschen respektvoll behandeln.

Im vorliegenden Buch wurde versucht, das Lernen durch den Aufbau der Darstellung so weit wie möglich zu erleichtern. Jede der zentralen Fertigkeiten, die es vermittelt, wird in zwei Kapiteln dargestellt – einem über die Grundlagen und einem zweiten über weiterführende Aspekte. Mit Achtsamkeit befassen sich sogar insgesamt drei Kapitel. In den Grundlagenkapiteln werden jeweils die theoretischen Voraussetzungen erläutert, die Komponenten der neuen Fertigkeit beschrieben und die ersten Schritte auf dem Weg zur Entwicklung der betreffenden Fertigkeit erläutert. Die weiterführenden Kapitel helfen Ihnen, sich zusätzliche wichtige Komponenten der Fertigkeit anzueignen, wobei Sie das Erlernte Schicht um Schicht erweitern. Es werden Beispiele angeführt, die jeden einzelnen Schritt erklären. Einschätzungen, Übungen und Arbeitsblätter helfen Ihnen, das Gelernte zu üben. Im letzten Kapitel wird beschrieben, wie Sie alle diese Fertigkeiten miteinander verbinden und fest in Ihr Leben integrieren können.

Das Buch *Dialektische Verhaltenstherapie* versucht, Ihnen das Lernen so leicht wie möglich zu machen. Der schwierigste Teil der Arbeit besteht darin, sich zur tatsächlichen Ausführung der Übungen zu zwingen und die neu erlernten Fertigkeiten dann auch wirklich im Alltag zu nutzen. Wenn Sie das Buch nur lesen, wird sich für Sie nichts verändern. Die gedruckten Wörter bleiben für Ihr Leben völlig bedeutungslos, wenn Sie die neuen Techniken und Strategien, die Sie mit Hilfe des Buches erlernen können, nicht praktisch anwenden. Denken Sie an diesem Punkt einmal darüber nach, warum Sie mit dem Lesen dieses Buches begonnen haben und was Sie verändern wollen. Notieren Sie in den folgenden Leerzeilen drei Arten des Reagierens auf Emotionen, die Sie verändern wollen. Welche drei schädlichen Dinge tun Sie, wenn Sie aufgebracht oder von Gefühlen überwältigt sind – Dinge, die Sie gern durch bessere Arten der Bewältigung ersetzen würden?

1. ______________________________

2. ______________________________

3. ______________________________

Für wen dieses Buch gedacht ist

Das Buch *Dialektische Verhaltenstherapie* wendet sich an zwei Leserkreise. Den ersten bilden Menschen, die sich einer DVT unterziehen (entweder einer Gruppen- oder einer Einzeltherapie) und die ein Arbeitsbuch benötigen, das ihnen hilft, die vier für diese Methode zentralen Fertigkeiten zu erlernen. Außerdem haben wir das Buch für alle geschrieben, die ohne Hilfe eines Therapeuten lernen wollen, mit ihren übermächtigen Gefühlen fertig zu werden. Mit Hilfe der beschriebenen Werkzeuge können Sie Ihre Fähigkeit, Ihre Emotionen zu kontrollieren, deutlich verbessern. Falls Sie beim Lesen des Buches und bei der selbständigen Auseinandersetzung damit feststellen, daß Ihnen die Anwendung der neuen Fertigkeiten sehr schwerfällt, empfehlen wir Ihnen dringend, sich an einen qualifizierten DVT-Therapeuten mit adäquater Ausbildung zu wenden.

Es gibt Grund zur Hoffnung

Das Leben ist hart. Aber Sie stehen mit Ihren Schwierigkeiten, Ihre Emotionen zu regulieren, nicht allein und hilflos da, sondern können diese überwinden. Wenn Sie sich wirklich bemühen, die in diesem Buch beschriebenen Fertigkeiten zu erlernen, wird sich die Art Ihrer Reaktion auf Gefühle mit Sicherheit verändern. Das ist – unabhängig von genetischer Veranlagung und früh erlebtem Schmerz – deshalb so, weil die für die DVT charakteristischen Fertigkeiten das Resultat jedes Konflikts und jeder unangenehmen Situation beeinflussen und den Charakter Ihrer Beziehungen buchstäblich verändern können. Sie haben also allen Grund zur Hoffnung. Sie brauchen nur umzublättern und anzufangen. Und dann müssen Sie »dranbleiben«!

1 Streßtoleranz – grundlegende Fertigkeiten

Was ermöglicht es uns, mit Belastungen fertig zu werden?

Irgendwann in unserem Leben müssen wir alle mit Leid und Schmerz fertig werden. Dabei kann es sich entweder um körperlichen Schmerz handeln, etwa wenn uns eine Biene sticht oder wir uns einen Arm brechen, oder um emotionales Leid, beispielsweise in Form von Traurigkeit oder Wut. In beiden Fällen ist Schmerz oft unvermeidbar und sein Auftreten nicht voraussehbar. Wir können nicht immer wissen, wann eine Biene uns stechen oder etwas uns traurig machen wird. Oft können wir kaum etwas Besseres tun, als unsere Bewältigungsfertigkeiten zu nutzen und zu hoffen, daß sie ihren Zweck erfüllen werden.

Nun empfinden einige Menschen emotionalen und körperlichen Schmerz stärker und häufiger als andere. Die Betreffenden fühlen sich schneller gestreßt, und es ist für sie, als würden sie von einer riesigen Gezeitenwelle überspült. Oft haben diese Menschen das Gefühl, die Situationen, die sie als leidvoll empfinden, würden nie enden. Sie wissen nicht, wie sie mit ihrem starken Schmerz fertig werden sollen. Im Rahmen und für die Zwecke dieses Buches werden wir solche Gefühle *überwältigende Emotionen* nennen. (Allerdings ist zu bedenken, daß emotionaler und körperlicher Schmerz oft gleichzeitig auftritt.)

Menschen, die mit überwältigenden Emotionen kämpfen, gehen mit ihrem Schmerz häufig sehr dysfunktional und uneffektiv um, weil sie nicht wissen, wie sie adäquat darauf reagieren könnten. Das ist verständlich. Für einen Menschen, der unter einer emotionalen Belastung leidet, ist es schwer, sich rational zu verhalten und eine gute Lösung des Problems zu finden. Doch ändert das nichts daran, daß viele der Strategien, die Menschen mit überwältigenden Emotionen anwenden, zur Verschlimmerung der Probleme führen.

Es folgt eine Liste von Bewältigungsstrategien, die viele Menschen benutzen, um mit diesem Problem fertig zu werden. Markieren Sie diejenigen, die Sie selbst zur Bewältigung belastender Situationen nutzen, mit einem Häkchen (✓):

____ Sie verbringen eine Menge Zeit damit, über früher erlebte Schmerzen, Fehler und Probleme nachzudenken.

____ Sie bekommen Angst, wenn Sie an mögliche zukünftige Schmerzen, Fehler und Probleme denken.

____ Sie isolieren sich, um eventuell belastend wirkende Situationen zu meiden.

____ Sie betäuben sich mit Alkohol, Medikamenten oder Drogen.

____ Sie lassen Ihre Wut an anderen aus oder versuchen, sie zu Ihnen genehmen Verhaltensweisen zu zwingen.

____ Sie praktizieren gefährliche Aktivitäten, indem Sie sich beispielsweise schneiden, schlagen, kritisieren, Brandwunden zufügen oder Haare ausreißen.

____ Sie bevorzugen gefährliche sexuelle Aktivitäten, indem Sie beispielsweise mit völlig Fremden sexuell verkehren oder häufig ungeschützten Sex praktizieren.

____ Sie vermeiden es, sich mit den Ursachen Ihres Problems auseinanderzusetzen, beispielsweise mit einer für Sie schädlichen Beziehung.

____ Sie benutzen Nahrung, um sich zu bestrafen oder um sich unter Kontrolle zu bringen, indem Sie zuviel essen, nichts essen oder das soeben Gegessene erbrechen.

____ Sie versuchen, sich umzubringen oder bevorzugen hochriskante Aktivitäten, beispielsweise gefährliches Autofahren oder den Konsum gefährlicher Mengen von Alkohol oder Drogen.

____ Sie meiden angenehme Aktivitäten wie geselliges Beisammensein mit anderen Menschen und Körpertraining, möglicherweise weil Sie glauben, Sie hätten es nicht verdient, sich besser zu fühlen.

____ Sie ergehen sich in Ihrem Schmerz und finden sich mit einem elenden und unerfüllten Leben ab.

Alle diese Strategien führen zu noch tieferem emotionalem Schmerz, weil auch diejenigen unter ihnen, die zeitweilig Erleichterung bringen, noch mehr Leiden in der Zukunft verursachen. Versuchen Sie mit Hilfe des Arbeitsblattes »Die Kosten selbstschädigender Bewältigungsstrategien« herauszufinden, wie es zu dieser zukünftigen Verschlechterung Ihrer Situation kommt. Stellen Sie sowohl fest, welche Strategien Sie persönlich benutzen, als auch, welche Kosten damit verbunden sind. Berücksichtigen Sie dabei alle zusätzlichen Kosten, die Ihnen in den Sinn kommen. Am Ende des Arbeitsblatts können Sie auch persönliche Strategien samt deren Kosten vermerken, die in der Liste nicht aufgeführt sind.

DIE KOSTEN SELBSTSCHÄDIGENDER BEWÄLTIGUNGSSTRATEGIEN

Selbstzerstörerische Bewältigungsstrategie	potentielle Kosten
1. Sie verbringen eine Menge Zeit damit, über früher erlebte Schmerzen, Fehler und Probleme nachzudenken.	Ich könnte gute Dinge versäumen, die jetzt passieren, und dann bedauern, sie verpaßt zu haben; depressive Stimmung bezüglich vergangener Ereignisse. Andere: ____________________ ____________________
2. Sie bekommen Angst, wenn Sie an mögliche zukünftige Schmerzen, Fehler und Probleme denken.	Ich könnte gute Dinge versäumen, die jetzt geschehen könnten; Angst vor der Zukunft. Andere: ____________________ ____________________
3. Sie isolieren sich, um eventuell belastend wirkende Situationen zu meiden.	Ich verbringe dann mehr Zeit allein und fühle mich deshalb noch deprimierter. Andere: ____________________ ____________________
4. Sie betäuben sich mit Alkohol, Medikamenten oder Drogen.	Sucht; Verlust von Geld; Probleme im Beruf; Probleme mit dem Gesetz; Beziehungsprobleme; gesundheitliche Folgen. Andere: ____________________ ____________________
5. Sie lassen Ihre Wut an anderen aus oder versuchen, sie zu Ihnen genehmen Verhaltensweisen zu zwingen.	Verlust von Freunden, Liebespartnern und Familienmitgliedern; andere Menschen meiden mich; fühle mich schlecht, weil ich andere verletzt habe; juristische Konsequenzen von Aktivitäten. Andere: ____________________ ____________________
6. Sie praktizieren gefährliche Aktivitäten, indem Sie sich beispielsweise schneiden, schlagen, kritisieren, Brandwunden zufügen oder Haare ausreißen.	Eventueller Tod, Infektionen, Narben, Entstellung, Scham, körperlicher Schmerz. Andere: ____________________ ____________________
7. Sie bevorzugen gefährliche sexuelle Aktivitäten, indem Sie beispielsweise mit völlig Fremden sexuell verkehren oder häufig ungeschützten Sex praktizieren.	Durch Geschlechtsverkehr übertragene Krankheiten, von denen einige lebensbedrohlich sind; Schwangerschaft; Scham; Peinlichkeit. Andere: ____________________ ____________________

8. Sie vermeiden es, sich mit den Ursachen Ihres Problems auseinanderzusetzen, beispielsweise mit einer für Sie schädlichen Beziehung.	Anknüpfen schädigender Beziehungen; Verausgabung, indem man für andere Menschen aktiv wird; keines der eigenen Bedürfnisse wird erfüllt; Depression. Andere: ______________________ ______________________
9. Sie benutzen Nahrung, um sich zu bestrafen oder um sich unter Kontrolle zu bringen, indem Sie zuviel essen, nichts essen oder das soeben Gegessene erbrechen.	Gewichtszunahme; Anorexie; Bulimie; gesundheitliche Folgen; medizinische Behandlung; Peinlichkeit; Scham; Depression. Andere: ______________________ ______________________
10. Sie versuchen, sich umzubringen oder bevorzugen hochriskante Aktivitäten, beispielsweise gefährliches Autofahren oder den Konsum gefährlicher Mengen von Alkohol oder Drogen.	Eventueller Tod; Klinikaufenthalt; Peinlichkeit; Scham; Depression; langfristige gesundheitliche Probleme. Andere: ______________________ ______________________
11. Sie meiden angenehme Aktivitäten wie geselliges Beisammensein mit anderen und Körpertraining, möglicherweise weil Sie glauben, Sie hätten es nicht verdient, sich besser zu fühlen.	Mangel an Freude; zu wenig Körpertraining; Depression; Scham; Isolation. Andere: ______________________ ______________________
12. Sie ergehen sich in Ihrem Schmerz und finden sich mit einem elenden und unerfüllten Leben ab.	Viel Schmerz und Leid; Reue über das eigene Leben; Depression. Andere: ______________________ ______________________
13.	______________________ ______________________ ______________________
14.	______________________ ______________________ ______________________

Welche Kosten mit diesen selbstschädigenden Bewältigungsstrategien verbunden sind, ist klar. In allen Fällen wird akuter Schmerz gegen langfristiges Leiden getauscht. Schmerz läßt sich manchmal nicht vermeiden, Leiden schon.

Nehmen wir beispielsweise an, zwei Freundinnen, Maria und Sandra, streiten sich. Für Maria, die nicht dazu neigt, übermächtige Gefühle zu entwickeln, ist der Streit am Anfang schmerzhaft. Doch nach einigen Stunden wird ihr klar, daß sie und Sandra den Streit gemeinsam verschuldet haben. Deshalb ist Maria am folgenden Tag nicht mehr aufgebracht oder wütend auf Sandra. Bei Sandra hingegen, die mit überwältigenden Emotionen kämpft, läuft der Streit in der Erinnerung immer wieder neu ab, drei Tage lang. Sie erinnerte sich an jedes Wort und jede Geste Marias und versteht alles, was ihre Freundin gesagt und getan hat, als Beleidigung. Als Sandra und Maria einander drei Tage später das nächste Mal treffen, ist Sandra immer noch wütend, und sie setzt den Streit an dem Punkt fort, wo er vor drei Tagen geendet hatte. Beide Frauen erlebten den Schmerz, der zunächst durch den Streit entstanden war, aber nur Sandra litt darunter. Sandra schleppte ihren emotionalen Schmerz tagelang mit sich herum, wodurch ihr Leben noch schwieriger wurde. Wir können in unserem Leben zwar nicht immer Einfluß darauf nehmen, ob wir Schmerzen erleben oder nicht, aber wir können die Stärke unserer Reaktion auf Schmerz beeinflussen.

Damit Sie diese Art längerfristigen Leidens vermeiden können, lernen Sie in den Kapiteln 1 und 2, mittels bestimmter *Fertigkeiten* mit Belastungen besser umzugehen. Diese Fertigkeiten helfen Ihnen, auf neuartige, gesündere Weise mit Ihrem Schmerz umzugehen, so daß kein Leiden entsteht. In den beiden Kapiteln lernen Sie, sich abzulenken, sich zu entspannen und die aktuellen Probleme zu bewältigen.

Über dieses Kapitel

Die ersten Fertigkeiten im Umgang mit Streß, die Sie in diesem Kapitel erlernen werden, zielen darauf, sich von Situationen, in denen Sie emotionalen Schmerz erleben, abzulenken. Sich abzulenken ist deshalb wichtig, (1) weil Sie dadurch zeitweilig davon abgehalten werden, über Ihren Schmerz nachzudenken, und weil Sie dadurch (2) die Zeit gewinnen, die Sie zur Entwicklung einer adäquaten Bewältigungsreaktion brauchen. Erinnern Sie sich daran, wie Sandra ihren Schmerz drei Tage lang mich sich herumschleppte? Es gelang ihr einfach nicht, über ihren Streit mit Maria hinwegzukommen. Ablenkung hilft Ihnen, den Schmerz loszulassen, weil sie Ihnen ermöglicht, an etwas anderes zu denken. Durch Ablenkung gewinnen Sie außerdem Zeit, so daß sich Ihre Emotionen beruhigen können, bevor Sie etwas unternehmen, um mit der Situation, die Sie belastet, fertig zu werden.

Aber verwechseln Sie Ablenkung nicht mit Vermeiden. Wenn Sie eine belastende Situation meiden, entscheiden Sie sich dafür, sich nicht mit ihr auseinanderzusetzen. Lenken Sie sich hingegen von der belastenden Situation ab, haben Sie weiterhin vor, sich in Zukunft damit zu befassen, sobald sich Ihre Emotionen auf ein erträgliches Maß abgekühlt haben.

Die zweite Gruppe von Streßtoleranz-Fertigkeiten, die Sie in diesem Kapitel erlernen werden, dienen der Selbstberuhigung (Johnson 1985; Linehan 1993b). Oft müssen Sie sich zunächst beruhigen, um sich mit der Ursache Ihres Belastungsgefühls auseinandersetzen zu können, weil Ihre Emotionen zu »heiß« sind. Viele Menschen mit überwältigenden Emotionen geraten in Panik, wenn sie sich mit einem Streit, einer Zurückweisung, einem Mißerfolg oder mit anderen schmerzhaften Ereignissen auseinandersetzen müssen. Bevor Sie sich daranmachen können, diese Probleme mit Hilfe Ihrer neu erworbenen Fertigkeiten der Emotionsregulierung (Kapitel 6 und 7) oder der effektiven interpersonalen Kommunikation (Kapitel 8 und 9) zu lösen, müssen Sie sich oft zunächst selbst beruhigen, um Ihre Stärke wiederzuerlangen. In solchen Situationen könnte man die Fertigkeiten zur Verbesserung der Streßtoleranz mit dem Betanken eines Autos vergleichen, wodurch es möglich wird weiterzufahren. Selbstberuhigung soll Ihnen ein gewisses Maß an Frieden und Linderung bringen, so daß Sie sich darüber klarwerden können, was Sie als nächstes tun sollten oder wollen.

Selbstberuhigungsfertigkeiten dienen aber auch noch einem anderen Zweck: Sie helfen Ihnen, sich selbst gegenüber Mitgefühl zu entwickeln. Viele Menschen mit überwältigenden Emotionen sind als Kinder mißbraucht, mißhandelt oder vernachlässigt worden und haben deshalb mehr darüber gelernt, wie sie sich verletzen, als wie sie sich helfen können. Deshalb dienen Selbstberuhigungsfertigkeiten auch dazu, daß Sie lernen, mit sich selbst gütig und liebevoll umzugehen.

Über die Nutzung dieses Kapitels

Markieren Sie beim Lesen der folgenden Abschnitte über verschiedene Fertigkeiten diejenigen, die Ihnen persönlich von Nutzen sind. Dies erleichtert es Ihnen, am Ende dieses Kapitels einen Ablenkungsplan für Notfallsituationen zu entwickeln. Außerdem werden Sie dazu angeleitet, eine Liste von Entspannungsfertigkeiten zusammenzustellen, die Ihnen helfen, sich sowohl zu Hause als auch anderswo zu beruhigen. Im folgenden Kapitel erlernen Sie dann komplexere Streßtoleranzfertigkeiten.

Radikales Akzeptieren

Wenn Sie besser mit Belastungen fertig werden wollen, müssen Sie zunächst Ihre Einstellung verändern. Dazu befähigt Sie *radikales Akzeptieren* (*radical acceptance* – Linehan 1993a), eine neue Art, das Leben zu sehen. Im nächsten Kapitel lernen Sie einige Schlüsselfragen kennen, die Ihnen helfen, Ihre Erlebnisse bei der Anwendung radikalen Akzeptierens zu untersuchen. Doch zunächst wird dieses Konzept nun kurz beschrieben.

Wenn ein Mensch leidet, reagiert er häufig zunächst wütend oder aufgebracht, oder er gibt jemand anderem die Schuld an seinem Leiden. Doch ganz gleich, wen Sie wegen Ihres Leidens beschuldigen, der Schmerz existiert nun einmal, und deshalb werden Sie auch weiterhin leiden. Manchmal wird Schmerz sogar im Einklang mit Ihrer Wut stärker (Greenwood, Thurston, Rumble, Waters & Keefe 2003; Kerns, Rosenberg & Jacob 1994).

Wut und Aufregung wegen einer Situation halten Sie außerdem davon ab zu sehen, was tatsächlich vor sich geht. Kennen Sie den Ausdruck »blind vor Wut«? Dieser Zustand entsteht oft, wenn Menschen von übermächtigen Emotionen geplagt werden. Wenn Sie sich ständig selbst kritisieren oder einer Situation übertrieben urteilend gegenüberstehen, ist das so, als trügen Sie im Haus eine Sonnenbrille. Sie übersehen dann die Details und nehmen nicht alles so wahr, wie es tatsächlich beschaffen ist. Wenn Sie wütend werden und denken, eine Situation hätte nie eintreten dürfen, ignorieren Sie, daß die Situation nun einmal eingetreten *ist* und Sie sich nun damit auseinandersetzen müssen.

Einer Situation übertrieben kritisch gegenüberzustehen hindert Sie daran, Schritte zur Veränderung der Situation zu unternehmen. Die Vergangenheit können Sie nicht ändern. Wenn Sie Ihre Zeit damit verbringen, gegen die Vergangenheit zu kämpfen, und Sie sich dem Wunschgedanken hingeben, Ihre Wut werde das Resultat eines Ereignisses, das in Wirklichkeit bereits abgeschlossen ist, verändern, wird Sie das lähmen und hilflos machen. Dadurch wird nichts besser.

Um es noch einmal zusammenzufassen: Eine Situation oder sich selbst übertrieben kritisch zu sehen erzeugt mehr Schmerz und führt dazu, daß Sie noch mehr Details übersehen und sich wie gelähmt fühlen. Eine Situation läßt sich nicht verbessern, indem man wütend, aufgebracht oder kritisch darauf reagiert. Was könnten Sie statt dessen tun?

Die andere Möglichkeit, und das ist diejenige, die der Ansatz des radikalen Akzeptierens nahelegt, besteht darin, die aktuelle Situation so anzuerkennen, wie sie ist – was immer das beinhalten mag –, ohne das Geschehen zu beurteilen oder sich selbst zu kritisieren. Versuchen Sie statt dessen, als Tatsache anzuerkennen, daß Ihre gegenwärtige Situation aufgrund einer langen Kette von Ereignissen, die in ferner Vergangenheit begonnen hat, so ist, wie sie ist. Beispielsweise glaubten Sie (oder jemand anders) vor einiger Zeit, Sie bräuchten wegen Ihres emotionalen Schmerzes Hilfe. Deshalb gingen Sie dann ein paar Tage später in einen Buchladen und kauften sich dieses Buch. Heute haben Sie sich entschlossen, dieses Kapitel zu lesen, und Sie haben sich tatsächlich hingesetzt, das Buch aufgeschlagen und zu lesen begonnen. So sind Sie nun bei den Sätzen angelangt, die Sie im Moment gerade sehen. Diese Ereigniskette zu leugnen vermag an dem, was bereits geschehen ist, nichts zu verändern. Versuche, gegen diesen Augenblick anzukämpfen, oder zu sagen, daß er nicht so sein sollte, wie er nun einmal ist, verursacht nur noch mehr Leiden. Radikales Akzeptieren bedeutet, daß Sie sich selbst und die aktuelle Situation anschauen und die Dinge so sehen, wie sie wirklich sind.

Hingegen bedeutet radikales Akzeptieren *nicht*, daß Sie schlechtes Benehmen anderer hinnehmen oder billigen müssen. Es bedeutet, daß Sie nicht mehr versuchen, bereits Geschehenes zu verändern, indem Sie wütend werden und die Umstände für ihre Probleme verantwortlich machen. Falls Sie beispielsweise in einer dysfunktionalen Beziehung leben, aus der Sie sich eigentlich befreien müßten, dann tun Sie dies! Vergeuden Sie keine Zeit, indem Sie Ihr Leiden durch Selbstbeschuldigungen und Beschuldigungen anderer verlängern. Das hilft Ihnen nicht weiter. Konzentrieren Sie Ihre Aufmerksamkeit besser auf das, was Sie jetzt tun können. Das hilft Ihnen, klarer zu denken und besser mit Ihrem Leiden fertig zu werden.

Leitsätze im Sinne radikalen Akzeptierens

Wenn Sie das radikale Akzeptieren für sich nutzen wollen, hilft Ihnen oft die Orientierung an einem Leitsatz, der Sie in Ihren Bemühungen, mit der aktuellen Situation fertig zu werden, unterstützt. Es folgen einige Beispiele dieser Art sowie Leerzeilen, in denen Sie selbstentwickelte Leitsätze notieren können. Markieren Sie Aussagen mit einem Häkchen (✓), die Sie persönlich nutzen wollen, um sich daran zu erinnern, daß Sie den gegenwärtigen Augenblick und die Ereigniskette, die ihn geprägt hat, akzeptieren. In der folgenden Übung werden Sie mit der Nutzung der ausgewählten Leitsätze beginnen.

____ »Es ist so, wie es sein muß.«

____ »Alle vorangegangenen Ereignisse haben zum jetzigen Zustand geführt.«

____ »Ich kann das bereits Geschehene nicht mehr verändern.«

____ »Gegen die Vergangenheit zu kämpfen ist sinnlos.«

____ »Der Kampf gegen die Vergangenheit macht mich nur blind für die Gegenwart.«

____ »Die Gegenwart ist der einzige Augenblick, den ich beeinflussen kann.«

____ »Es ist Zeitverschwendung, gegen etwas zu kämpfen, das schon geschehen ist.«

____ »Der gegenwärtige Augenblick ist vollkommen, auch wenn mir nicht gefällt, was gerade geschieht.«

____ »Dieser Augenblick ist genau so, wie er sein muß, wenn man berücksichtigt, was vor ihm geschehen ist.«

____ »Dieser Augenblick ist das Resultat von mehr als einer Million anderer Entscheidungen.«

____ Weitere Gedanken: ____

____

____

____

ÜBUNG: Radikales Akzeptieren

Du* wirst nun die Leitsätze, die du mit einem Häkchen versehen hast, nutzen, um verschiedenen Augenblicken deines Lebens in der Haltung radikalen Akzeptierens entgegenzutreten, ohne sie zu beurteilen. Natürlich ist es schwer, besonders schmerzhafte Situationen zu akzeptieren; deshalb empfiehlt es sich, mit weniger bedeutenden Ereignissen zu beginnen. Es folgen einige Vorschläge. Hake (✓) diejenigen ab, mit denen du dich beschäftigen willst, und füge eigene Ideen hinzu. Nutze dann die Leitsätze, die du ausgewählt hast, um dich der jeweiligen Situation in der Haltung radikalen Akzeptierens zu stellen, ohne sie zu verurteilen oder sie zu kritisieren.

____ Lies einen kontroversen Artikel in einer Zeitung, ohne über das Beschriebene zu urteilen.

____ Wenn du das nächste Mal mit deinem Auto im Stau stehst, dann warte ruhig, und fange nicht an, irgend etwas zu kritisieren.

____ Schaue dir im Fernsehen die Nachrichten an, ohne das aktuelle Geschehen zu kritisieren.

____ Höre dir eine Nachrichtensendung oder einen kritischen Kommentar im Radio an, ohne zu verurteilen, was du hörst.

____ Vergegenwärtige dir ein nicht beunruhigendes Ereignis aus deinem Leben, das viele Jahre zurückliegt, und erinnere dich daran in einer Haltung radikalen Akzeptierens, ohne es zu beurteilen.

____ Weitere Möglichkeiten: ____

____

____

____

Lenken Sie sich von selbstschädigendem Verhalten ab

Eine der wichtigsten Aufgaben der dialektischen Verhaltenstherapie ist, Ihnen zu helfen, selbstschädigende Verhaltensweisen zu überwinden – beispielsweise sich selbst Schnitt-

* Alle Übungsbeschreibungen in der deutschen Übersetzung dieses Buches werden in Du-Form wiedergegeben, da es sich um Texte handelt, die sich direkt an den Leser wenden und bei denen außerdem in vielen Fällen empfohlen wird, sie aufzunehmen. Anm. d. Übers.

verletzungen oder Verbrennungen zuzufügen, die Haut aufzukratzen und sich selbst zu verstümmeln (Linehan 1993a). Niemand wird bestreiten können, daß Sie unter unerträglichen Schmerzen leiden, wenn Sie eine dieser selbstschädigenden Aktivitäten praktizieren. Einige Menschen, die mit überwältigenden Gefühlen kämpfen, haben behauptet, daß Selbstverletzungen einen Teil des Schmerzes, den sie empfinden, zeitweilig lindern. Das mag so sein, aber wahr ist auch, daß solche Handlungen zu schweren dauerhaften Schädigungen und sogar zum Tode führen können, wenn sie in Extremform praktiziert werden.

Denken Sie an all den Schmerz, den Sie in Ihrem Leben schon empfunden haben. Denken Sie an all die Menschen, die Sie körperlich, sexuell, emotional und verbal verletzt haben. Ist es angesichts all dessen sinnvoll, wenn Sie sich in der Gegenwart noch mehr Verletzungen zufügen? Wäre es nicht besser, wenn Sie beginnen würden, sich selbst und Ihre Wunden zu heilen? Wenn Sie wirklich von dem bereits erlebten Schmerz genesen wollen, müssen sie zunächst mit solchen selbstschädigenden Aktivitäten aufhören. Das kann sehr schwierig sein. Vielleicht sind Sie süchtig nach der Wirkung natürlicher Schmerzmittel, die *Endorphine* genannt und bei Zufügung von Verletzungen ausgeschüttet werden. Doch sind diese selbstschädigenden Handlungen sehr gefährlich und nur mit sehr viel Mühe zu überwinden.

Übung: Ablenkung von selbstschädigendem Verhalten

Es folgt eine Liste ungefährlicherer Aktivitäten, mit deren Hilfe Sie sich von Ihren selbstschädigenden Emotionen und Gedanken ablenken können. Versehen Sie Empfehlungen, die Sie nutzen wollen, mit einem Häkchen (✓), und fügen Sie der Liste eigene Ideen für nicht schädigende Aktivitäten hinzu:

____ Nimm, statt dich selbst zu verletzen, einen Eiswürfel in eine Hand, und drücke ihn. Das kalte Eis erzeugt eine sehr betäubend und ablenkend wirkende Empfindung.

____ Statt dir Schnittverletzungen zuzufügen, kannst du mit einem roten Filzstift auf deinen Körper schreiben, und zwar genau auf die Bereiche, in die du andernfalls schneiden würdest. Benutze dazu rote Farbe oder Nagellack, damit es so aussieht, als ob du bluten würdest. Deute anschließend mit einem schwarzen Filzstift Nähstiche an. Wenn du noch stärkere Ablenkung benötigst, dann halte gleichzeitig mit einer Hand einen Eiswürfel und drücke ihn.

____ Lasse jedesmal, wenn du den Drang verspürst, dich selbst zu verletzen, ein Gummiband an deinem Handgelenk »knallen«. Das tut zwar sehr weh, verursacht aber nicht so dauerhafte Schädigungen wie das Zufügen von Schnittverletzungen, Brandwunden oder Selbstverstümmelungen.

____ Grabe die Fingernägel in deinen Arm, ohne die Haut zu verletzen.

____ Zeichne Gesichter von Menschen, die du haßt, auf Luftballons, und bringe diese dann zum Platzen.

____ Schreibe Briefe an Menschen, die du haßt oder verletzt hast. Schreibe ihnen, was sie dir angetan haben, und erkläre ihnen, warum du sie haßt. Wirf die Briefe anschließend weg, oder bewahre sie auf, um sie später noch einmal lesen zu können.

____ Wirf Schaumstoffbälle, zusammengerollte Socken oder Kissen mit soviel Kraft wie möglich gegen eine Wand.

____ Brülle so laut, wie du kannst, in ein Kissen, oder brülle an einem Ort, wo du nicht die Aufmerksamkeit anderer auf dich ziehst, beispielsweise in einem lauten Konzert oder in einem Auto.

____ Stich Nadeln in eine Voodoo-Puppe, statt dich selbst zu verletzen. Eine solche Puppe kannst du aus ein paar zusammengerollten Socken oder aus Schaumstoffbällen und mit Hilfe von Filzstiften herstellen. Du kannst dir auch eine Stoffpuppe speziell für diesen Zweck kaufen, am besten eine weiche, in die man leicht hineinstechen kann.

____ Weine. Manchmal tun Menschen andere Dinge, statt zu weinen, weil sie fürchten, wenn sie erst einmal zu weinen anfingen, könnten sie nicht mehr damit aufhören. In Wahrheit kann Weinen bewirken, daß sie sich besser fühlen, weil dadurch Streßhormone ausgeschüttet werden.

____ Weitere nicht schädigende, gesundheitsfördernde Handlungsmöglichkeiten:

____

____

____

____

Es folgt ein Beispiel dafür, wie man andere Handlungsmöglichkeiten zur Ablenkung von selbstschädigenden Emotionen nutzen kann. Wenn Lucy sehr aufgebracht oder wütend war, schnitt sie sich häufig. An ihren Handgelenken und Unterarmen befanden sich Dutzende von Narben. Sogar an heißen Sommertagen trug sie Hemden und T-Shirts mit langen Ärmeln, weil es ihr peinlich gewesen wäre, wenn andere Menschen gesehen hätten, was sie sich antat. Nachdem sie durch dieses Arbeitsbuch auf ein paar neue Ideen gebracht worden war, entwickelte sie einen Plan, um sich abzulenken. Als sie dann das nächste Mal auf sich selbst wütend wurde und in die Verfassung geriet, in der sie sich gewöhnlich Schnittverletzungen zufügte, wählte sie aus ihrem Plan statt dessen eine andere Aktivität. Sie hatte sich notiert, daß sie in solchen Situationen ihren Körper mit einem roten Filzstift bemalen könnte. Mit diesem zeichnete sie genau da eine Linie, wo sie sich sonst geschnitten hätte. Sie benutzte sogar rote Farbe, damit es so aussah, als ob sie blutete. Diese Bemalung behielt sie während des ganzen restlichen Tages, um in Erinnerung zu behalten, wie traurig und überwältigt sie sich fühlte. Doch bevor sie sich zum Schlafen hinlegte, konnte sie die aktuellen »Narben« und das »Blut« von ihrem Arm entfernen, anders als die übrigen, dauerhaften Verletzungen.

Lenken Sie sich durch Aktivitäten ab, die Ihnen Freude machen

Die beste Möglichkeit, sich von schmerzhaften Emotionen abzulenken, besteht manchmal darin, etwas zu tun, wonach Sie sich wohlfühlen. Nützlich ist es weiterhin, sich derartigen Aktivitäten regelmäßig zu widmen. Sie sollten jeden Tag etwas tun, das Ihnen Freude macht. Besonders wichtig ist in diesem Zusammenhang Körpertraining, weil es nicht nur Ihre körperliche Gesundheit fördert, sondern weil es in manchen Fällen nachweislich eine wirksame Behandlung gegen Depression ist (Babyak *et al.* 2000). Außerdem vermittelt Körpertraining fast augenblicklich ein gutes Gefühl, weil es zur Ausschüttung von *Endorphinen*, natürlichen schmerzlindernden Stoffen (der gleichen Stoffe, die auch bei der Selbstzufügung von Schnittverletzungen ausgeschüttet werden) führt.

Auf der nächsten Seite folgt eine Liste von über hundert Freude bereitenden Aktivitäten, die Sie nutzen können, um sich abzulenken.

DIE GROSSE LISTE FREUDE BEREITENDER AKTIVITÄTEN

Versieh die Handlungsmöglichkeiten, die du nutzen möchtest, mit einem Häkchen (✓), und füge der Liste weitere eigene Ideen hinzu:

___ Mit einem Freund telefonieren.
___ Einen Freund besuchen.
___ Einen Freund zu sich einladen.
___ Eine eMail an Freunde schreiben.
___ Eine Party organisieren.
___ Körpertraining.
___ Gewichte heben.
___ Yoga, Tai-chi oder Pilates üben oder an Kursen teilnehmen, um dies zu lernen.
___ Dehnübungen ausführen.
___ Einen langen Spaziergang im Park oder an einem anderen ruhigen Ort unternehmen.
___ In freier Natur die Wolken beobachten.
___ Joggen.
___ Fahrradfahren.
___ Schwimmen gehen.
___ Wandern.
___ Etwas Aufregendes unternehmen, z. B. Surfen, Klettern, Skifahren, Skydiving, Motorradfahren, Kayak fahren oder lernen, dies zu tun.
___ Zum Bolzplatz oder einem anderen Spielplatz in der Nähe gehen und sich ein Spiel anschauen oder selbst daran teilnehmen.
___ Falls niemand erreichbar ist, allein etwas spielen, beispielsweise Basketball, Bowling, Handball, Minigolf, Billard oder Tennis gegen eine Wand spielen.
___ Sich massieren lassen; auch dies kann emotional beruhigen.
___ Aus dem Haus gehen, und sei es nur, um draußen zu sitzen.
___ Mit dem Auto irgendwohin fahren oder mit öffentlichen Verkehrsmitteln einen Ausflug unternehmen.
___ Einen Ausflug zu einem Ort planen, an dem du noch nie gewesen bist.
___ Schlafen oder ein Nickerchen machen.
___ Schokolade essen (das ist gut für dich!) oder etwas anderes essen, das du sehr magst.
___ Dein Lieblingseis essen.
___ Koche dir dein Leibgericht.
___ Koche dir ein Gericht, das du noch nie ausprobiert hast.
___ Nimm an einem Kochkurs teil.
___ Gehe irgendwo essen.
___ Gehe nach draußen, und spiele mit deinem Haustier.
___ Leihe dir den Hund eines Freundes aus, und gehe mit ihm im Park spazieren.
___ Bade dein Haustier.
___ Gehe in die Natur, und beobachte Vögel und andere Tiere.
___ Überlege, ob du etwas Lustiges tun kannst, beispielsweise die Comics in der Sonntagszeitung lesen.
___ Schaue dir einen lustigen Film an. (Fange an, lustige Filme zu sammeln, damit du sie dir anschauen kannst, wenn du das Gefühl hast, von Schmerz überwältigt zu werden.)

___ Gehe ins Kino, und schaue dir einen beliebigen Film an, der gerade läuft.
___ Schaue dir eine Fernsehsendung an.
___ Höre dir im Radio eine Sendung an.
___ Besuche ein Sportereignis, z. B. ein Baseball- oder Football-Spiel.
___ Spiele mit Freunden ein Spiel.
___ Spiele Solitaire.
___ Chatte im Internet.
___ Besuche dein Lieblings-Websites.
___ Besuche verrückte Websites, und lege eine Liste solcher Websites an.
___ Entwickle eine eigene Website.
___ Beginne einen eigenen Online-Blog.
___ Lasse dich bei einem Internet-Dating-Service registrieren.
___ Verkaufe etwas, das du nicht mehr haben willst, über das Internet.
___ Kaufe etwas über das Internet.
___ Löse ein Puzzle mit vielen Teilen.
___ Rufe eine Krisen- oder Suizid-Hotline an, und sprich mit jemandem.
___ Gehe einkaufen.
___ Lasse dir die Haare schneiden.
___ Besuche ein öffentliches Bad.
___ Besuche eine Bibliothek.
___ Besuche einen Buchladen, und lies dort.
___ Besuche dein Lieblingscafé, und trinke dort Kaffee oder Tee.
___ Besuche ein Museum oder eine lokale Kunstgalerie.
___ Gehe in ein Einkaufszentrum oder in einen Park, und beobachte dort andere Menschen; versuche dir vorzustellen, was diese gerade denken.
___ Bete oder meditiere.
___ Besuche deine Kirche oder Synagoge, deinen Tempel oder einen anderen Ort religiöser Praxis.
___ Schließe dich in deiner Gemeinde einer Gruppe an.
___ Schreibe einen Brief an Gott.
___ Rufe ein Mitglied deiner Familie an, mit dem du schon lange nicht mehr gesprochen hast.
___ Erlerne eine neue Sprache.
___ Singe, oder lerne zu singen.
___ Spiele ein Musikinstrument, oder lerne, ein Musikinstrument zu spielen.
___ Schreibe ein Lied.
___ Höre dir positive, fröhliche Musik an. (Fange an, fröhliche Songs zu sammeln, damit du sie dir anhören kannst, wenn dir die Dinge über den Kopf wachsen.)
___ Stelle Musik, die dir gefällt, lauter, und tanze in deiner Wohnung dazu.
___ Lerne Passagen aus einen Film, Theaterstück oder Song, der oder das dir besonders gut gefällt, auswendig.
___ Produziere mit deinem Camcorder einen Film oder ein Video.
___ Fotografiere.
___ Schließe dich einer Gruppe für Redekunst an, und schreibe selbst eine Rede.
___ Beteilige dich an einer lokalen Theatergruppe.
___ Singe im örtlichen Chor.
___ Tritt einem Club bei.
___ Gestalte einen Garten.
___ Arbeite im Freien.
___ Sticke, stricke oder nähe – oder lerne, dies zu tun.
___ Stelle ein Album mit Bildern zusammen.
___ Lackiere dir die Fingernägel.
___ Lasse dir die Haare anders färben.
___ Nimm ein Schaumbad, oder dusche.

___ Arbeite an deinem Auto, Lastwagen, Motorrad oder Fahrrad.
___ Melde dich in einer Volkshochschule, einer Erwachsenenbildungsstätte oder zu einem Online-Kurs an, der dir zusagt.
___ Lies ein Buch, eine Zeitschrift, eine Zeitung oder Gedichte, die dir besonders gut gefallen.
___ Lies eine Klatschzeitschrift.
___ Schreibe einen Brief an einen Freund oder an ein Mitglied deiner Familie.
___ Schreibe, was dir an einem Bild von deinem Körper besonders gut gefällt, oder markiere diese Aspekte auf einem Foto von dir.
___ Schreibe ein Gedicht, eine Geschichte, ein Filmskript oder ein Theaterstück über dein Leben oder über das Leben eines anderen Menschen.
___ Schreibe in deinem Tagebuch auf, was du heute erlebt hast.
___ Verfasse einen Liebesbrief an dich selbst, wenn du dich gut fühlst; trage diesen bei dir, und lies ihn, wenn du dich aufgebracht fühlst.
___ Stelle eine Liste von zehn Dingen zusammen, die du gut kannst und die du an dir selbst magst, wenn du dich gut fühlst; trage diese Liste stets bei dir, und lies sie, wenn du dich aufgebracht fühlst.
___ Zeichne ein Bild.
___ Male mit einem Pinsel oder mit den Fingern ein Bild.
___ Masturbiere.
___ Habe Sex mit einem Menschen, an dem dir etwas liegt.
___ Stelle eine Liste der Menschen zusammen, die du bewunderst und denen du ähneln möchtest – das können sowohl reale als auch fiktive Personen aus der gesamten Geschichte sein. Beschreibe, was du an diesen Menschen bewunderst.
___ Schreibe eine Geschichte über etwas Erlebtes, das besonders verrückt, komisch oder sexy war.
___ Stelle eine Liste von zehn Dingen zusammen, die du gern vor deinem Tod tun oder erleben möchtest.
___ Stelle eine Liste von zehn berühmten Personen zusammen, die du gern zu Freunden hättest, und erkläre, warum du die Betreffenden ausgewählt hast.
___ Stelle eine Liste von zehn berühmten Personen zusammen, mit denen du gern Sex hättest, und beschreibe warum.
___ Schreibe einen Brief an jemanden, der dein Leben verbessert hat, und erkläre, warum das so ist. (Du brauchst den Brief nicht abzuschicken, wenn du nicht willst.)
___ Stelle eine eigene Liste angenehmer Aktivitäten zusammen.
___ Weitere Ideen:

____

____

____

____

____

____

____

____

____

Folgendes Beispiel veranschaulicht, wie Sie angenehme Aktivitäten nutzen können, um sich abzulenken. Karen fühlte sich einsam und hatte nichts zu tun. Während sie allein zu Hause saß, fing sie an, darüber nachzudenken, wie einsam sie ihr ganzes Leben lang gewesen war und daß ihr Vater sie als Heranwachsende verletzt hatte. Daraufhin wurde sie sehr bald von starken Emotionen überwältigt. Außerdem aktivierten ihre Erinnerungen Schmerzen in ihrer Schulter. Sie fing an zu weinen und wußte nicht, was sie tun sollte. Glücklicherweise erinnerte sie sich an den Ablenkungsplan, den Sie entwickelt hatte. Weil körperliche Anstrengung für sie immer ein sehr wirksames Mittel gewesen war, unternahm sie einen langen Spaziergang im Park und hörte sich währenddessen ihre Lieblingsmusik an. Diese Aktivität löschte zwar Ihre Erinnerungen nicht und beseitigte auch ihren Schmerz nicht völlig, doch der lange Spaziergang wirkte beruhigend auf sie und verhinderte, daß sie von ihrer Traurigkeit überwältigt wurde.

Lenken Sie sich ab, indem Sie Ihre Aufmerksamkeit auf jemand anderen richten

Eine andere gute Möglichkeit, sich von Schmerz abzulenken, besteht darin, die Aufmerksamkeit auf einen anderen Menschen zu richten. Markieren Sie unter den im folgenden beschriebenen Möglichkeiten diejenigen, die Sie erproben wollen, mit einem Häkchen (✓), und fügen Sie eventuell weitere Aktivitäten hinzu, die Ihnen einfallen.

____ *Tun Sie etwas für jemand anderen.* Rufen Sie Freunde an, und fragen Sie sie, ob Sie bei irgend etwas Hilfe brauchen, beispielsweise bei der Hausarbeit, beim Einkaufen oder bei der Hausreinigung. Fragen Sie Ihre Eltern, Großeltern oder Geschwister, ob Sie ihnen bei irgend etwas helfen können. Sagen Sie den Betreffenden, daß Sie sich langweilen und nach einer Beschäftigung suchen. Rufen Sie einen Bekannten an, und schlagen Sie ihm vor, mit ihm zusammen essen zu gehen. Gehen Sie auf die Straße, und geben Sie dem ersten Menschen, der offensichtlich in Schwierigkeiten ist, Geld. Falls Sie in der Lage sind, für Augenblicke, in denen Ihnen die Dinge über den Kopf wachsen, vorauszuplanen, können Sie eine Suppenküche in der Nähe, ein Obdachlosenasyl oder eine gemeinnützige Organisation anrufen und Ihre Hilfe anbieten. Planen Sie, an Aktivitäten teilzunehmen, die anderen Menschen helfen. Schließen Sie sich einer lokalen politischen Gruppe an oder einer Umweltgruppe oder einer anderen Organisation, und engagieren Sie sich dafür, anderen Menschen zu helfen.

____ *Wenden Sie Ihre Aufmerksamkeit von sich selbst ab.* Gehen Sie in ein Geschäft in der Nähe, in ein Einkaufszentrum, in einen Buchladen oder in einen Park. Setzen Sie sich dort einfach hin, und beobachten Sie andere Menschen, oder gehen Sie zwischen Ihnen umher. Beobachten Sie, was die anderen tun. Achten Sie auch darauf, wie sie gekleidet sind. Hören Sie sich ihre Gespräche an. Zählen Sie die Knöpfe an ihren Hemden. Beobachten Sie an diesen anderen so viele Einzelheiten wie möglich. Zählen Sie, wie viele der Passanten blaue und wie viele braune Augen haben. Wenn Ihre Gedanken zu Ihrem eigenen Schmerz zurückkehren, richten Sie Ihre Aufmerksamkeit bewußt wieder auf die Eigenarten derjenigen, die Sie beobachten.

____ *Denken Sie an einen Menschen, der Ihnen wichtig ist.* Tragen Sie stets ein Bild von dem Betreffenden bei sich. Das kann Ihr Mann oder Ihre Frau sein, ein Elternteil, ein Freund, eine Freundin, Ihre Kinder oder jemand, den Sie besonders bewundern, beispielsweise Mutter Teresa, Gandhi, Jesus, der Dalai Lama, Ganescha usw. Es kann aber auch ein Filmstar, ein Sportler oder jemand, dem Sie noch nie persönlich begegnet sind, sein. Wenn Sie sich dann schlecht fühlen, können Sie das Bild aus der Tasche nehmen und sich vorstellen, Sie würden in dem Augenblick, in dem Sie sich verletzt fühlen, ein heilendes, ruhiges Gespräch mit der betreffenden Person führen. Was könnte dieser Mensch zu Ihnen sagen, das Ihnen helfen würde, sich besser zu fühlen? Stellen Sie sich vor, daß die betreffende Person diese Dinge tatsächlich zu Ihnen sagt.

____ Weitere Ideen: ____

____

____

Es folgt ein Beispiel dafür, wie Sie sich ablenken können, indem Sie Ihre Aufmerksamkeit auf einen anderen Menschen richten. Louis war wegen eines Streits, den er mit seinem Freund Roger gehabt hatte, sehr aufgebracht. Er wurde von Traurigkeit überwältigt, als ihm all die vielen Streitigkeiten durch den Sinn gingen, die er und Roger schon gehabt hatten. Louis ging an seinen Schreibtisch, wo er ein Bild seiner Mutter aufbewahrte. Er setzte sich hin und fing an, mit seiner Mutter zu sprechen, als ob sie persönlich bei ihm wäre. Er bat sie um Stärke und Rat zur Lösung seines Problems mit Roger. Als er sich dann vorstellte, was sie zu ihm sagen würde, fing er an, sich besser zu fühlen. Später, als er wieder klarer denken konnte, setzte er die Arbeit fort, die er am betreffenden Tag erledigen mußte.

Lenken Sie Ihre Gedanken ab

Das menschliche Gehirn ist eine wunderbare Maschine, die unablässig Gedanken produziert – Tag für Tag Millionen von Gedanken. Die meiste Zeit über erleichtern diese vielen Gedanken unser Leben. Allerdings unterliegt es leider nicht vollständig unserem Einfluß, welche Art von Gedanken unser Gehirn produziert. Ein Beispiel: Stellen Sie sich ein Bild von der Cartoon-Figur vor, die Ihnen am besten gefällt – etwa von Bugs Bunny, Snoopy,

Superman oder von wem auch immer. Schließen Sie nun die Augen, und stellen Sie sich diese Figur so lebhaft wie möglich vor. Merken Sie sich genau, wie Sie aussieht. Denken Sie fünfzehn Sekunden lang an diese Figur. Haben Sie sie? In den nächsten dreißig Sekunden sollen Sie sich die größtmögliche Mühe geben, *nicht* an diese Figur zu denken. Versuchen Sie, die Figur völlig aus Ihren Gedanken zu verbannen. Aber seien Sie ehrlich, und achten Sie darauf, wie oft Ihnen die Figur trotzdem in den Sinn kommt. Sie werden sehen, daß es Ihnen nicht möglich ist, *nicht* an die Figur zu denken. Je intensiver Sie sich darum bemühen, um so mehr Macht geben Sie dem Bild über sich und um so häufiger versucht Ihr Gehirn, das Bild in Ihre Gedanken einzuschleusen. Es ist fast, als würde Ihr Gehirn um so eifriger versuchen, Ihre Gedanken auf das Bild zu lenken, je intensiver Sie sich bemühen, es zu verbannen. Deshalb kann man sich unmöglich zwingen, etwas Erlebtes zu vergessen. Aus dem gleichen Grund können Sie sich nicht zwingen, sich von Emotionen zu lösen, mit denen Sie nichts zu tun haben wollen.

Statt also zu versuchen, sich zum Vergessen einer Erinnerung oder eines Gedankens zu zwingen, können Sie Ihre Gedanken auch mit Hilfe anderer Erinnerungen oder kreativer Bilder ablenken. Es folgen einige Beispiele. Markieren Sie darunter diejenigen, die Sie nutzen wollen, mit einem Häkchen (✓), und ergänzen Sie die Liste durch andere Aktivitäten, die Ihnen dazu einfallen:

____ Erinnern Sie sich an Ereignisse, die angenehm, voller Freude oder für Sie aufregend waren? Versuchen Sie, sich an möglichst viele Details solcher positiver Erlebnisse zu erinnern. Was haben Sie in jenen Situationen getan? Wer war mit Ihnen zusammen. Was ist geschehen?

____ Vergegenwärtigen Sie sich erregende sexuelle Gedanken. Entwickeln Sie sexuelle Phantasien, an denen Sie selbst und eine Person, die Sie kennen oder die Sie gern kennenlernen würden, beteiligt sind. Versuchen Sie, sich möglichst viele Details der Situation vorzustellen. Was daran ist besonders aufregend?

____ Schauen Sie sich die Welt der Natur, die Sie umgibt, genau an. Beobachten Sie Blüten, Bäume, den Himmel und die Landschaft so genau wie möglich. Achten Sie auch auf alle eventuell vorhandenen Tiere, und hören Sie sich die Geräusche und Laute an, die diese hervorbringen. Und falls Sie in einer Stadt leben, wo die Natur nicht besonders stark präsent ist, können Sie entweder das Wenige an Natur, was dort existiert, so genau wie möglich beobachten, oder die Augen schließen und sich eine Naturszene vorstellen, die Sie früher einmal real beobachtet haben.

____ Stellen Sie sich vor, Sie wären ein Held oder eine Heldin und würden ein früheres oder ein zukünftiges Ereignis in Ihrem Leben korrigieren. Wie würden Sie das machen? Und was würden die anderen Menschen zu Ihnen sagen?

____ Stellen Sie sich vor, Sie würden von jemandem gelobt, dessen Meinung Ihnen wichtig ist. Was würden Sie tun? Was sagt diese Person zu Ihnen? Warum ist die Meinung dieses Menschen Ihnen wichtig?

____ Stellen Sie sich vor, Ihre wildeste Phantasie wird Wirklichkeit. Worin besteht sie? Wer außer Ihnen spielt darin eine Rolle? Was würden Sie im Anschluß daran tun?

____ Tragen Sie stets eine Kopie Ihres Lieblingsgebets oder Ihres Lieblingssprichworts bei sich. Wenn Sie sich unwohl fühlen, können Sie es aus der Tasche nehmen und lesen. Stellen Sie sich vor, daß die Worte Sie beruhigen. Nutzen Sie, während Sie die Worte lesen, beruhigende bildliche Vorstellungen (beispielsweise ein weißes Licht, das vom Himmel oder aus dem Universum auf Sie herabströmt).

____ Weitere Ideen: ______________________________

____

____

Es folgt ein Beispiel für die Nutzung ablenkender Gedanken. Joel lebte in einer dysfunktionalen Beziehung, die ihn oft daran erinnerte, wie er von seiner Mutter behandelt worden war. Diese hatte ihn ständig kritisiert und gesagt, er sei im Unrecht. Wenn diese Erinnerungen ihn überkamen, wußte Joel nie, was er tun sollte. Manchmal brüllte er einfach seine Freunde oder andere Menschen, die gerade in der Nähe waren, an. Nachdem er einen Ablenkungsplan entwickelt hatte, kamen ihm in solchen Situationen auch andere Verhaltensmöglichkeiten in den Sinn. Als die negativen Erinnerungen an seine Mutter ihn das nächste Mal heimsuchten, ging er in sein Schlafzimmer und legte sich hin. Dann stellte er sich vor, er stelle als Kind seine Mutter wegen ihrer herabsetzenden Bemerkungen zur Rede. Er sagte all das zu ihr, was er schon viele Jahre früher hatte sagen wollen. Im wesentlichen lautete seine Botschaft, sie sei im Unrecht und solle aufhören, ihn zu kritisieren. Joel hatte die Kontrolle über die Einzelheiten der Phantasie, so wie er sich die Situation vor vielen Jahren gewünscht hätte. Danach fühlte er sich allmählich besser. Er war dem Teufelskreis entronnen, in den er geriet, wenn er von schmerzhaften Emotionen überwältigt wurde.

Lenken Sie sich ab, indem Sie sich aus der Situation entfernen

Manchmal ist es am besten wegzugehen. Wenn Sie sich in einer sehr schmerzhaften Situation mit einem anderen Menschen befinden und merken, daß Ihre Emotionen übermächtig zu werden drohen und dies möglicherweise zu einer noch katastrophaleren Situation führen wird, empfiehlt sich oft zu gehen. Denken Sie daran, daß es schwieriger ist, sich eine gute Lösung für ein Problem auszudenken, wenn Sie unter dem Einfluß starker Emotionen stehen. Manchmal ist es dann am besten, ein wenig Abstand von der Situation zu nehmen, um den Emotionen Zeit zu lassen, sich zu beruhigen, und um darüber nachzudenken, was Sie als nächstes tun können. Entfernen Sie sich einfach aus der Situation, falls dies das Beste ist, was Sie tun können. In jedem Fall ist dies besser, als weiter Öl in das Feuer der Emotion zu gießen.

Es folgt ein Beispiel dafür, wie jemand sich aus einer Situation zurückzog, um sich vom Geschehen abzulenken. Anna war in einem großen Kaufhaus und wollte sich dort eine Bluse kaufen. Sie wollte eine der Verkäuferinnen bitten, ihr zu helfen, die richtige Größe zu finden, doch die zuständige Dame bediente gerade andere Kunden. Anna wartete so lange, wie sie konnte, und versuchte in dieser Zeit immer wieder, die Aufmerksamkeit der Verkäuferin auf sich zu lenken, aber ohne Erfolg. Anna merkte, daß ihre Wut immer stärker wurde. Es hätte nicht viel gefehlt, und sie hätte die Bluse in zwei Hälften zerrissen. Sie wußte nicht, wie sie sich sonst verhalten sollte. In früheren Situationen dieser Art wäre sie in dem Geschäft geblieben und immer wütender geworden; doch dieses Mal kam ihr rechtzeitig der Gedanke fortzugehen. Sie verließ das Geschäft, erledigte andere Einkäufe und kehrte später zurück, um die Bluse zu kaufen, als es in dem Laden nicht mehr so voll war und sie das Gefühl hatte, ihr Verhalten wieder unter Kontrolle zu haben.

Lenken Sie sich ab, indem Sie Hausarbeiten und andere Dinge erledigen

Merkwürdigerweise nehmen sich viele Menschen nicht genug Zeit, um für sich selbst oder für die Umgebung, in der sie leben, zu sorgen. Das hat zur Folge, daß Hausarbeiten und andere wichtige Erledigungen liegen bleiben. Nun werden wir Sie auf eine großartige Gelegenheit hinweisen, sich um sich selbst und Ihre Umgebung zu kümmern. Wenn Sie sich das nächste Mal in einer Situation befinden, in der Sie unter zu schmerzhaften Emotionen leiden, können Sie sich zeitweilig ablenken, indem Sie sich einer der im folgenden zusammengestellten Aktivitäten widmen. Markieren Sie diejenigen, die Ihnen zusagen, mit einem Häkchen (✓), und fügen Sie der Liste weitere Aktivitäten hinzu, die Ihnen in den Sinn kommen:

____ Das Geschirr spülen.

____ Menschen anrufen, mit denen ich in letzter Zeit nicht gesprochen habe, aber niemanden, auf den ich wütend bin.

____ Die Wohnung oder das Haus sauber machen, oder einem Freund oder einer Freundin bei Reinigungsarbeiten oder bei der Gartenarbeit helfen.

____ Den Kleiderschrank aufräumen und alte aussortierte Kleider verschenken.

____ Ein Zimmer renovieren oder zumindest die Wände streichen.

____ Bücher und CDs ordnen, den Computer-Arbeitsplatz aufräumen usw.

____ Einen Plan für eine Bewerbung um eine Arbeitsstelle entwickeln und mich bewerben (falls Sie keine haben; falls Sie eine Arbeit haben, können Sie sich vornehmen, sich eine bessere zu suchen).

____ Zum Friseur gehen.

____ Zur Maniküre und/oder Pediküre gehen.
____ Sich massieren lassen.
____ Das eigene Auto oder das eines Freundes waschen.
____ Den Rasen mähen.
____ Die Garage aufräumen.
____ Wäsche waschen.
____ Hausarbeiten erledigen.
____ Arbeiten aus dem Büro erledigen, die ich mit nach Hause genommen habe.
____ Schuhe putzen.
____ Schmuck polieren.
____ Die Badewanne reinigen und anschließend ein Bad nehmen.
____ Die Pflanzen wässern oder im Garten arbeiten.
____ Für mich selbst und ein paar Freunde kochen.
____ Rechnungen bezahlen.
____ Die Versammlung einer Unterstützungsgruppe wie Narconon, Alanon oder Overeaters Anonymous besuchen.
____ Weitere Ideen: ______________________________

____

____

Es folgt ein Beispiel dafür, wie man sich mit Hilfe von Hausarbeiten und Erledigungen ablenken kann. Mike rief seine Freundin Michelle an, weil er mit ihr ins Kino gehen wollte. Doch Michelle hatte sich schon vorgenommen, an diesem Tag etwas mit ihren Freundinnen zu unternehmen. Deshalb fühlte sich Mike sehr stark zurückgewiesen und im Stich gelassen. Er brüllte Michelle am Telefon an, und sie legte daraufhin den Hörer auf. Mike fühlte sich infolgedessen noch schlechter. Er wußte nicht, was er tun sollte. Schon bald fühlte er sich benommen und verwirrt und wurde sehr wütend. Doch statt Michelle auf der Stelle nochmals anzurufen und weiter mit ihr zu streiten, holte er seinen Ablenkungsplan aus der Tasche (den auch Sie am Ende dieses Kapitels zu entwickeln lernen werden). Da er »zum Friseur gehen« aufgeschrieben hatte, ging er einen Kilometer weit zu Fuß zu seinem Friseur. Das Gehen half ihm, seine Wut zu bändigen, und als er wieder nach Hause zurückkehrte, hatte er sich so weit beruhigt, daß er Michelle erneut anrufen und sie fragen konnte, ob sie vielleicht am folgenden Tag Zeit hätte.

Lenken Sie sich durch Zählen ab

Zählen ist eine einfache Fertigkeit, mit der Sie Ihren Geist beschäftigen können und die Ihnen hilft, sich auf etwas anderes als Ihren Schmerz zu konzentrieren. Es folgen ein paar

Beispiele. Markieren Sie diejenigen, die Sie ausprobieren wollen, mit einem Häkchen (✓), und fügen Sie der Liste selbst weitere Aktivitäten hinzu.

____ *Zählen Sie Ihre Atemzüge.* Setzen Sie sich auf einen bequemen Stuhl oder Sessel, legen Sie eine Hand auf den Bauch, und atmen Sie langsam und lang ein und aus. Stellen Sie sich vor, Sie atmen in den Bauch, statt in die Lunge. Spüren Sie, wie sich Ihr Bauch bei jedem Einatmen einem Ballon ähnlich dehnt. Zählen Sie Ihre Atemzüge. Falls Sie irgendwann anfangen, über das, was Ihnen Schmerz verursacht, nachzudenken – und das wird unvermeidlich passieren –, dann richten Sie Ihre Aufmerksamkeit bewußt wieder auf das Zählen.

____ *Zählen Sie irgend etwas anderes.* Wenn Ihre Emotionen Sie zu sehr ablenken, können Sie einfach die Geräusche, die Sie hören, zählen. Dadurch lenken Sie Ihre Aufmerksamkeit von Ihnen selbst ab. Oder Sie versuchen, die vorüberfahrenden Autos zu zählen, die Empfindungen, die Sie bei sich selbst bemerken, oder etwas anderes, das man zählen kann – z. B. die Zweige eines Baumes, den Sie gerade anschauen.

____ *Addieren oder subtrahieren Sie sieben.* Beginnen Sie beispielsweise mit hundert, und subtrahieren Sie davon sieben. Subtrahieren Sie anschließend von diesem Ergebnis nochmals sieben. Und so weiter. Diese Aktivität lenkt Sie von Ihren Emotionen ab, weil sie erhöhte Aufmerksamkeit und Konzentration erfordert.

____ *Weitere Zählmöglichkeiten:* ____

____

____

Es folgt ein Beispiel für die Nutzung des Zählens zur Ablenkung. Dawn regte sich auf, als ihre Mutter sie aufforderte, beim Tischdecken zu helfen. »Sie macht mir ständig Vorschriften darüber, was ich tun soll«, dachte sie. Da sie spürte, daß ihre Wut allmählich stärker wurde, ging sie in ihr Zimmer und erinnerte sich daran, daß ihr in der letzten Situation dieser Art das Zählen der Atemzüge geholfen hatte, ihre Emotionen zu beruhigen. Deshalb setzte sie sich und versuchte es erneut. Nach zehn Minuten fühlte sie sich ruhiger und kehrte ins Eßzimmer zurück.

Entwickeln Sie einen Ablenkungsplan

Stellen Sie nun die Ablenkungsmöglichkeiten zusammen, die Sie nutzen wollen, wenn Sie sich das nächste Mal in einer Situation befinden, in der Sie unter Schmerz und Unbehagen leiden. Das Resultat ist Ihr Ablenkungsplan. Dies werden die ersten Maßnahmen sein, die Sie ergreifen sollten, wenn Sie sich ablenken, sich entspannen und mit Problemen fertig werden wollen. Schreiben Sie die Ablenkungstechniken, für die Sie sich entschieden haben, im nachfolgenden Schema auf. Notieren Sie die Punkte dann auf einer Karteikarte im DIN A5- oder Postkartenformat, die Sie ständig in der Brieftasche bei sich tragen können. In der nächsten schwierigen Situation, die Sie erleben, können Sie auf dieser Karte nachschauen, welche Möglichkeiten, sich abzulenken, Sie ausgewählt hatten.

MEIN ABLENKUNGSPLAN

1. ______________________________
2. ______________________________
3. ______________________________
4. ______________________________
5. ______________________________
6. ______________________________
7. ______________________________
8. ______________________________
9. ______________________________
10. ______________________________

Entspannen und beruhigen Sie sich

Nachdem Sie nun einige gesunde und effektive Möglichkeiten der Ablenkung von schmerzhaften Emotionen kennengelernt haben, müssen Sie lernen, wie Sie sich selbst beruhigen können (Johnson 1985; Linehan 1993b). Dies ist der zweite Schritt Ihres Plans, sich abzulenken, zu entspannen und zu beruhigen. Die in diesem Abschnitt beschriebenen Aktivitäten werden Ihnen dabei helfen. Später werden Sie spezifische Fertigkeiten für die Bewältigung problematischer Situationen kennenlernen. Dazu zählen Emotionsregulierung, Achtsamkeit und ein effektiver Umgang mit interpersonalen Situationen.

Aus vielen Gründen ist es sehr wichtig, daß Sie lernen, sich zu entspannen und zu beruhigen. Wenn Sie entspannt sind, fühlt sich Ihr Körper besser an, und seine Funktionsweise ist natürlicher. Im entspannten Zustand schlägt Ihr Herz langsamer, und Ihr Blutdruck ist niedriger. Ihr Körper befindet sich nicht mehr permanent in einem Notzustand, weil er sich darauf vorbereitet, sich einer belastenden Situation entweder zu stellen oder ihr zu entfliehen. Deshalb ist es für Ihr Gehirn leichter, sinnvolle Gedanken zu entwickeln, die Ihnen ermöglichen, mit Ihren Problemen fertig zu werden.

Im folgenden haben wir einige einfache Entspannungs- und Beruhigungsaktivitäten zusammengestellt, die Ihre fünf Sinne – Riechen, Sehen, Hören, Schmecken und Berühren – nutzen. Diese Aktivitäten sollen ein wenig mehr Frieden in Ihr Leben bringen. Sollte eine dieser Empfehlungen nicht Ihre Entspannung fördern oder sogar bewirken, daß es Ihnen noch schlechter geht als vorher, dann meiden Sie diese. Und bedenken Sie auch, daß jeder von uns anders ist. Einige Menschen entspannen sich, wenn Sie Musik hören, andere bei einem Schaumbad. Schauen Sie sich die folgende Liste an, und versuchen Sie sich vorzustellen, welche der empfohlenen Methoden bei Ihnen wahrscheinlich am besten wirken. Wenn etwas, das Sie noch nicht kennen, Ihr Interesse geweckt hat, sollten Sie die Bereitschaft aufbringen, es auszuprobieren.

Selbstberuhigung mit Hilfe des Geruchsinns

Der Geruchsinn ist sehr mächtig; er aktiviert Erinnerungen und ruft bestimmte Gefühle hervor. Deshalb sollten Sie unbedingt wissen, bei welchen Gerüchen Sie sich wohlfühlen. Es folgen einige Anregungen. Markieren Sie die Punkte, mit denen Sie sich beschäftigen wollen, mit einem Häkchen (✓), und fügen Sie der Liste auch eigene Einfälle hinzu.

____ Zünden Sie zu Hause Duftkerzen oder Weihrauch an. Wählen Sie für diesen Zweck einen Duft, den Sie als angenehm empfinden.

____ Tragen Sie ein Duftöl, Parfüm oder Duftwasser auf, das Sie in eine glückliche und zuversichtliche Stimmung versetzt oder bei Ihnen sexuelle Empfindungen weckt.

____ Schneiden Sie aus Zeitschriften parfümierte Karten aus, und tragen Sie diese in Ihrer Handtasche oder Brieftasche bei sich.

____ Suchen Sie einen Ort auf, dessen Geruch Sie als angenehm empfinden, beispielsweise eine Bäckerei oder ein Restaurant.

____ Backen oder kochen Sie sich etwas, das einen angenehmen Geruch hat, beispielsweise Schokokekse.

____ Legen Sie sich in einem Park auf den Rasen, und genießen Sie den Grasgeruch und andere Gerüche der Natur.

____ Kaufen Sie sich frische Schnittblumen, oder suchen Sie in der benachbarten freien Natur Blumen.

____ Umarmen Sie einen Menschen, dessen Geruch Sie beruhigt.

____ Weitere Möglichkeiten: ____

____

____

____

____

Selbstberuhigung mit Hilfe des Sehsinns

Sehen zu können ist für Menschen sehr wichtig. Ein ziemlich großer Teil unseres Gehirns ist ausschließlich für unseren Sehsinn reserviert. Die Dinge, die wir anschauen, haben oft eine sehr starke Wirkung auf uns, im Guten wie im Schlechten. Deshalb ist es von Vorteil, Bilder zu finden, die beruhigend wirken. Und um es noch einmal zu wiederholen: Jeder Mensch hat seinen ganz persönlichen Geschmack und seine ganz individuellen Vorlieben. Im folgenden finden Sie eine Liste von Möglichkeiten, unter denen Sie diejenigen, die Sie ausprobieren möchten, mit einem Häkchen (✓) markieren können. Am Schluß der Liste können Sie eigene Einfälle notieren.

____ Sehen Sie Zeitschriften und Bücher durch, und schneiden Sie Bilder daraus aus, die Ihnen gefallen (oder kopieren Sie sie). Stellen Sie daraus eine Collage zusammen, die Sie an einer Wand aufhängen. Sie können aber auch ein paar dieser Bilder in der Brieftasche bei sich tragen.

____ Suchen Sie sich einen Ort, dessen Anblick Sie beruhigt, etwa einen Park oder ein Museum. Oder suchen Sie sich ein Bild von einem Ort, das beruhigend auf Sie wirkt, beispielsweise ein Bild vom Grand Canyon.

____ Besuchen Sie einen Buchladen, und suchen Sie sich dort eine Sammlung von Fotografien oder Gemälden aus, die Sie als entspannend empfinden, z. B. die Naturfotografien von Anselm Adams.

____ Zeichnen oder malen Sie selbst ein Bild, das eine angenehme Wirkung auf Sie hat.

____ Tragen Sie ein Bild oder eine Fotografie von einen Menschen bei sich, den Sie lieben, als attraktiv empfinden oder bewundern.

____ Weitere Ideen: ____

____

____

____

Selbstberuhigung durch Nutzung des Hörsinns

Bestimmte Geräusche und Klänge vermögen uns zu beruhigen. Beispielsweise kann entspannend wirken, sich sanfte Musik anzuhören. Das gesamte vorliegende Kapitel wurde beim Anhören klassischer Musik geschrieben. Allerdings hat jeder Mensch einen eigenen Geschmack. Deshalb müssen Sie herausfinden, was bei Ihnen die gewünschte Wirkung am besten erzielt. Benutzen Sie die folgenden Beispiele, um herauszufinden, welche Geräusche und Klänge Ihnen helfen, sich zu entspannen. Markieren Sie diejenigen, die

Sie nutzen wollen, mit einem Häkchen (✓), und ergänzen Sie die Liste durch weitere Möglichkeiten, die Ihnen in den Sinn kommen:

____ Hören Sie sich beruhigend wirkende Musik an. Das können klassische Musik, Opern, Oldies, New-Age-Musik, Motown, Jazz, keltische oder afrikanische Musik sein oder was auch immer sonst speziell bei Ihnen so wirkt. Es kann Musik mit oder ohne Gesang sein. Suchen Sie sich einen CD-Händler, bei dem Sie die Musik anhören können, bevor Sie sie kaufen. Testen Sie viele verschiedene Musikarten, um die zu finden, die bei Ihnen persönlich am besten die Entspannung fördert. Falls Sie ein tragbares Radio oder einen MP3-Player besitzen, können Sie dieses oder diesen mitnehmen, um auch Musik hören zu können, wenn Sie nicht zu Hause sind.

____ Hören Sie sich Hörbücher auf CD an. In den meisten öffentlichen Bibliotheken können Sie solche Hörbücher ausleihen. Probieren Sie einige davon aus, und stellen Sie fest, ob Ihnen das hilft, sich zu entspannen. Manchmal wirkt es schon entspannend, einem Sprecher zuzuhören. Auch solche Aufnahmen können Sie in Ihrem Auto deponieren oder auf Ihren MP3-Player laden und so ständig in Reichweite halten.

____ Schalten Sie das Fernsehen ein, und hören Sie einfach zu. Suchen Sie sich eine Show aus, die langweilig oder zumindest sehr ruhig ist, nichts Aufregendes und auch nichts, was Sie wütend macht. Setzen Sie sich auf einen bequemen Stuhl, oder legen Sie sich hin, schließen Sie die Augen, und hören Sie zu. Stellen Sie die Lautstärke nicht zu laut ein. Vor vielen Jahren gab es im amerikanischen Fernsehen eine Show von einem Maler namens Bob Ross. Seine Stimme war so beruhigend und wirkte so entspannend, daß viele Zuschauer berichteten, sie seien beim Anschauen der Sendung eingeschlafen. Eine Sendung dieser Art wird Ihnen helfen, sich zu entspannen.

____ Hören Sie sich im Radio eine ruhige Talkshow an. Wohl gemerkt: eine *ruhige* Talkshow, nichts, worüber Sie sich wahrscheinlich aufregen werden oder was Sie wütend macht. Meiden Sie politische Talkshows und Nachrichtensendungen. Suchen Sie sich eine eher neutrale Sendung, beispielsweise über Gartenarbeit. Wie bereits gesagt, kann es schon entspannend wirken, einem anderen Menschen nur zuzuhören. Führen Sie immer ein tragbares Radio mit sich, das Sie einschalten können, wenn Sie sich aufgebracht oder wütend fühlen.

____ Öffnen Sie das Fenster, und lauschen Sie den friedlichen Naturgeräuschen. Falls es in Ihrem direkten Umfeld keine entspannend wirkenden Naturgeräusche gibt, können Sie einen solchen Ort aufsuchen, beispielsweise einen Park.

____ Hören Sie sich eine Aufnahme von Naturgeräuschen an, beispielsweise von Vögeln und anderen Wildtieren. Diese gibt es oft in CD-Shops zu kaufen, und Sie können sie sich auf Ihrem CD- oder MP3-Player anhören.

____ Hören Sie einem Generator zu, der *weißes Rauschen* produziert – ein Geräusch, das andere, ablenkende Geräusche ausblendet. Es gibt Geräte, die weißes Rauschen produzieren, indem Sie die Luft zirkulieren lassen. Sie können aber auch einen Ventilator einschalten, um ablenkende Geräusche zu übertönen. Andere Geräte reproduzieren Vogelstimmen, die Geräusche eines Wasserfalls oder eines Regenwaldes. Viele Menschen empfinden die Wirkung solcher Geräte als sehr entspannend.

____ Hören Sie sich das Geräusch eines Miniaturspringbrunnens an. Solche kleinen elektronisch gesteuerten Geräte werden heute in Baumärkten angeboten. Auf viele Menschen wirkt das Geräusch plätschernden Wassers sehr beruhigend.

____ Hören Sie sich eine Aufnahme mit einer Entspannungsanleitung an. Solche Übungen helfen Ihnen, sich die unterschiedlichsten Arten von Entspannung vorzustellen. Andere Aufnahmen bringen Ihnen bei, sich mittels Selbsthypnose zu entspannen. Diese gibt es in einigen Buchläden und über das Internet bei Verlagen zu kaufen, die Selbsthilfepublikationen anbieten. Schauen Sie einmal bei den entsprechenden Internet-Adressen nach. Sie können diese Dinge nutzen, wenn Sie von Ihren Gefühlen überwältigt werden.

____ Hören Sie sich das Rauschen oder Rieseln von Wasser an. Vielleicht gibt es in einem Park der Stadt, in der Sie wohnen, einen Wasserfall oder auf einem öffentlichen Platz einen Springbrunnen. Sie können sich auch einfach in Ihr Badezimmer setzen und das Wasser laufen lassen.

____ Weitere Ideen: ____

____

____

____

____

Selbstberuhigung mit Hilfe des Geschmackssinns

Auch der Geschmack ist eine sehr wichtige Sinnesfähigkeit. Auf unserer Zunge gibt es Bereiche mit Geschmacksknospen für unterschiedliche Geschmäcke. Da diese Empfindungen auch Erinnerungen und Gefühle aktivieren können, ist es wichtig, die Geschmäcke zu finden, die Ihnen besonders zusagen. Falls jedoch Essen generell ein Problem für Sie ist, beispielsweise weil Sie dazu neigen, zuviel zu essen oder sich sogar zu überfressen oder weil Sie Ihre Nahrungsaufnahme übermäßig einschränken, sollten Sie sich an einen Psychotherapeuten wenden, um sich adäquate Hilfe zu verschaffen. Falls der Vorgang des Essens Sie leicht aufregt oder nervös macht, sollten Sie sich besser mit Hilfe Ihrer übrigen

Sinne beruhigen. Wirkt Nahrung jedoch beruhigend auf Sie, können Sie einige der folgenden Vorschläge erproben. Markieren Sie diese mit einem Häkchen (✓), und fügen Sie der Liste Aktivitäten, die Ihnen selbst einfallen, hinzu:

____ Genießen Sie Ihr Leibgericht, was immer es sein mag. Essen Sie dabei sehr langsam, um den Geschmack voll auszukosten.
____ Tragen Sie stets einen Vorrat an Lutschern, Kaugummis oder anderen Süßigkeiten bei sich, die Sie verzehren können, wenn Sie sich aufgebracht fühlen.
____ Essen Sie beruhigend wirkende Nahrung wie Eiscreme, Schokolade, Pudding oder andere Dinge, nach deren Verzehr Sie sich gut fühlen.
____ Trinken Sie etwas Beruhigendes wie Tee, Kaffee oder heiße Schokolade. Üben Sie, diese Getränke sehr langsam zu konsumieren und ihren Geschmack wirklich zu genießen.
____ Lutschen Sie an einem Eiswürfel oder einem Eis am Stiel, besonders wenn Ihnen sehr warm ist, und genießen Sie den Geschmack, während das Eis in Ihrem Mund schmilzt.
____ Kaufen Sie sich eine reife und saftige Frucht, und essen Sie diese sehr langsam.

____ Weitere Ideen: ________________________________

____

____

____

____

Selbstberuhigung mit Hilfe des Tastsinns

Unseren Tastsinn vergessen wir häufig, obwohl wir ständig irgend etwas berühren, beispielsweise die Kleidung, die wir tragen, oder den Stuhl, auf dem wir sitzen. Unsere Haut ist unser größtes Organ, und es ist vollständig mit Nerven bedeckt, die Gefühle zu unserem Gehirn befördern. Bestimmte taktile Empfindungen werden als angenehm erlebt, beispielsweise einen Hund mit weichem Fell zu streicheln, wohingegen andere Empfindungen schockierend wirken oder schmerzhaft sind, weil sie eine Gefahr signalisieren sollen, beispielsweise das Berühren einer heißen Ofenplatte. Auch hier gilt: Jeder von uns bevorzugt andere Empfindungen. Sie müssen also herausfinden, welche Empfindungen Ihnen am angenehmsten sind. Es folgen einige Vorschläge. Markieren Sie diejenigen, die Sie ausprobieren wollen, mit einem Häkchen (✓), und fügen Sie der Liste eventuell eigene Ideen hinzu.

____ Tragen Sie etwas Weiches oder Samtiges in der Tasche, etwa ein Stück Stoff, das Sie jederzeit berühren können, wenn Sie dies brauchen.

____ Nehmen Sie eine heiße oder kalte Dusche, und genießen Sie die Empfindung, die entsteht, wenn Wasser auf Ihre Haut fällt.

____ Nehmen Sie ein warmes Schaumbad oder ein Bad mit Aromaöl, und genießen Sie die beruhigend wirkenden Empfindungen auf Ihrer Haut.

____ Lassen Sie sich massieren. Viele Menschen, die körperliche Mißhandlungen und sexuellen Mißbrauch erlebt haben, möchten von niemandem berührt werden. Das ist verständlich. Doch braucht man sich nicht bei allen Arten von Massage zu entkleiden. Für einige dieser Techniken, beispielsweise für die japanische Shiatsu-Massage, reicht es, lockere Kleidung zu tragen. Eine Schulter- oder Nackenmassage, die Sie auf einem Massagestuhl erhalten können, kann ebenfalls im angekleideten Zustand durchgeführt werden. Falls es für Sie ein Problem ist, sich auszuziehen, fragen Sie den Massagetherapeuten, bei welcher Art von Massage Sie problemlos die Kleider anbehalten können.

____ Massieren Sie sich selbst. Manchmal ist schon das »Kneten« der eigenen Muskeln ein angenehmes Erlebnis.

____ Spielen Sie mit Ihrem Haustier. Ein Haustier zu haben hat viele Vorteile für die eigene Gesundheit. Bei Haustierbesitzern sind Blutdruck und Cholesterinspiegel häufig niedriger, und die Gefahr, eine Herzkrankheit zu bekommen, ist bei ihnen ebenfalls geringer (Anderson, Reid & Jennings 1992). Sie profitieren auch in anderer Hinsicht gesundheitlich (Serpell 1991). Außerdem kann das Spielen mit einem Haustier und das Streicheln seines Fells ein beruhigend wirkendes taktiles Erlebnis sein. Wenn Sie kein Haustier haben, sollten Sie einmal darüber nachdenken, sich eines zuzulegen. Falls Sie sich das nicht leisten können, können Sie Freunde besuchen, die ein Haustier haben, oder in einem Tierheim anbieten, von Zeit zu Zeit mit den dort lebenden Tieren zu spielen.

____ Ziehen Sie sich möglichst bequeme Kleidung an, beispielsweise Ihr völlig abgetragenes Lieblings-T-Shirt, einen alten Trainingsanzug oder uralte Jeans.

____ Weitere Ideen: ____

____

____

Entwickeln Sie einen Entspannungsplan

Nachdem Sie die Empfehlungen gelesen haben, die Ihnen helfen sollen, sich mit Hilfe Ihrer fünf Sinne zu entspannen und zu beruhigen, können Sie eine Liste der Möglichkeiten zusammenstellen, die Sie zu diesem Zweck eventuell nutzen wollen. Wenn Sie noch Ideen für diesen Plan benötigen, dann schauen Sie sich noch einmal alle potentiellen Aktivitäten an, die Sie durch ein Häkchen markiert haben. Formulieren Sie möglichst konkret, was Sie tun wollen. Stellen Sie eine Liste von Möglichkeiten zusammen, die Sie zu Hause und unterwegs ausprobieren wollen.

Entspannungs- und Beruhigungsmöglichkeiten für zu Hause

1. ______________________________

2. ______________________________

3. ______________________________

4. ______________________________

5. ______________________________

6. ______________________________

7. ______________________________

8. ______________________________

9. ______________________________

10. ______________________________

Bewahren Sie diese Liste an einem Ort auf, an dem Sie sie leicht wiederfinden. Wenn Sie wollen, können Sie sie auch kopieren und an mehreren Orten deponieren, wo Sie sie ständig sehen, beispielsweise auf Ihrem Kühlschrank, über Ihrem Schreibtisch, am Spiegel im Badezimmer oder neben Ihrem Bett. So werden Sie ständig daran erinnert, daß Sie sich entspannen und beruhigen wollen. Außerdem erleichtert Ihnen dies, sich zu beruhigen, wenn Sie so stark im Bann schmerzhafter Emotionen stehen, daß Sie nicht mehr klar denken können.

Stellen Sie nun eine ähnliche Liste für Situationen zusammen, in denen Sie nicht zu Hause sind. Gehen Sie zu diesem Zweck noch einmal die Punkte durch, die Sie beim Durchsehen der Listen in diesem Kapitel markiert haben. Allerdings müssen Sie diesmal berücksichtigen, ob Sie die betreffenden Fertigkeiten nutzen können, wenn Sie nicht zu Hause sind. Beispielsweise ist es nicht sinnvoll, »ein heißes Bad nehmen« in diese zweite Liste aufzunehmen, weil Sie diese Möglichkeit wahrscheinlich nicht haben werden, wenn Sie sich nicht zu Hause aufhalten.

MÖGLICHKEITEN DER ENTSPANNUNG UND BERUHIGUNG, WENN SIE NICHT ZU HAUSE SIND

1. ______________________________
2. ______________________________
3. ______________________________
4. ______________________________
5. ______________________________
6. ______________________________
7. ______________________________
8. ______________________________
9. ______________________________
10. ______________________________

Kopieren Sie diese 10 Möglichkeiten auf eine Karteikarte, die Sie mitnehmen können, wenn Sie nicht zu Hause sind. Führen Sie diese Liste ständig bei sich, im Auto, in der Brieftasche oder in der Handtasche. Und sorgen Sie dafür, daß Sie alles für die Nutzung dieser Ideen Erforderliche bei sich haben, etwa Süßigkeiten, einen CD- oder MP3-Player, ein tragbares Radio, Bilder usw. So können Sie auch üben, sich zu entspannen, wenn Sie unterwegs sind, insbesondere wenn Ihre schmerzhaften Emotionen Sie überwältigen und daran hindern, klar zu denken.

Zum Schluß

Sie haben nun einige grundlegende Ablenkungs- und Entspannungsmöglichkeiten kennengelernt. Nutzen Sie diese, sobald Sie sich von schmerzhaften Emotionen überwältigt fühlen. Im nächsten Kapitel beschäftigen wir uns, auf den bereits erläuterten Möglichkeiten aufbauend, mit weiteren, komplexeren Ablenkungs- und Entspannungsmöglichkeiten.

2 Streßtoleranz – weiterführende Fertigkeiten

Verbessern Sie den Augenblick

Im ersten Kapitel haben Sie viele wichtige Möglichkeiten kennengelernt, die Sie in einer Krise nutzen können. Diese lenken Ihre Aufmerksamkeit von schmerzhaften Situationen ab und helfen Ihnen, sich zu beruhigen und sich zu entspannen, so daß Sie mit Schwierigkeiten besser fertig werden. Denken Sie daran, daß Sie eine Krise zu bewältigen versuchen, indem Sie Möglichkeiten nutzen, sich abzulenken, sich zu entspannen und mit der Situation fertig zu werden.

Nachdem Sie die Methoden zur Verbesserung des Umgangs mit Belastungen, die Sie im vorigen Kapitel kennengelernt haben, erprobt haben, können Sie sich nun mit den in diesem Kapitel beschriebenen komplexeren Möglichkeiten zur Verbesserung des Umgangs mit Streß auseinandersetzen. Diese Techniken werden dazu beitragen, daß Sie sich in zukünftigen schwierigen Situationen stärker fühlen und sich ein entspannteres und erfüllenderes Leben aufbauen können.

Nachdem Sie die im folgenden beschriebenen Techniken ausprobiert haben, markieren Sie am besten diejenigen, die Sie für nützlich halten, damit Sie sie später wiederfinden.

Visualisieren eines »sicheren Ortes«

Einen »sicheren Ort« zu visualisieren ist eine sehr wirksame Technik zur Verringerung von Streß. Sie können sich beruhigen, indem Sie sich einen friedlichen, sicheren Ort vorstellen, an dem Sie sich entspannen. In vielen Situation vermögen Ihr Gehirn und Ihr Körper nicht zwischen dem, was Sie tatsächlich äußerlich erleben, und dem, was Sie sich nur vorstellen, zu unterscheiden. Wenn es Ihnen gelingt, in Ihrem Geist eine friedliche, entspannende Szene zu kreieren, reagiert auf ein beruhigendes Vorstellungsbild dieser Art häufig auch Ihr Körper.

Suchen Sie zur Ausführung dieser Übung einen ruhigen Raum, in dem Sie durch nichts abgelenkt werden. Stellen Sie das Telefon, das Fernsehen und das Radio ab. Erklären Sie denjenigen, die sich zur gleichen Zeit im Haus aufhalten, daß Sie in den nächsten zwanzig Minuten nicht gestört werden wollen. Lassen Sie sich Zeit, und nehmen Sie sich die Freiheit, sich zu entspannen. Sie verdienen es. Lesen Sie, bevor Sie damit beginnen, die folgende Anleitung. Wenn Sie sich diese gut merken können und es Ihnen recht ist, sie sich in Erinnerung zu rufen, schließen Sie die Augen und beginnen mit der Visualisierungsübung. Wenn es Ihnen lieber ist, können Sie die Anleitung aber auch aufnehmen und anschließend abspielen. Lesen Sie die Anweisungen dazu laut und mit langsamer, beruhigender Stimme. Schließen Sie anschließend die Augen, und hören Sie sich die geführte Visualisation an, die Sie selbst auf Band gesprochen haben.

Denken Sie, bevor Sie mit der Übung beginnen, an einen realen oder imaginären Ort, an dem Sie sich sicher und entspannt fühlen. Das kann ein realer Ort sein, den Sie in der Vergangenheit einmal besucht haben, beispielsweise ein Strand, ein Park, ein Feld, eine Kirche bzw. ein Tempel, Ihr Zimmer, usw. Es kann sich aber auch um einen Ort handeln, den Sie sich ausgedacht haben, beispielsweise eine weiße Wolke, die ihm Himmel dahintreibt, eine mittelalterliche Burg oder die Oberfläche des Mondes. Der Ort kann überall sein. Wenn es Ihnen schwerfällt, sich einen solchen Ort auszudenken, dann stellen Sie sich eine Farbe vor, die entspannend auf Sie wirkt, beispielsweise Rosa oder Baby-Blau. Tun Sie einfach Ihr Bestes. In der folgenden Übung werden Sie dazu angeleitet, diesen Ort gründlicher zu erforschen. Doch bevor Sie damit beginnen, sollten Sie in Ihrer Vorstellung schon einen solchen Ort gefunden haben – schon allein wenn Sie an ihn denken, sollten Sie sich sicher und entspannt fühlen.

Vervollständigen Sie vor Beginn der Visualisation die folgenden Sätze über Ihren sicheren Ort:

- Mein sicherer Ort ist ____.
- Mein sicherer Ort gibt mir das Gefühl, ______________________________.

Anleitung

Setze dich auf einen bequemen Stuhl oder Sessel, wobei deine Füße flach auf dem Boden stehen und deine Hände bequem entweder auf den Lehnen der Sitzgelegenheit oder auf deinem Schoß liegen. Schließe die Augen. Atme langsam und lange durch die Nase ein. Spüre, wie dein Bauch sich beim Einatmen einem Ballon gleich ausdehnt. Halte die Luft fünf Sekunden lang in der Lunge: 1, 2, 3, 4, 5. Und lasse sie anschließend durch den Mund ausströmen. Spüre, wie dein Bauch einem Ballon gleich, der seine Luft verliert, in sich zusammensinkt. Atme erneut langsam und lange durch die Nase ein, und spüre, wie dein Bauch sich ausdehnt. Halte die Luft wieder fünf Sekunden lang in der Lunge: 1, 2, 3, 4, 5. Und atme anschließend langsam durch den Mund aus. Und noch einmal: Atme langsam und lange durch die Nase ein, und spüre, wie sich dein Bauch dehnt. Halte die Luft fünf Sekunden lang in der Lunge: 1, 2, 3, 4, 5. Atme anschließend langsam durch den Mund aus. Beginne nun mit langsamen und langen Atemzügen, ohne die Luft im Körper zu behalten, und fahre während der ganzen Übung fort, sanft zu atmen.

Nun stelle dir mit geschlossenen Augen vor, daß du deinen sicheren Ort betrittst und dabei alle deine Sinne benutzt, um dich in der Szene zu erden.

Schaue dich zuerst mit Hilfe deiner bildlichen Vorstellungskraft um. Wie sieht dieser Ort aus? Ist es Tag oder Nacht? Sonnig oder bewölkt? Achte auf alle Details. Bist du allein dort, oder sind andere Menschen oder Tiere da? Was tun sie? Falls du dich im Freien befindest: Schaue empor, und registriere, wie der Himmel aussieht. Halte nach dem Horizont Ausschau. Falls du dich in einem Gebäude befindest, achte auf die Mauern und die Möbel. Ist der Raum hell oder dunkel? Wähle etwas Beruhigendes aus, das du anschauen kannst. Benutze auf diese Weise einige Sekunden lang deine bildliche Vorstellungskraft.

Benutze nun deine Fähigkeit, dir Geräusche vorzustellen. Was hörst du? Andere Menschen? Tiere? Musik? Den Wind oder das Meer? Wähle etwas Beruhigendes aus, und höre es dir an. Höre ein paar Augenblicke lang mit deinem imaginären Hörsinn zu.

Und wende dich dann deinem imaginären Geruchsinn zu. Falls du dich in einem Gebäude befindest: Wie riecht es dort? Frisch? Brennt ein offenes Feuer, das du riechen kannst? Oder, falls du dich im Freien befindest: Kannst du die Luft, das Gras, das Meer oder die Blumen riechen? Wähle einen beruhigend wirkenden Geruch aus deiner Szene aus. Und nimm dir dann ein paar Sekunden Zeit, und nutze deine Fähigkeit, dir Gerüche vorzustellen.

Stelle als nächstes fest, ob du mit deinem imaginären Tastsinn etwas spüren kannst. Worauf sitzt oder stehst du in der vorgestellten Szene? Spürst du den Wind? Spürst du in der Szene etwas, das du berührst? Entscheide dich dafür, in der Szene etwas zu berühren. Und nimm dir dann einige Sekunden Zeit, um deinen imaginären Tastsinn zu nutzen.

Wende dich schließlich deinem imaginären Geschmackssinn zu. Ißt oder trinkst du in der Szene etwas? Wähle einen beruhigend wirkenden Geschmack aus. Nimm dir dann ein paar Sekunden Zeit, um deinen imaginären Geschmackssinn zu nutzen.

Nun nimm dir noch einmal ein paar Sekunden Zeit, um mit allen deinen imaginären Sinnen deinen sicheren Ort zu erforschen. Mache dir bewußt, wie sicher und entspannt du dich fühlst. Und denke daran, daß du in deiner Vorstellung jederzeit an diesen Ort zurückkehren kannst, wenn du dich sicher und entspannt fühlen möchtest. Du kannst auch an den Ort zurückkehren, wenn du dich traurig, wütend oder rastlos fühlst und wenn du Schmerzen hast. Schaue dich noch ein letztes Mal um, damit du in Erinnerung behältst, wie dieser sichere Ort aussieht.

Halte die Augen nun geschlossen, und richte deine Aufmerksamkeit wieder auf die Atmung. Atme erneut langsam und lange durch die Nase ein und durch den Mund aus. Wenn du dich danach bereit fühlst, dann öffne die Augen, und richte deine Aufmerksamkeit wieder auf den Raum, in dem du dich befindest.

Signalgesteuerte Entspannung

Die signalgesteuerte Entspannung ist eine schnell wirkende und leicht erlern- und anwendbare Technik, die Ihnen hilft, Ihr Streßniveau und Ihre Muskelanspannung zu verringern. Mit einem Signal ist hier ein Trigger oder ein Befehl gemeint, der Ihnen hilft, sich zu entspannen. In unserem Fall ist das Signal ein Wort wie »entspannen« oder »Frieden«. Die Technik soll es Ihrem Körper ermöglichen, Muskelanspannungen aufzulösen, sobald Sie an das Signalwort denken. Am Anfang benötigen Sie die Hilfe des Anleitungstextes, um Muskelanspannung in verschiedenen Bereichen Ihres Körpers aufzulösen. Nachdem Sie die Technik jedoch einige Wochen lang geübt haben, können Sie Ihren ganzen Körper in einem einzigen Augenblick entspannen, und Sie brauchen nichts weiter zu tun, als ein paarmal langsam durchzuatmen und dabei an das Signalwort zu denken. Wenn Sie ein wenig Übung darin haben, können Sie sich auf diese Weise sehr schnell und leicht entspannen. Bevor Sie jedoch mit der Übung beginnen, müssen Sie ein Signalwort auswählen, das Ihnen helfen wird, sich zu entspannen.

- Mein Signalwort lautet: ________________________________

Suchen Sie sich für diese Übung eine bequeme Sitzgelegenheit. Wenn Sie sie einige Wochen lang durchgearbeitet haben, können Sie sie überall, wo Sie gerade sind, ausführen, sogar im Stehen. Außerdem werden Sie in der Lage sein, sie schneller durchzuführen. Doch für den Anfang sollten Sie sich einen bequemen Platz in einem Raum suchen, in dem Sie nicht gestört werden. Sorgen Sie auch dafür, daß Sie dort durch nichts abgelenkt werden. Stellen Sie Telefon, Fernsehen und Radio aus. Sagen Sie anderen im Haus Anwesenden, daß Sie während der nächsten zwanzig Minuten nicht gestört werden wollen. Gönnen Sie sich diese Zeit, und nehmen Sie sich die Freiheit, sich zu entspannen. Das haben Sie verdient. Lesen Sie die folgende Anleitung, bevor Sie mit der Übung beginnen. Wenn Sie das Gefühl haben, daß Sie die Anleitung beherrschen, können Sie die Augen schließen und mit der Entspannungsübung beginnen. Falls es Ihnen lieber ist, können Sie die Anleitung auch aufnehmen, und sie sich später mit geschlossenen Augen anhören.

Anleitung

Setze dich in einen bequemen Stuhl oder Sessel, stelle die Füße flach auf den Boden, und lasse die Arme entweder auf den Lehnen der Sitzgelegenheit oder auf deinem Schoß ruhen. Schließe die Augen. Atme langsam und lange durch die Nase ein. Spüre, wie sich dein Bauch beim Einatmen wie ein Ballon ausdehnt. Halte fünf Sekunden lang die Luft eingeatmet: 1, 2, 3, 4, 5. Und lasse sie dann langsam durch den Mund ausströmen. Spüre, wie dein Bauch in sich zusammensinkt, wie ein Ballon, aus dem die Luft entweicht. Atme erneut langsam und lange durch die Nase ein, und spüre, wie dein Bauch sich weitet. Halte die Luft wieder fünf Sekunden lang im Körper: 1, 2, 3, 4, 5. Und atme langsam durch den Mund aus. Und dann noch einmal: Langsam und lange durch die Nase einatmen, spüren, wie sich der Bauch ausdehnt. Nun die Luft fünf Sekunden im Körper halten: 1, 2, 3, 4, 5. Und dann langsam durch den Mund ausatmen. Beginne nun mit langsamen, langen Atemzügen, ohne die Luft anzuhalten, und fahre während der ganzen Übung fort, sanft zu atmen.

Nun stell dir, immer noch mit geschlossenen Augen, vor, daß ein weißer Lichtstrahl vom Himmel fällt, wie ein heller Laserstrahl, der oben auf deinem Kopf landet. Achte auf das warme und beruhigende Gefühl, das von dem Licht ausgeht. Das Licht könnte von Gott kommen, aus dem Universum oder von irgendeiner anderen Macht, in deren Gegenwart du dich wohlfühlst. Während du weiter sanft atmest, mit langsamen und langen Atemzügen, merkst du, daß du dich immer entspannter fühlst, während das Licht weiter auf deinen Kopf fällt. Nun fließt das warme weiße Licht wie beruhigendes Wasser über deinen ganzen Kopf. Es löst alle Muskelanspannung, die du im Kopfbereich spürst, auf. Dann bewegt es sich allmählich abwärts, über die Stirn, um auch dort alle Muskelanspannung aufzulösen. Nun fällt das weiße Licht auf die Ohren, den Hinterkopf, die Augen, die Nase, den Mund und das Kinn und löst auch überall dort alle Anspannung auf, die es vorfindet. Beachte, wie angenehm warm sich deine Stirn anfühlt. Nun stelle dir vor, daß das Licht auf deinen Hals und über deine Schultern fällt und dort alle Muskelanspannung auflöst. Weiter breitet es sich in beide Arme und über die Vorder- und Rückseite deines Rumpfes aus. Spüre, wie sich die Muskeln im oberen und unteren Teil deines Rückens entspannen. Achte auf das beruhigende Gefühl, das entsteht, während das weiße Licht auf Brust und Bauch fällt. Spüre, wie sich die Muskeln in deinen Armen entspannen, während das Licht zuerst auf deine Unterarme und dann über die Vorder- und Rückseiten deiner Hände bis zu den Fingerspitzen fällt. Und achte darauf, wie das Licht durch dein Becken und dein Gesäß fließt und auch dort die Anspannung auflöst. Dann fließt das Licht wie linderndes Wasser über deine Ober- und Unterschenkel und breitet sich über die Ober- und Unterseiten deiner Füße aus. Spüre, wie alle Spannungen aus den Muskeln deines Körpers entfernt werden und wie das weiße Licht bewirkt, daß sich dein Körper warm und entspannt anfühlt.

Merkst du, wie friedlich und ruhig du dich fühlst, während du langsam, lange und sanft ein- und ausatmest? Beobachte, wie sich dein Bauch beim Einatmen hebt und beim Ausatmen in sich zusammensinkt. Denke »Einatmen«, während du einatmest, und beim Ausatmen das Signalwort. (Falls du ein anderes Signalwort als »Entspannen« gewählt hast, benutze dieses Wort so, wie im folgenden beschrieben.) Atme langsam ein, und denke: »Einatmen«. Atme langsam aus, und denke: »Ausatmen.« Während du dies tust, achte darauf, daß sich dein ganzer Körper entspannt anfühlt. Spüre, wie die gesamte Muskelanspannung in deinem Körper aufgelöst wird, während du dich auf das Signalwort konzentrierst. Dann atme erneut ein, und denke: »Einatmen.« Und atme aus und denke: »Entspannen.« Registriere, wie sich in deinem ganzen Körper die Muskelanspan-

nung auflöst. Atme wieder ein ... »Einatmen.« Und atme aus ... »Entspannen.« Spüre, wie alle Anspannung in deinem Körper aufgelöst wird.

Atme einige Minuten lang so, und denke dabei diese Worte – so lange, wie es für dich richtig ist. Achte bei jedem Atemzug darauf, wie entspannt sich dein ganzer Körper anfühlt. Wenn dein Geist abzuschweifen beginnt, richte die Aufmerksamkeit wieder auf die Worte »Einatmen« und »Entspannen«.

Üben Sie diese mit einem Signalwort arbeitende Entspannungstechnik zweimal täglich, und stellen Sie fest, wie lange es dauert, bis Sie sich entspannt fühlen. Wenn Sie die Übung wirklich jeden Tag ausführen, müßten Sie sich allmählich immer schneller entspannen können. Sinn und Zweck der Übung ist letztlich, daß Sie Ihren ganzen Körper darin trainieren, sich zu entspannen, indem Sie einfach Ihr Signalwort denken, beispielsweise »Entspannen«. Diese Fähigkeit entsteht nur bei regelmäßigem Üben. Am Anfang müssen Sie sich wahrscheinlich das weiße Licht vorstellen und bewußt tief und langsam atmen, um sich zu entspannen. Doch wenn Sie ein gewisses Maß an Erfahrung damit gesammelt haben, kann diese Technik Ihnen helfen, sich in vielen belastenden Situationen zu entspannen. Sie können die Übung auch mit der zuvor beschriebenen Visualisation eines sicheren Ortes verbinden. Wenn Sie zuvor mit Hilfe des Signalwortes Entspannung induzieren, werden Sie sich beim Visualisieren des sicheren Ortes noch sicherer und wohler fühlen.

Entdecken Sie Ihre Werte neu

Das Wort »Werte« kann Verschiedenes beinhalten – Ihre ethischen Grundsätze, Ihre Prinzipien, Ihre Ideale, Ihre Standards oder Ihre Moral. Dies sind buchstäblich die Ideen, Konzepte und Handlungen, die Ihr Leben mit Wert und Bedeutung erfüllen. Sich auf das zu besinnen, was Sie im Leben schätzen, kann Ihnen bei Ihren Bemühungen, mit belastenden Situationen fertig zu werden, sehr zugute kommen. Besonders nützlich ist dies, wenn Sie immer wieder in die gleichen Situationen geraten oder mit einem bestimmten Menschen immer wieder die gleichen Schwierigkeiten haben. Manchmal vergessen wir, warum wir etwas Schwieriges tun, und dies erschwert es uns, damit fortzufahren. Vielleicht haben Sie einen Beruf, der Ihnen nicht gefällt, und Sie fragen sich, warum Sie eigentlich damit weitermachen. Vielleicht besuchen Sie eine Schule und erinnern sich nicht mehr, welche Ziele Sie damit verfolgen. Oder Sie leben in einer unbefriedigenden Beziehung und fragen sich, warum Sie daran festhalten. In solchen Fällen kann es nützlich sein, sich klarzumachen, was Ihnen wichtig ist. Dies hilft Ihnen, belastende Situationen zu ertragen und Ihr Leben erfüllender zu gestalten. Nutzen Sie die folgende Übung, um zu untersuchen, was Sie in Ihrem Leben schätzen.

Übung: Valued Living Questionnaire

In dieser ersten Übung sollen Sie beschreiben, wie Sie zehn Komponenten Ihres Lebens mit Hilfe des *Valued Living Questionnaire* (Wilson 2002; Wilson & Murrell 2004) einschätzen. Fragen Sie sich beim Lesen der Beschreibungen der verschiedenen Komponenten, wie wichtig jeder dieser Bereiche in Ihrem Leben ist – unabhängig davon, wieviel Zeit oder Mühe Sie im Moment darauf verwenden, die mit diesem Bereich verbundenen Bedürfnisse zu erfüllen. Beispielsweise könnten Sie den Bereich »Selbstfürsorge« sehr hoch schätzen, obwohl Sie diesem Bereich nur sehr wenig Zeit widmen. Schätzen Sie die Bedeutung jeder einzelnen Komponente auf einer von 0 bis 10 reichenden Skala ein, wobei 0 für »überhaupt nicht wichtig« und 10 für »extrem wichtig« steht. Bemühen Sie sich bei den Einschätzungen um möglichst weitgehende Ehrlichkeit und um den Ausdruck Ihrer wahren Gefühle; schätzen Sie also *nicht* so, wie Sie glauben, daß es *eigentlich* sein müßte. Ihre Antworten werden Sie in der folgenden Übung benutzen, die Ihnen helfen wird, sich für das zu engagieren, was Ihnen besonders wichtig ist.

Valued Living Questionnaire (Wilson 2002)

Lebensbereich	gar nicht wichtig				mäßig wichtig					extrem wichtig	
Familie (außer Liebesbeziehungen oder Elternrolle)	0	1	2	3	4	5	6	7	8	9	10
Liebesbeziehungen (Ehe, Lebenspartner, Dating usw.)	0	1	2	3	4	5	6	7	8	9	10
Elternrolle	0	1	2	3	4	5	6	7	8	9	10
Freunde und Geselligkeit	0	1	2	3	4	5	6	7	8	9	10
Arbeit	0	1	2	3	4	5	6	7	8	9	10
Erziehung und Ausbildung	0	1	2	3	4	5	6	7	8	9	10
Erholung und Unterhaltung	0	1	2	3	4	5	6	7	8	9	10
Spiritualität und Religion	0	1	2	3	4	5	6	7	8	9	10
bürgerliches Engagement	0	1	2	3	4	5	6	7	8	9	10
Selbstfürsorge (Training, Ernährung, Entspannung usw.)	0	1	2	3	4	5	6	7	8	9	10

ÜBUNG: Engagiertes Handeln

Diese Übung hilft Ihnen, Ihr Leben erfüllender zu gestalten, indem Sie Ihren Wertvorstellungen entsprechende Intentionen und engagierte Handlungsweisen entwickeln (Olerud & Wilson 2002). Vielleicht haben Sie auf die Komponenten Ihres Lebens, die Sie schätzen, schon viel Zeit verwendet, vielleicht aber auch nicht. In jedem Fall wird die folgende Übung Ihnen helfen, darüber nachzudenken, wie Sie Ihr Leben im Sinne Ihrer persönlichen Wertvorstellungen erfüllender gestalten.

Dazu müssen Sie zunächst mit Hilfe des *Valued Living Questionnaire* die Komponenten Ihres Lebens identifizieren, denen Sie Werte zwischen 5 und 10 zugeschrieben haben, also Werte, die von »einigermaßen wichtig« bis »extrem wichtig« reichen. Notieren Sie die Namen der betreffenden Bereiche anschließend im *Arbeitsblatt für engagiertes Handeln*, das in diesem Buch im Anschluß an den Fragebogen abgedruckt ist (siehe Seite 49). (Wenn Sie mehr Platz zum Schreiben benötigen, können Sie das Arbeitsblatt fotokopieren.)

Als nächstes ordnen Sie jeder der Ihnen wichtigen Komponenten Ihres Lebens eine Intention zu; dies wird Ihnen helfen, Ihr Leben erfüllender zu gestalten. Falls Sie den Bereich »Erziehung und Ausbildung« hoch bewertet haben, könnte Ihre Intention lauten: »Noch einmal zur Schule gehen«. Und falls Sie romantischen Liebesbeziehungen einen hohen Wert beimessen, könnte Ihre Intention lautet: »Mehr Zeit mit meinem Partner verbringen«.

Schließlich müssen Sie noch mehrere Handlungen auswählen, die Sie ausführen wollen und die Sie der Verwirklichung Ihrer Intention näher bringen werden. Außerdem müssen Sie notieren, wann Sie Ihren Entschluß in die Tat umsetzen wollen. Falls Ihre Intention beispielsweise beinhaltet, wieder zur Schule zu gehen, könnten Sie folgende Aktivitäten auflisten: »Mir nächste Woche ein Vorlesungsverzeichnis besorgen« und: »Mich innerhalb der nächsten drei Wochen für einen Kurs anmelden«. Falls Ihre Intention beinhaltet, mehr Zeit mit Ihrem Partner zu verbringen, könnten zu Ihren engagierten Handlungen zählen: »Im nächsten Monat keine Überstunden machen« und: »In den nächsten beiden Wochen weniger Zeit mit Freunden verbringen«.

Noch einmal sei darauf hingewiesen, daß diese Übungen Ihnen helfen sollen, Ihr Leben so zu gestalten, daß Aktivitäten, die für Sie persönlich wichtig sind, darin dominieren. Wenn es Ihnen gelingt, Ihr Leben im Sinne Ihrer Wertvorstellungen zu organisieren, werden Sie mit anderen, belastenden und weniger erstrebenswerten Situationen besser fertig. Ein als erfüllend empfundenes Leben ist etwas, worauf Sie sich freuen können, während Sie Dinge tun, die Ihnen weniger gut gefallen, wodurch Sie sich dann oft in belastenden Situationen stärker fühlen.

Arbeitsblatt für engagiertes Handeln
(nach Olerud & Wilson 2002)

1. Eine Komponente meines Lebens, die ich schätze, ist ______________________

   Meine Intention für diese Komponente lautet ______________________

   Zu den engagierten Handlungen, die ich auszuführen bereit bin, zählen (Bitte vermerken Sie, wann Sie mit diesen Handlungen beginnen wollen!)

   - ______________________
   - ______________________
   - ______________________

2. Eine Komponente meines Lebens, die ich schätze, ist ______________________

   Meine Intention für diese Komponente lautet ______________________

   Zu den engagierten Handlungen, die ich auszuführen bereit bin, zählen (Bitte vermerken Sie, wann Sie mit diesen Handlungen beginnen wollen!)

   - ______________________
   - ______________________
   - ______________________

3. Eine Komponente meines Lebens, die ich schätze, ist ______________________

   Meine Intention für diese Komponente lautet ______________________

   Zu den engagierten Handlungen, die ich auszuführen bereit bin, zählen (Bitte vermerken Sie, wann Sie mit diesen Handlungen beginnen wollen!)

   - ______________________
   - ______________________
   - ______________________

Identifizieren Sie Ihre höhere Macht ... und sorgen Sie dafür, daß Sie selbst sich mächtiger fühlen

Ganz gleich, ob Sie an einen Gott, an viele Götter, an ein göttliches Universum oder das Gute im Menschen glauben, der Glaube an etwas Größeres und Mächtigeres, als wir es sind, kann *Ihnen selbst* ein Gefühl der Macht, Sicherheit und Ruhe vermitteln. Dies meinen Menschen, wenn Sie über den Glauben an eine »höhere Macht« oder über das Sehen des »großen Bildes« sprechen. An etwas Göttliches, Heiliges oder Besonderes zu glauben, kann Ihnen helfen, belastende Situationen durchzustehen und sich selbst zu beruhigen.

Irgendwann in unserem Leben fühlen wir uns hoffnungslos und machtlos. Wir alle haben schon Situationen erlebt, in denen wir uns unglücklich, einsam oder machtlos fühlten. Manchmal schaden unerwartete Umstände uns und den uns Nahestehenden. Das ist unter anderem dann der Fall, wenn wir Opfer eines Verbrechens werden, wenn wir einen Unfall erleiden, wenn ein Mensch, der uns sehr nahe steht, im Sterben liegt und wenn bei uns selbst eine schwere Krankheit diagnostiziert wird. In solchen Situationen kann es uns helfen, wenn wir uns einem übergeordneten Lebenssinn verbunden fühlen. Ihr Glaube an etwas Höheres oder Größeres braucht sich keineswegs auf Gott zu beziehen, falls Sie nicht an (einen) Gott glauben. Manche glauben schlicht an das Gute in den Menschen, die sie lieben. Trotzdem wohnt grundlegenden Überzeugungen wie diesen oft soviel Macht inne, daß sie Menschen helfen, die Stärke und den Trost zu finden, die sie brauchen, um ein glückliches und gesundes Leben führen zu können.

Bedenken Sie bei der Erforschung Ihrer Spiritualität, daß sich Ihre spirituellen Überzeugungen im Laufe der Zeit verändern können. Manchmal sind Menschen in einer spirituellen Tradition aufgewachsen, die ihnen später nicht mehr als sinnvoll erscheint. Dennoch nehmen einige weiterhin an den Gottesdiensten einer solchen Tradition teil, einfach weil sie meinen, es sei »richtig«, dies zu tun. Dem könnte man entgegenhalten: Wenn die spirituelle Tradition, in der Sie aufgewachsen sind, Ihnen keinen Frieden und keine Kraft mehr zu vermitteln vermag, ist es verständlich, wenn Sie diese Glaubensüberzeugung prüfen und sich nötigenfalls einer anderen Tradition zuwenden.

Treten Sie zu Ihrer höheren Macht in Kontakt

Benutzen Sie die folgenden Fragen, um Ihre Überzeugungen zu identifizieren sowie einige Möglichkeiten zu finden, Ihre Überzeugungen zu stärken und regelmäßig zu nutzen:

- Welche Überzeugungen bezüglich einer höheren Macht oder eines großen Bildes geben Ihnen Kraft und Trost? ______________________________

  ____

  ____

- Warum sind Ihnen diese Überzeugungen wichtig? ______________________________

- Welches Gefühl vermitteln Ihnen die Überzeugungen? ______________________________

- Wie denken Sie aufgrund dieser Überzeugungen über andere? ______________________________

- Wie werden Sie Ihren Überzeugungen in Ihrem Alltagsleben gerecht? Beispielsweise: Gehen Sie zur Kirche, zur Synagoge, in einen Tempel? Beten Sie? Sprechen Sie mit anderen Menschen über Ihre Überzeugungen? Lesen Sie Bücher über Ihre Überzeugungen? Helfen Sie anderen Menschen? ______________________________

- Was würden Sie sonst noch tun wollen, um Ihre Überzeugungen zu stärken?

- Was können Sie tun, um sich regelmäßig auf Ihre Überzeugungen zu besinnen?

- Was können Sie sagen oder tun, um sich auf Ihre Überzeugungen zu besinnen, wenn Sie sich das nächste Mal in einer belastenden Situation befinden? ______________________________

ÜBUNG: Aktivitäten zur Stärkung des Einklangs mit einer höheren Macht

Es folgen Beschreibungen einiger zusätzlicher Aktivitäten, die Ihnen helfen können, sich stärker mit Ihrer höheren Macht, mit dem Universum und mit dem großen Bild verbunden zu fühlen. Markieren Sie diejenigen, die Ihnen zusagen, mit einem Häkchen (✓).

____ *Falls Sie an die Lehren einer Religion glauben oder einer bestimmten Überzeugung sind, empfiehlt es sich für Sie, Aktivitäten zu verfolgen, die mit der betreffenden Lehre oder Überzeugung in Einklang stehen und Ihnen das Gefühl vermitteln, mehr Kraft und Ruhe zu gewinnen.* Besuchen Sie Gottesdienste oder Andachten in Ihrer Kirche oder Synagoge oder in Ihrem Tempel. Sprechen Sie mit dem Leiter dieser Gottesdienste. Fragen Sie andere Mitglieder Ihrer Glaubensgemeinschaft, wie diese mit schwierigen Erlebnissen umgegangen sind. Nehmen Sie an Diskussionsrunden Ihrer religiösen Gemeinschaft teil. Lesen Sie Bücher, die für Ihren Glauben wichtig sind. Suchen Sie in dieser Literatur nach Passagen, die Ihnen Kraft geben, und markieren Sie die betreffenden Stellen, oder kopieren Sie sie, so daß Sie sie stets bei sich führen und überall lesen können.

____ *Bedenken Sie, daß Ihre höhere Macht auch etwas anderes als (ein) Gott sein kann.* Es kann sich um eine Person handeln, die Ihnen ein Gefühl der Stärke vermittelt und Ihre Zuversicht stärkt, mit den Herausforderungen, mit denen Sie sich konfrontiert sehen, fertig zu werden. Auch jemand, den Sie bewundern, kann Ihre höhere Macht sein. Beschreiben Sie diese Person. Weshalb nimmt sie für Sie eine besondere Stellung ein? Wenn Sie dann das nächste Mal in einer schwierigen oder belastenden Situation sind, können Sie so handeln, als wären Sie jene bewunderte Person, und dann feststellen, ob und wie Sie mit der betreffenden Situation anders umgehen als vorher.

____ *Erheben Sie Ihren Blick zu den Sternen.* Das Licht, das Sie sehen, ist Millionen von Jahren alt und stammt von Sternen, die Milliarden von Kilometern von der Erde entfernt liegen. Jedesmal wenn Sie zu den Sternen aufblicken, schauen Sie durch eine Zeitmaschine und sehen das Universum so, wie es vor Milliarden Jahren aussah. Merkwürdigerweise existieren viele der Sterne, die Sie sehen, schon lange nicht mehr; und doch erreicht ihr Licht erst jetzt Ihre Augen. Schauen Sie zu den Sternen empor, und machen Sie sich bewußt, daß die Macht oder Instanz, die sie geschaffen hat, auch Ihr Schöpfer ist – ganz gleich, ob es sich dabei um Gott oder einen kosmischen Zufall handelt. Sie sind mit den Sternen verbunden. Stellen Sie sich vor, daß Sie zum Universum in Verbindung treten. Setzen Sie sich auf einen bequemen Stuhl, schließen Sie die Augen, und stellen Sie sich vor, daß ein weißer Lichtstrahl aus dem Universum Sie erreicht. Wie ein Laserstrahl fällt das weiße

Licht auf Ihren Kopf und erfüllt Sie mit einem Gefühl des Friedens. Und nun stellen Sie sich vor, daß das weiße Licht auf und in Ihren gesamten Körper fällt und alle Ihre Muskeln entspannt. Und nun stellen Sie sich vor, daß sich Ihre Beine wie mächtige Baumwurzeln in den Boden senken und schließlich den Mittelpunkt der Erde erreichen. Diese Wurzeln nehmen die Energie auf, die den Planeten antreibt. Spüren Sie, wie sich Ihr Körper mit Zuversicht füllt, während Ihre Beine die goldene Energie aus dem Erdreich aufnehmen.

____ *Denken Sie über unseren Planeten Erde nach.* Wasser ist die wichtigste Substanz für die Erhaltung des Lebens auf unserem Planeten. Wäre die Erde der Sonne wesentlich näher, würde das gesamte Wasser auf der Erde verdampfen, weil die Temperatur zu hoch wäre; und wenn die Erde wesentlich weiter von der Sonne entfernt wäre, würde alles Wasser gefrieren, weil die Temperatur auf der Erde zu niedrig wäre. Es ist ziemlich großes Glück, daß wir uns genau dort befinden, wo Leben entstehen kann. Auch wenn Sie nicht an einen religiösen Sinn glauben, können Sie sich fragen, was es bedeutet, daß Sie auf einem Planeten leben, auf dem genau das Klima und die Bedingungen gegeben sind, die Leben möglich machen. Wie ist es dazu gekommen, und was bedeutet es für Ihr Leben?

____ *Suchen Sie einen Strand auf.* Versuchen Sie, die Sandkörner einer Handvoll Sand zu zählen. Und versuchen Sie sich anschließend vorzustellen, wie viele Hände voll Sand es in der Welt gibt, an allen Stränden und in allen Wüsten. Versuchen Sie sich vorzustellen, wie viele Milliarden von Jahren vergangen sein müssen, daß so viele Sandkörner entstehen konnten. Und versuchen Sie sich dann vor Augen zu führen, daß die chemischen Elemente, aus denen der Sand besteht, auch in Ihnen selbst existieren. Plazieren Sie Ihre Füße im Sand, und stellen Sie sich vor, daß Sie mit dem Planeten verbunden sind.

____ *Besuchen Sie einen Park oder einen Ort in freier Natur, und beobachten Sie die Bäume, das Gras und die Tiere.* Vergegenwärtigen Sie sich dabei, daß die Macht, die all dies geschaffen hat, auch Sie geschaffen hat. Denken Sie darüber nach, daß alle Lebewesen aus den gleichen chemischen Elementen bestehen. Auf der subatomaren Ebene besteht zwischen Ihnen und den vielen anderen Lebensformen kein großer Unterschied. Und doch sind Sie anders und etwas Besonderes. Was macht Ihre Einzigartigkeit gegenüber anderen Lebewesen aus?

____ *Denken Sie über den menschlichen Körper nach, insbesondere über Ihren eigenen.* Jeder Mensch ist ein größeres Wunder als ein Kunstwerk und komplexer als jeder Computer, der jemals entwickelt wurde. Alles an Ihnen ist weitgehend durch Ihre DNS determiniert, durch jene Instruktionen, die in jeder Zelle Ihres Körpers enthalten sind. Doch erstaunlicherweise bestehen alle diese Instruktionen, die alle Teile Ihres Körpers erschaffen, aus nur vier chemischen Elemente, die sich in immer wieder unterschiedlichen Kombinationen wiederholen. Diese Kombinationen werden *Gene* genannt. Es handelt sich dabei um Instruktionen, die Sie von Ihren

Eltern geerbt haben und die alles determinieren, angefangen von der Farbe Ihrer Augen bis hin zum Aufbau Ihres Herzens. Erstaunlicherweise sind für den kompletten »Bauplan« eines Menschen nicht mehr als dreißig- bis vierzigtausend Gene erforderlich. Stellen Sie sich einmal vor, daß Sie nicht mehr als diese Zahl von Instruktionen zu entwickeln bräuchten, um einen Körper zu entwickeln, der denkt, atmet, ißt, sich bewegt und auch alles andere tut, was Sie tun. Und denken Sie auch daran, daß die gleiche Zahl von Instruktionen dafür verantwortlich ist, etwa 100 Milliarden Neuronen in Ihrem Gehirn und etwa 100 000 Kilometer (!) an Blutgefäßen in Ihrem ganzen Körper zu erzeugen, weiterhin 600 Skelettmuskeln, 206 Knochen und ca. 6 Liter Blut.

Nehmen Sie sich eine Auszeit

Auszeiten sind nicht nur für Kinder gut. Wir alle müssen uns gelegentlich entspannen, um Körper, Geist und Seele zu erfrischen. Doch nehmen sich viele Menschen keine Auszeit nur für sich selbst, weil sie glauben, sie würden dann andere enttäuschen, beispielsweise ihren Chef, ihren Ehepartner, ihre Familie oder ihre Freunde. Viele Menschen bemühen sich ständig, anderen zu Gefallen zu sein, was dann zur Folge hat, daß sie es versäumen, sich um sich selbst zu kümmern. Doch führen Menschen, die sich nicht um ihr eigenes Wohl kümmern, ein sehr unausgewogenes Leben. Viele ignorieren ihre eigenen Bedürfnisse, weil sie sich schuldig oder egoistisch fühlen, wenn Sie etwas tun, das nur ihnen selbst zugute kommt. Aber wie lange können Sie sich um die Bedürfnisse anderer Menschen kümmern, ohne für sich selbst zu sorgen? Stellen Sie sich eine Frau vor, die an einem heißen Sommertag mit einem Krug kalten Wassers an einer Straßenecke steht und allen vorüberkommenden Passanten Wasser einschenkt, wofür natürlich alle dankbar sind. Aber was geschieht, wenn sie durstig ist und selbst etwas zu trinken braucht? Nachdem sie lange allen anderen geholfen und sich selbst dabei vernachlässigt hat, ist der Krug leer. Wie oft fühlen Sie sich wie diese Frau? Wie oft kommen Sie zu kurz, weil Sie die gesamte verfügbare Zeit darauf verwendet haben, sich um andere zu kümmern? Anderen zu helfen ist eine gute Sache, sofern wir es nicht auf Kosten unserer eigenen Gesundheit tun. Sie müssen gut für sich selbst sorgen; das hat nichts mit Egoismus zu tun.

ÜBUNG: Auszeit

Es folgen ein paar einfache Ideen, die Sie nutzen können, um sich eine Auszeit zu nehmen. Markieren Sie diejenigen, die Ihnen zusagen, mit einem Häkchen (✓).

____ Behandeln Sie sich ebenso gütig und freundlich wie andere Menschen. Gönnen Sie sich etwas, das Sie bisher aufgeschoben haben.
____ Nehmen Sie sich Zeit für sich, auch wenn es nur ein paar Stunden pro Woche sind. Sie könnten z. B. einen Spaziergang machen oder sich Ihr Lieblingsessen kochen.
____ Wenn Sie sehr mutig sind, dann nehmen Sie sich einen halben Tag frei. Besuchen Sie einen schönen Ort, beispielsweise einen Park, einen Strand, einen See, die Berge, ein Museum oder auch ein Einkaufszentrum.
____ Nehmen Sie sich die Zeit, um Dinge zu tun, die nur für Sie wichtig sind – beispielsweise um Einkäufe, Besorgungen oder Arztbesuche zu erledigen.
____ Weitere Ideen: ____

____

____

Im gegenwärtigen Augenblick leben

Zeitreisen sind möglich. Wir alle unternehmen sie gelegentlich, aber einige tun dies häufiger als andere. Menschen, die Zeitreisen unternehmen, verbringen einen großen Teil des Tages damit, über all die Dinge nachzudenken, die sie eigentlich gestern hätten tun sollen, über all die Dinge, die in der Vergangenheit schiefgegangen sind, und die, die sie morgen tun sollten. Die Folge ist, daß sie entweder in der Vergangenheit oder in der Zukunft leben. Sie achten nur selten darauf, was im gegenwärtigen Augenblick geschieht, und versäumen es deshalb, in der Gegenwart zu leben – dem einzigen Augenblick, in dem ein Mensch leben kann. Achten Sie einmal darauf, was genau im Augenblick, in dem Sie diese Zeilen lesen, geschieht. Denken Sie an etwas anderes? Denken Sie an etwas, das in der Vergangenheit geschehen ist, oder an etwas, das in der Zukunft auf Sie zukommt? Wie fühlt sich Ihr Körper in diesem Moment an? Achten Sie darauf. Fallen Ihnen irgendwelche besonders angespannten Bereiche oder irgendwelche Schmerzen auf? Wie atmen Sie? Atmen Sie tief ein und aus, oder ist Ihre Atmung eher flach?

Oft achten wir nicht darauf, was wir erleben. Wir schenken weder dem, was andere Menschen zu uns sagen, noch dem, was wir gerade lesen, Aufmerksamkeit. Wir beachten nicht einmal, wer sich in unserer Nähe befindet, wenn wir gehen. Und was noch problematischer ist: Oft versuchen wir mehrere Dinge gleichzeitig zu tun – beispielsweise Autofahren, Essen und Telefonieren. Die Folge ist, daß wir vieles von dem, was das Leben uns zu bieten hat, übersehen und dadurch einfache Situationen schwieriger machen.

Noch schlimmer ist, daß Ihr Leben sehr schmerzhaft werden kann, wenn Sie nicht im gegenwärtigen Augenblick leben. Beispielsweise können Sie überzeugt sein, daß die Person, mit der Sie gerade reden, etwas Beleidigendes zu Ihnen sagen wird und Sie deshalb wütend werden – obwohl Ihr Gesprächspartner noch gar nichts gesagt hat! Oder das bloße Nachdenken über frühere Ereignisse versetzt Sie körperlich oder emotional in einen aufgebrachten Zustand, der auf alles, was Sie im betreffenden Augenblick zu tun versuchen, störend wirkt. Beide geschilderten Arten von Zeitreise können jedes Ereignis unnötig schmerzhaft machen.

In den Kapiteln 3 bis 5, in denen es um die Achtsamkeit geht, werden Sie lernen, wie Sie im gegenwärtigen Augenblick bleiben können. Probieren Sie jedoch zunächst die im folgenden beschriebenen Übungen aus, die Ihnen helfen, im Augenblick zu leben und mit belastenden Ereignissen adäquater umzugehen.

ÜBUNG: »Wo sind Sie jetzt?«

Wenn Sie sich das nächste Mal in einer belastenden Situation befinden, können Sie sich folgende Fragen stellen:

- Wo bin ich im Moment?
- Befinde ich mich auf einer Zeitreise in die Zukunft und mache mir Sorgen über etwas oder plane ich etwas, das geschehen könnte?
- Befinde ich mich auf einer Zeitreise in die Vergangenheit, indem ich über frühere Fehler grübele, negative Erlebnisse erneut durchlebe oder darüber nachdenke, wie mein Leben unter anderen Umständen hätte verlaufen können?
- Oder bin ich in der Gegenwart und achte wirklich auf das, was ich tue, denke und fühle?

Wenn Sie sich nicht im gegenwärtigen Augenblick befinden, dann richten Sie Ihre Aufmerksamkeit auf das, was Sie real erleben. Dies können Sie durch folgende Schritte erreichen:

- Achten Sie darauf, worüber Sie nachdenken, und machen Sie sich bewußt, ob Sie sich auf einer Zeitreise befinden. Richten Sie Ihre Aufmerksamkeit wieder auf den gegenwärtigen Augenblick.
- Achten Sie auf Ihre Atmung. Atmen Sie lange und tief durch, um sich wieder auf die Gegenwart zu fokussieren.
- Achten Sie darauf, wie sich Ihr Körper anfühlt, und registrieren Sie alle eventuellen Empfindungen von Anspannung und Schmerz. Lösen Sie bestehende Anspannungen mit Hilfe der signalwortgesteuerten Entspannungsmethode auf.
- Achten Sie auf schmerzhafte Emotionen, die Sie aufgrund Ihrer Zeitreisen empfinden, und benutzen Sie eine der Fertigkeiten zur Verbesserung Ihrer Streßtoleranz, um eventuelle akute Schmerzen zu lindern.

ÜBUNG: Dem Jetzt zuhören

Auch die folgende Übung soll Ihnen helfen, die Fokussierung auf den gegenwärtigen Augenblick wiederherzustellen. Verwenden Sie mindestens fünf Minuten auf die Refokussierung.

Anleitung

Setze dich auf einen bequemen Stuhl oder Sessel. Schalten alles aus, was dich ablenken könnte: Telefon, Radio und Fernsehen. Atme lange und langsam durch die Nase ein und durch den Mund aus. Spüre, wie sich dein Magen bei jedem Einatmen wie ein Ballon ausdehnt und bei jedem Ausatmen in sich zusammensinkt. Während du weiter auf diese Weise atmest, hörst du einfach zu. Höre alle Geräusche, die außerhalb und innerhalb deines Hauses sowie in deinem Körper auftreten. Zähle jedes Geräusch, das du hörst. Wenn du abgelenkt wirst, richte die Aufmerksamkeit wieder auf das Zuhören. Vielleicht nimmst du draußen Autos, Menschen oder Flugzeuge wahr. Vielleicht hörst du im Haus eine Uhr ticken oder einen Ventilator surren. Oder du hörst das Geräusch deines Herzens in deinem Körper. Lausche aktiv und sorgsam, was in deiner Umgebung geschieht, und zähle so viele Geräusche, wie du kannst. Versuche, diese Übung fünf Minuten lang auszuführen, und achte darauf, wie du dich anschließend fühlst.

Eine Variante dieser Zuhörübung hilft Ihnen, während eines Gesprächs auf den gegenwärtigen Augenblick fokussiert zu bleiben. Wenn Sie merken, daß Ihre Aufmerksamkeit nachläßt und Sie über die Vergangenheit oder die Zukunft nachzudenken beginnen, können Sie auf ein Element der Kleidung der anderen Person fokussieren, beispielsweise auf einen Knopf an ihrem Hemd, auf einen Hut oder Kragen. Stellen Sie fest, welche Farbe der betreffende Gegenstand hat und wie er aussieht. Manchmal vermag diese Methode Sie aus einer Zeitreise herauszureißen. Hören Sie anschließend weiter zu, und wiederholen Sie die soeben beschriebene Prozedur noch einmal, wenn Ihr Geist erneut abzuschweifen beginnt.

ÜBUNG: Achtsames Atmen

Eine weitere Möglichkeit, auf den gegenwärtigen Augenblick fokussiert zu bleiben, bietet das Atmen. Das mag einfach klingen, doch atmen wir oft nicht so gut, wie es eigentlich notwendig wäre. Denken Sie einmal darüber nach: Hat Ihnen irgend jemand beigebracht, wie Sie am besten atmen sollten? Wenn Sie ein ganz normaler Mensch wie wir alle sind, wahrscheinlich nicht. Und trotzdem atmen Sie ungefähr fünfzehn Mal pro Minute und fast 22000 Mal am Tag! Jeder weiß, daß wir atmen, um Sauerstoff in unseren Körper aufzunehmen. Aber wie hoch ist der Sauerstoffanteil der Luft, die wir einatmen? – 100 Prozent? 75 Prozent? Die Luft, die Sie einatmen, enthält in Wahrheit nur 21 Prozent Sauerstoff! Und wenn Ihr Körper nicht ausreichend mit Sauerstoff versorgt wird, kann Ihr biologisches System völlig aus dem Gleichgewicht geraten. Schon allein deshalb ist es wichtig, immer gut und ruhig durchzuatmen. Ein weiterer Vorteil tiefen Atmens ist, daß diese simple Technik Ihnen hilft, sich zu entspannen und zu fokussieren. Viele spirituelle Traditionen kombinieren Techniken des langsamen Atmens mit geführten Meditationen, um Menschen zu helfen, zu fokussieren und sich zu entspannen.

Es folgt eine Atemübung, die viele Menschen als nützlich ansehen. Diese Art zu atmen wird auch *Zwerchfellatmung* genannt, weil sie die Muskeln des Zwerchfells aktiviert, die sich am unteren Ende des Brustkorbs befinden. Die bewußte Nutzung der Zwerchfellmuskeln hilft Ihnen, besser und tiefer durchzuatmen, was außerdem die Entspannung fördert.

Lesen Sie die Anleitung, bevor Sie mit der Übung beginnen, um sich mit dem, was auf Sie zukommt, vertraut zu machen. Wenn Sie sich diese Anleitung lieber anhören wollen, können Sie den Text langsam und mit ruhiger Stimme aufnehmen und später beim Üben anhören. Stellen Sie eine Stoppuhr auf fünf Minuten Laufzeit, und üben Sie die Zwerchfellatmung, bis der Alarm ertönt. Haben Sie sich an die Nutzung dieser Technik ein wenig gewöhnt, können Sie die Uhr auf eine längere Laufzeit einstellen, beispielsweise auf zehn oder fünfzehn Minuten. Aber erwarten Sie nicht, daß Sie es schon beim ersten Versuch schaffen werden, so lange still zu sitzen. Für den Anfang sind fünf Minuten eine ausreichend lange Zeit zum Stillsitzen und bewußten Atmen.

Viele, die diese neue Form des Atmens nutzen, haben das Gefühl, mit ihrem Atmen »eins« zu werden – was bedeutet, daß sie sich mit dem, was Sie erleben, zutiefst verbunden fühlen. Falls auch Sie dies erleben, wunderbar. Wenn nicht, ist das aber auch in Ordnung. Üben Sie einfach weiter. Einige fühlen sich bei der Ausführung dieser Übung zunächst etwas benommen. Das kann beispielsweise passieren, wenn die Betreffenden zu schnell, zu tief oder zu langsam atmen. Machen Sie sich in solchen Fällen keine Sorgen. Wenn Ihnen ein wenig schwindelig ist, können Sie die Übung unterbrechen oder zur normalen Atemgeschwindigkeit zurückkehren und anfangen, Ihre Atemzüge zu zählen.

Anleitung

Suche dir einen behaglichen Ort in einem Raum, an dem du mindestens so lange ungestört sitzen kannst, wie deine Stoppuhr läuft. Versuche, alle ablenkenden Geräusche zu unterbinden. Atme dann ein paarmal langsam und lange ein und aus, und entspanne dich. Lege eine Hand auf deinen Bauch. Und nun atme langsam durch die Nase ein und langsam durch den Mund aus. Spüre, wie sich beim Atmen dein Bauch hebt und senkt. Stelle dir vor, daß sich dein Bauch beim Einatmen wie ein Ballon mit Luft füllt, und spü-

re, wie er beim Ausatmen in sich zusammensinkt. Spüre das Einströmen der Atemluft durch deine Nase und ihr Entweichen aus dem Körper durch die Lippen. Spüre, wie sich deine Lunge mit Luft füllt. Achte darauf, wie das Gewicht deines Körpers auf deinem Stuhl oder Sessel lastet. Und achte bei jedem Atemzug darauf, daß sich dein Körper immer entspannter anfühlt.

Fange nun an, während du weiter auf diese Weise atmest, beim Ausatmen jeweils den Atemzug zu zählen. Du kannst entweder still oder hörbar zählen. Zähle jeweils beim Ausatmen, bis du die Zahl »4« erreichst, und fange dann wieder mit »1« an. Atme langsam durch die Nase ein und anschließend langsam durch den Mund aus. Zähle: »1«. Atme erneut langsam durch die Nase ein und langsam durch den Mund aus. Zähle: »2«. Atme wieder langsam durch die Nase ein und durch den Mund aus. Zähle: »3.« Und atme noch ein letztes Mal langsam durch die Nase ein und durch den Mund aus. Zähle: »4.« Dann fängst du mit dem Zählen wieder bei »1« an.

Wenn dein Geist abschweift und du dich dabei erwischst, daß du an etwas anderes denkst, richte deine Aufmerksamkeit bewußt wieder auf das Zählen der Atemzüge. Versuche, dich wegen solcher Ablenkungen nicht zu kritisieren. Atme einfach langsam und ruhig in den Bauch, ein und aus. Und stelle dir vor, daß sich dein Körper wie ein Ballon mit Luft füllt. Spüre, wie er sich bei jedem Einatmen hebt und beim Ausatmen in sich zusammensinkt. Zähle weiter jeden Atemzug beim Ausatmen, und spüre, wie sich dein Körper immer tiefer und tiefer entspannt.

Atme so lange auf diese Weise, bis das Alarmsignal deiner Stoppuhr ertönt, und kehre mit deiner Aufmerksamkeit dann allmählich wieder in den Raum zurück, in dem du dich befindest.

Die Nutzung selbstermutigender Gedanken

Es gibt im Leben viele schwierige Situationen, in denen wir alle ermutigende Worte brauchen, die uns helfen, den Schmerz, den wir empfinden, zu ertragen. Doch da wir in vielen derartigen Situationen allein sind, müssen wir in der Lage sein, uns selbst zu ermutigen, um dem Geschehen standhalten zu können. Oft können selbstermutigende Gedanken diese Aufgabe erfüllen. Dabei handelt es sich um Sätze, die uns daran erinnern, wie stark wir in früheren belastenden Situationen waren, und um Erinnerungen an ermutigende Worte, die Ihnen einmal Kraft gegeben haben. Ermutigende Gedanken sind besonders nützlich, wenn Sie erstmals bemerken, daß Sie sich aufgebracht, nervös, wütend oder aufgeregt fühlen. Vielleicht gibt es in Ihrem Leben sogar schwierige Situationen, die regelmäßig eintreten, so daß Sie voraussehen können, daß in ihnen solche ermutigende Gedanken nützlich sein könnten.

Liste ermutigender Gedanken

Es folgt eine Liste ermutigender Gedanken, die vielen Menschen gute Dienste leisten (McKay, Davis & Fanning 1997). Markieren Sie diejenigen in der Liste, die Ihnen zusagen, mit einem Häkchen (✓), und entwickeln Sie selbst neue.

____ »Diese Situation wird nicht immer so bleiben.«

____ »Ich habe schon viele andere schmerzhafte Erfahrungen gemacht, und ich habe sie alle überlebt.«

____ »Auch das wird vorübergehen.«

____ »Meine augenblicklichen Gefühle sind mir unangenehm, aber ich kann sie akzeptieren.«

____ »Ich kann Angst haben und mich trotzdem mit der Situation auseinandersetzen.«

____ »Ich bin stark genug, um mit dem, was ich im Augenblick erlebe, fertig zu werden.«

____ »Das ist für mich eine Chance, zu lernen, wie ich mit meinen Ängsten fertig werden kann.«

____ »Ich kann das durchstehen, ohne mich davon unterkriegen zu lassen.«

____ »Ich kann mir jetzt soviel Zeit nehmen, wie ich brauche, um loszulassen und mich zu entspannen.«

____ »Ich habe schon andere Situationen dieser Art überstanden, und ich werde auch diese überleben.«

____ »Meine Angst/Furcht/Traurigkeit wird mich nicht umbringen; der momentane Zustand ist nur einfach nicht besonders angenehm.«

____ »Das sind nur meine Gefühle, die irgendwann wieder vergehen werden.«

____ »Es ist in Ordnung, sich manchmal traurig/besorgt/verängstigt zu fühlen.«

____ »Nicht meine Gedanken beherrschen mein Leben, sondern ich.«

____ »Ich kann andere Gedanken produzieren, wenn ich will.«

____ »Ich bin im Moment nicht in Gefahr.«

____ »Na und?«

____ »Diese Situation ist ziemlich belastend, aber sie wird auch nicht ewig dauern.«

____ »Ich bin stark und kann mit dieser Schwierigkeit fertig werden.«

____ Weitere Ideen: ____

____

____

Ermutigende Gedanken helfen Ihnen, schwierige Situationen durchzustehen, indem sie Ihnen Kraft geben und Sie dazu motivieren, diese Erlebnisse auszuhalten. Nachdem Sie nun wissen, was ermutigende Gedanken sind, können Sie diese sofort benutzen. Schreiben Sie die fünf Gedanken der obigen Liste, die Ihnen am besten gefallen, auf eine Karteikarte oder auf ein anderes kleines Blatt Papier, das Sie im Portemonnaie oder in Ihrer Brieftasche bei sich tragen können. Sie können auch Zettel mit einzelnen dieser Sätze an Orten in Ihrer Wohnung anbringen, wo Sie sie täglich sehen, beispielsweise am Kühlschrank oder an einem Spiegel. Je häufiger Sie sie sehen, um so schneller werden sie in Ihre automatischen Denkprozesse integriert.

Notieren Sie auf dem Arbeitsblatt, das Sie auf der nächsten Seite finden, belastende Situationen, in denen Sie Ihre ermutigenden Gedanken nutzen, um sich stärker zu fühlen. Kopieren Sie das Arbeitsblatt, und führen Sie ständig ein Exemplar dieser Kopien bei sich, damit Sie ein Erlebnis sofort notieren können. Vielleicht ist es Ihnen unangenehm oder lästig, ein solches Erlebnis schnell zu notieren, doch wenn Sie so verfahren, wird Ihnen dies helfen, Ihre ermutigenden Gedanken häufiger zu nutzen. Auf dem Beispielarbeitsblatt finden Sie Situationen, in denen Ihnen ermutigende Gedanken nützlich sein können.

BEISPIEL: WIE SIE ERMUTIGENDE GEDANKEN NUTZEN KÖNNEN

Belastende Situation	Neuer ermutigender Gedanke
1. *Mein Chef hat mich angebrüllt.*	*»Dieser Job ist eine Zumutung, aber ich habe ihn nur für kurze Zeit übernommen.«*
2. *Laut Wettervorhersage ist ein ziemlich übler Sturm im Anmarsch, der eine kleinere Überschwemmung verursachen könnte.*	*»Ich kann tief durchatmen und mir klarmachen, daß dieser Sturm bald vorüber sein wird. Ich kann mit der Situation fertig werden.«*
3. *Ich habe es nicht geschafft, vor dem Besuch meiner Freunde den Garten in Schuß zu bringen, und ich hätte Ihnen wirklich gern gezeigt, wie schön er ist.*	*»Das ist zwar für mich eine Enttäuschung, aber ich kann damit fertig werden. Ich werde ihnen meine Pläne für den Garten schildern.«*
4. *Meine Schwester hat mich »egoistisch« genannt, weil ich meine Arbeit nicht früh genug beendet habe, um mit ihr einkaufen gehen zu können.*	*»Sie lebt in einer Welt des Schmerzes; so wird sie mit Enttäuschungen fertig.«*
5. *Der Film hat mich traurig gemacht.*	*»Das sind nur meine Gefühle, die irgendwann wieder verschwinden werden. Ich kann meine Fertigkeiten benutzen, um die Situation durchzustehen.«*
6. *Ich habe auf der Straße Polizeisirenen näher kommen hören, und das hat mich nervös gemacht.*	*»Ich bin im Augenblick nicht in Gefahr. Ich bin in Sicherheit und fühle mich hinter den verschlossenen Türen meines Hauses sicher.«*
7. *Der Verkäufer im Laden hat mir das Wechselgeld falsch herausgegeben, und ich muß noch einmal zu ihm zurück und ihn bitten, mir das restliche Geld zu geben.*	*»Ich kann damit fertig werden. Ich kann sagen, was ich will, und ich kann die Enttäuschung verkraften, wenn ich das Geld nicht bekomme.«*
8. *Meine Tochter wird mich verlassen, um ein College zu besuchen, und ich werde sie sehr vermissen.*	*»Meine Traurigkeit wird mich nicht umbringen; das Gefühl ist einfach im Augenblick ziemlich unangenehm.«*
9. *Ich werde nervös, wenn ich nichts habe, womit ich mich beschäftigen kann.*	*»Ich kann mir jetzt soviel Zeit nehmen, wie ich brauche, um loszulassen und mich zu entspannen.«*
10. *Ich hasse es zu fliegen, aber ich muß meine Großmutter in Tulsa besuchen.*	*»Das ist für mich eine Chance zu lernen, mit meinen Ängsten fertig zu werden. Ich werde dazu meine Atem- und Visualisationstechniken benutzen.«*

Arbeitsblatt: Wie Sie ermutigende Gedanken nutzen können

Belastende Situation	Neuer ermutigender Gedanke
1.	
2.	
3.	
4.	
5.	
6.	
7.	
8.	
9.	
10.	

Radikales Akzeptieren

Das Wort *dialektisch* (in dem Ausdruck *Dialektische Verhaltenstherapie*) bedeutet, zwei Dinge gegeneinander abzuwägen und miteinander zu vergleichen, die sehr unterschiedlich oder sogar gegensätzlich zu sein scheinen. In der Dialektischen Verhaltenstherapie geht es um ein ausgewogenes Verhältnis zwischen Veränderung und Akzeptieren (Linehan 1993a). Sie müssen Verhaltensweisen verändern, die für Sie selbst und andere Menschen mehr Leiden erzeugen, und sich gleichzeitig so akzeptieren, wie Sie sind. Das mag widersprüchlich klingen, aber es ist die zentrale Idee dieser Behandlungsmethode. Die Dialektische Verhaltenstherapie beruht auf Akzeptieren *und* Veränderung, nicht auf Akzeptieren *oder* Veränderung. Der größte Teil dieses Buches befaßt sich mit Fertigkeiten, die Sie entwickeln können, um Ihr Leben zu verändern. Doch im vorliegenden Abschnitt geht es darum, wie Sie Ihr Leben akzeptieren können. Sie werden darin lernen, Ihr Leben *radikal* zu akzeptieren.

Radikales Akzeptieren ist eine der am schwersten zu erlernenden Fertigkeiten in diesem Kapitel, denn es erfordert, daß Sie sich selbst und die Welt auf eine völlig andere Weise als bisher zu sehen lernen. Allerdings ist dies andererseits auch eine der wichtigsten Fertigkeiten, die die Dialektische Verhaltenstherapie vermittelt (Linehan 1993a). (In den Kapiteln 3 bis 5, in denen es um die Achtsamkeit geht, werden Sie sie eingehender erforschen.) *Radikales Akzeptieren* bedeutet, daß Sie etwas völlig akzeptieren, ohne es zu beurteilen. Beispielsweise bedeutet radikales Akzeptieren des gegenwärtigen Augenblicks, daß Sie nicht gegen ihn ankämpfen, nicht wütend auf ihn werden und nicht versuchen, ihn in etwas zu verwandeln, das er einfach nicht ist. Um den gegenwärtigen Augenblick radikal zu akzeptieren, müssen Sie anerkennen, daß er das ist, was er ist, weil ihm eine lange Kette von Ereignissen und von Entscheidungen, die Sie und andere Menschen *in der Vergangenheit* getroffen haben, vorausgegangen ist. Der gegenwärtige Augenblick manifestiert sich nie spontan »einfach so«, also ohne daß Ereignisse, die bereits stattgefunden haben, an seiner Entstehung beteiligt sind. Stellen Sie sich vor, daß jeder Augenblick Ihres Lebens mit jedem anderen wie eine Reihe von Domino-Steinen, die einander umwerfen, verbunden ist.

Allerdings bedeutet radikales Akzeptieren nicht, daß Sie aufgeben und jede üble Situation, in die Sie geraten, akzeptieren sollen. Manche Situationen im Leben sind ungerecht, beispielsweise wenn Sie mißhandelt, mißbraucht oder überfallen werden. Für andere Situationen hingegen sind Sie zumindest teilweise selbst verantwortlich. Es besteht ein mehr oder weniger ausgeglichenes Verhältnis zwischen dem, was Sie selbst geschaffen haben, und dem, was den Aktivitäten anderer Menschen zuzuschreiben ist. Doch viele Menschen, die mit überwältigenden Emotionen kämpfen, haben das Gefühl, das Leben »passiere« ihnen einfach so; ihnen ist also nicht klar, daß auch sie bei der Entstehung einer Situation eine Rolle gespielt haben. Deshalb ist ihre erste Reaktion oft Wut. Eine Frau hat sogar einmal gesagt, Wut sei ihre »Standardemotion« – womit sie meinte, wenn sie sich so gebe, wie sie nun einmal sei, dann sei sie wütend. Durch ihre exzessive Feindseligkeit schadete sie sich selbst – indem sie viel Alkohol trank, sich Schnittverletzungen zufügte und sich ständig selbst beschimpfte. Außerdem verletzte sie durch ihre ständige Wut andere Menschen, die ihr wichtig waren, indem sie sich permanent mit ihnen stritt.

Hingegen ermöglicht Ihnen das radikale Akzeptieren des gegenwärtigen Augenblicks, die Rolle zu erkennen, die Sie selbst bei der Schaffung der aktuellen Situation gespielt haben. Außerdem versetzt diese neue Grundhaltung Sie in die Lage, auf jene Situation auf eine für Sie selbst und andere Menschen weniger schmerzhafte Weise zu reagieren. In mancherlei Hinsicht gleicht das radikale Akzeptieren dem Gebet um Gelassenheit, in dem es heißt: »Gib mir die Gelassenheit, Dinge hinzunehmen, die ich nicht ändern kann, den Mut, Dinge zu ändern, die ich ändern kann, und die Weisheit, das eine vom anderen zu unterscheiden.« In der folgenden Übung werden Sie einige Fragen finden, die Sie sich stellen können, wenn Sie das radikale Akzeptieren nutzen wollen. Doch zunächst werden wir uns ein Beispiel dafür anschauen, wie radikales Akzeptieren einem Menschen in einer belastenden Situation helfen kann.

Beispiel: Nutzung des radikalen Akzeptierens

Christine und ihr Freund John hatten eine schwierige Beziehung. John verbrachte einen großen Teil seiner freien Zeit in Bars, wo er sich mit seinen Freunden traf und trank. Deshalb wurde Christine oft wütend, drohte ihm an, ihn zu verlassen, und tat dann etwas Destruktives, um ihm »eins auszuwischen«. So ging es fünf Jahre lang. Als Christine eines Abends wütend von der Arbeit zurückkam und John nicht zu Hause war, sie also nicht mit ihm reden konnte, verlor sie hinsichtlich ihrer Beziehung jede Hoffnung. Deshalb rief sie John in der Bar an und erklärte, sie werde sich umbringen, weil sie sein Verhalten einfach nicht mehr ertragen könne. John raste sofort nach Hause und fand Christine, als sie gerade dabei war, eine Handvoll Pillen zu schlucken. Er zwang sie, die Pillen wieder auszuspucken, und nahm ihr das Versprechen ab, so etwas nie mehr zu tun. Nachdem sie dies versprochen hatte, brach John wieder auf und nahm Christines Autoschlüssel mit, um zu verhindern, daß sie wegfuhr. Daraufhin wurde Christine noch wütender, rief die Polizei an und erklärte, jemand habe ihr die Autoschlüssel gestohlen. Anschließend ging sie zu Fuß zu der Bar, fand Johns Auto und zertrümmerte dessen Windschutzscheibe mit einem Ziegel. Wahrscheinlich hätte sie auch die übrigen Fenster zerstört, doch die Polizei hielt sie davon ab und nahm sie fest. Natürlich gaben Christine und John in der geschilderten Situation dem radikalen Akzeptieren nicht die geringste Chance. Beide waren wütend aufeinander, und durch das Ausagieren ihrer Wut schädigten sie schließlich beide sowohl sich selbst als auch ihren Partner.

Wie hätte diese Situation anders verlaufen können, wenn die Beteiligten das radikale Akzeptieren genutzt hätten? Betrachten wir die Situation aus Christines Sicht: Statt mit Selbstmord zu drohen, hätte sie eine der Fertigkeiten zur Verbesserung der Streßtoleranz nutzen können, die im vorigen Kapitel beschrieben wurden. Sie werden sich erinnern, daß Sie beim Umgang mit belastenden Situationen Ablenkung, Entspannung und Ermutigung nutzen sollten. Christine hätte in ein Kissen brüllen und anschließend einen Spaziergang machen oder eine ihrer Freundinnen anrufen und ein wenig mit ihr reden können. Nachdem sie dann wieder ein wenig ruhiger geworden wäre, hätte sie sich folgende Fragen stellen und ihre Situation mit Hilfe radikalen Akzeptierens untersuchen können.

- *Durch welche Ereignisse war Christines Situation entstanden?* Sie und John hatten sich schon seit Jahren auf diese Weise verhalten und miteinander gestritten. Was an jenem Abend geschah, war nicht völlig neu. Aber sie war wütend von der Arbeit nach Hause gekommen und noch wütender geworden, weil John nicht zu Hause gewesen war.
- *Welche Rolle hatte Christine bei der Entstehung dieser Situation gespielt?* Statt zu versuchen, mit ihrer Wut und Frustration auf eine Weise fertig zu werden, die für sie ungefährlich und gesund war, hatte sie Ihre Emotionen an sich selbst und an John ausgelassen. Außerdem hätte sie in der Vergangenheit viele Gründe und Gelegenheiten gehabt, diese Beziehung zu beenden, wenn sie dies gewollt hätte; sie hatte es aber vorgezogen, die destruktive Situation aufrechtzuerhalten.
- *Welche Rolle hatte John bei der Entstehung der Situation gespielt?* Die Beziehung wurde bereits seit fünf Jahren durch Johns Alkoholsucht beeinträchtigt. Außerdem hatte er sich an diesem Abend nicht die Zeit genommen, um mit Christine über ihren Suizidversuch zu reden, sondern es vorgezogen, wieder in die Bar zurückzukehren, woraufhin Christine noch wütender geworden war.
- *Worauf hat Christine in dieser Situation Einfluß?* Sie kann, wenn sie will, die Beziehung beenden, oder sich überlegen, wie sie mit der belastenden Situation anders fertig werden könnte.
- *Worauf hat Christine in dieser Situation keinen Einfluß?* Letztlich muß John sich selbst Hilfe suchen, um seine Alkoholsucht zu überwinden. Christine kann ihn nicht dazu bringen. Sie hat auch keinen Einfluß darauf, wie John sich in dieser Situation ihr gegenüber verhält.
- *Wie hat Christine auf diese Situation reagiert?* Sie versuchte, sich umzubringen, und später zertrümmerte sie die Windschutzscheibe von Johns Auto.
- *Wie wirkte sich ihre Reaktion auf ihre eigenen Gedanken und Gefühle aus?* Infolge Ihrer Handlungen fühlte sie sich noch unwohler in ihrer eigenen Haut und in ihrer Beziehung. Sie grübelte permanent darüber, warum sie diese schädigend wirkende Beziehung immer noch aufrechterhielt.
- *Wie wirkte sich ihre Reaktion auf die Gedanken und Gefühle anderer Menschen aus?* Christine und John wurden festgenommen, woraufhin sie sich in ihrer eigenen Haut und hinsichtlich ihrer gemeinsamen Beziehung noch schlechter fühlten als vorher.
- *Wie hätte Christine ihre Reaktion auf diese Situation so verändern können, daß sie selbst und auch John weniger gelitten hätten?* Sie hätte andere Fertigkeiten zur Verbesserung

der Streßtoleranz nutzen können, um mit ihrem Schmerz und ihrer Wut adäquater umzugehen. Außerdem hätte sie die Situation mit Hilfe radikalen Akzeptierens neu bewerten und sich aufgrund dessen für eine andere Reaktionsweise entscheiden können. Vielleicht hätte sie sich auch dafür entscheiden können, John an jenem Abend zu verlassen, zumindest zeitweilig – was für beide weniger schmerzhaft gewesen wäre.

- *Wie hätte sich die Situation entwickeln können, wenn Christine sich zum radikalen Akzeptieren entschlossen hätte?* Wenn Sie an jenem Abend irgendwelche Fertigkeiten zur Verbesserung der Streßtoleranz genutzt hätte, wäre sie vielleicht in der Lage gewesen, bis zum nächsten Morgen zu warten, um mit John über ihre Wut nach der Arbeit zu reden sowie auch darüber, wie sehr es sie irritiert hatte, daß er schon wieder betrunken gewesen war. Vielleicht hätte sie auch die Beziehung beenden und so Raum für eine neue, gesündere schaffen können; oder sie hätte sich einfach den sich ständig wiederholenden Schmerz einer destruktiven Beziehung ersparen können.

Übung: Radikales Akzeptieren

Beantworten Sie nun die obigen Fragen selbst. Denken Sie an eine belastende Situation, die Sie vor kurzem erlebt haben. Die Fragen anschließend zu beantworten wird Ihnen helfen, die Situation auf neuartige, radikale Weise zu akzeptieren.

- Was ist in dieser belastenden Situation geschehen? ______________________

____

____

- Durch welche früheren Ereignisse ist die Situation entstanden? ______________

____

____

- Was haben Sie selbst zur Entstehung der Situation beigetragen? ______________

____

____

- Welche Rollen haben andere Menschen bei der Entstehung der Situation gespielt?

____

____

____

- Was *können* Sie in dieser Situation beeinflussen? ______________________________

____

____

- Was können Sie in dieser Situation *nicht* beeinflussen? ______________________

____

____

- Wie haben Sie auf die Situation reagiert? ______________________________________

____

____

- Welchen Einfluß hat Ihre Reaktion auf Ihre eigenen Gedanken und Gefühle gehabt?

____

____

- Wie hat Ihre Reaktion die Gedanken und Gefühle anderer Menschen beeinflußt?

____

____

- Wie hätten Sie Ihre Reaktion auf diese Situation so verändern können, daß Sie selbst und andere Menschen weniger unter der Situation gelitten hätten? ______________

____

____

- Welche andere Entwicklung hätte die Situation nehmen können, wenn Sie beschlossen hätten, die Situation radikal zu akzeptieren? ______________________________

____

____

Es ist sehr wichtig zu bedenken, daß radikales Akzeptieren auch beinhaltet, daß man sich selbst akzeptiert. Es ist notwendig, sich so anzunehmen, wie man ist, statt sich zu verurteilen oder zu kritisieren. Anders ausgedrückt bedeutet sich selbst radikal zu akzeptieren, daß man sich so liebt, wie man ist, mit allen Qualitäten und Mängeln. Das Gute in Ihnen selbst zu finden, kann schwierig sein, insbesondere wenn Sie mit überwältigenden Emotionen kämpfen. Viele Menschen, die dieses Problem haben, halten sich für unzulänglich, schlecht oder nicht liebenswert. Die Folge ist, daß sie ihre Qualitäten übersehen und sich dadurch noch mehr Schmerz zufügen. Deshalb ist es so wichtig, auch sich selbst radikal zu akzeptieren.

Selbststärkende Aussagen

Wenn Menschen an der Entwicklung eines positiveren Selbstbildes zu arbeiten beginnen, empfinden sie es oft als nützlich, selbststärkende Aussagen zu nutzen. Sinn und Zweck solcher Aussagen ist, sie an Ihre Qualitäten zu erinnern und ihnen dadurch in belastenden Situationen zu Kraft und Resilienz zu verhelfen. Selbststärkende Aussagen erinnern sie daran, daß unter ihren manchmal überwältigenden Emotionen ein liebevoller Mensch verborgen ist, der mit belastenden Situationen auf eine für ihn selbst und andere zuträglichere Weise fertig werden kann.

Beispiele für selbststärkende Aussagen

Es folgen einige Beispiele für selbststärkende Aussagen. Markieren Sie diejenigen, die Sie nutzen wollen, mit einem Häkchen (✓), und denken Sie sich selbst entsprechende Aussagen aus.

____ »Obwohl ich einige Mängel habe, bin ich ein guter Mensch.«
____ »Ich habe mich selbst und andere Menschen gern.«
____ »Ich akzeptiere mich so, wie ich bin.«
____ »Ich liebe mich.«
____ »Ich bin ein guter Mensch, kein Versager.«
____ »Ich akzeptiere sowohl meine guten als auch meine schlechten Eigenschaften.«
____ »Heute übernehme ich die Verantwortung für alles, was ich tue und sage.«
____ »Ich werde jeden Tag ein besserer Mensch.«
____ »Ich bin ein sensibler Mensch, der die Welt anders erlebt.«
____ »Ich bin ein sensibler Mensch mit vielfältigen Emotionen.«
____ »Ich tue jeden Tag mein Bestes.«
____ »Auch wenn ich es manchmal vergesse, bin ich trotzdem ein guter Mensch.«
____ »Obwohl ich in der Vergangenheit üble Dinge erlebt habe, bin ich ein guter Mensch.«
____ »Obwohl ich in der Vergangenheit Fehler gemacht habe, bin ich ein guter Mensch.«
____ »Daß ich hier bin, hat einen Grund.«
____ »Mein Leben hat einen Sinn, auch wenn ich ihn nicht immer sehe.«
____ »Ich akzeptiere mich radikal.«
____ Weitere Ideen: ____

____

____

Einige schreiben ihre selbststärkenden Aussagen auf Karteikarten und hängen sie an verschiedenen Stellen in ihrem Haus oder ihrer Wohnung auf. Eine Frau schrieb die für sie wichtigste Aussage mit abwischbarer Tinte auf den Badezimmerspiegel, um den Spruch am Morgen gleich zu sehen. Ein Mann schrieb seine Affirmation auf einen Post-it-Zettel, den er an seinen Computer klebte, so daß er ihn während der Arbeit ständig sehen konnte. Benutzen Sie Ihren Leitsatz so, wie es für Sie persönlich am besten ist. Achten Sie darauf, daß Sie im Laufe des Tages immer wieder an den gewählten Satz erinnert werden. Je häufiger Sie ihn sehen, um so stärker wirkt er sich auf Ihre Gedanken über sich selbst aus.

Entwickeln neuer Bewältigungsstrategien

Nachdem Sie nun zahlreiche Fertigkeiten zur Verbesserung der Streßtoleranz kennengelernt haben, können Sie beginnen, neue Bewältigungsstrategien zu entwickeln, die Ihren ganz persönlichen Bedürfnissen entsprechen. Am leichtesten ist dies, wenn Sie einige der belastenden Situationen untersuchen, die Sie in der Vergangenheit erlebt haben, und herausfinden, wie Sie mit diesen Situationen fertig geworden sind. Oft erleben Menschen mit überwältigenden Emotionen immer wieder die gleichen schwierigen Situationen. Diese sind also gewissermaßen voraussehbar. In der nun folgenden Übung sollen Sie herausfinden, was jene früheren Situationen beinhalten, wie Sie mit ihnen fertig geworden sind und welche schädlichen Folgen sie hatten. Anschließend geht es darum, welche neuen Bewältigungsstrategien Sie in Zukunft in ähnlichen Situationen nutzen können und welche positiveren Folgen die Nutzung dieser neuen Strategien haben könnte.

Wie Sie sehen werden, haben wir zwei unterschiedliche Arbeitsblätter »Neue Bewältigungsstrategien« entwickelt. Der Grund ist, daß Sie unterschiedliche Bewältigungsstrategien benötigen, je nachdem, ob es um Sie allein geht oder um eine Situation, an der außer Ihnen noch ein anderer Mensch beteiligt ist. Wenn Sie allein sind und von Ihren Gefühlen überwältigt werden, ist es möglicherweise am wirksamsten, zur Beruhigung signalgesteuerte Entspannungstechniken oder Atemachtsamkeitstechniken zu benutzen. Hingegen ist die Nutzung solcher Techniken in Situationen, in denen Sie sich mit jemand anderem befinden, manchmal nicht möglich, und Sie müssen andere Fertigkeiten entwickeln, um sich auf solche Situationen vorzubereiten.

Es folgt ein Beispiel für die Vorbereitung auf beide Arten von Situationen. Carl hatte eine belastende Situation identifiziert, die eintrat, wenn er mit jemand anderem zusammen war. Er schrieb: »Wenn ich mit meinem Bruder zusammen bin, korrigiert er ständig alles, was ich tue.« Diese Situation ist für eine derartige Untersuchung gut geeignet, weil voraussehbar ist, daß Carl beim nächsten Zusammentreffen mit seinem Bruder etwas ähnlich Belastendes erleben wird. Als nächstes beschrieb Carl, wie er solche problematischen Situationen mit seinem Bruder gewöhnlich mit Hilfe seiner gewohnten Strategien zu bewältigen versuchte. Er schrieb: »Wir streiten uns. Ich esse zuviel. Ich kratze mich.

Ich denke an die vielen früheren Situationen, in denen er mich beleidigt hat.« Dann notierte Carl die unzuträglichen Folgen seiner Handlungen: »Wir werden beide wütend. Ich nehme zu. Und ich habe überall auf dem Gesicht und auf meinen Armen Kratzer. Ich fühle mich tagelang schrecklich, weil ich ständig über die Vergangenheit nachdenke.« Offensichtlich hatte keine von Carls Strategien langfristig positive Auswirkungen. Als nächstes benannte er neue Fertigkeiten zur Verbesserung der Streßtoleranz, die er bei der nächsten derartigen Auseinandersetzung mit seinem Bruder benutzen könnte. Er vermerkte in der Rubrik »Neue Bewältigungsstrategien« die für diese Art von Situationen am besten geeigneten Fertigkeiten dieser Art. Er wählte sie unter den in den letzten beiden Kapiteln beschriebenen Fertigkeiten aus, die ihm als nützlich erschienen waren. Er schrieb: »Eine Auszeit nehmen. Meinen neuen bestärkenden Gedanken ›Ich bin stark und kann mit ihm fertig werden‹ benutzen. Mich und die Situation auf neuartige Weise radikal akzeptieren.« Dann sagte er voraus, welche zuträglicheren Auswirkungen diese neuen Strategien haben könnten: »Wir werden uns nicht mehr so oft streiten. Ich werde nicht mehr so viel essen. Ich werde mich stärker fühlen. Vielleicht kann ich in Zukunft besser mit der Situation fertig werden.« Offensichtlich waren die Konsequenzen, die sich aus der Anwendung der neu erlernten Fertigkeiten zur Bewältigung belastender Situationen ergaben, für Carl eindeutig gesünder.

Doch zur Bewältigung schwieriger Situationen, in denen er sich alleine befand, würde Carl wahrscheinlich andere Strategien wählen. Deshalb füllte er außerdem das Arbeitsblatt für die Bewältigung belastender Situationen, in die er allein hineingeriete, aus. Er wählte die Situation: »Manchmal habe ich Angst, wenn ich allein bin.« Auch diese Situation eignet sich gut für eine solche Untersuchung, weil abzusehen ist, daß Carl das überwältigende Gefühl der Angst auch empfinden wird, wenn er das nächste Mal allein ist. Bisher hatte er in solchen Fällen folgende Bewältigungsstrategien benutzt: »Ich rauche Pot. Ich gehe in eine Bar, um zu trinken. Ich füge mir Schnittverletzungen zu. Ich gebe Geld aus, indem ich meine Kreditkarte belaste.« Und die schädlichen Konsequenzen dieser Handlungen waren: »Mir ist nach dem vielen Potrauchen und Trinken schlecht. Ich bekomme in der Bar Streit und prügele mich. Ich blute. Ich gebe zuviel Geld für Dinge aus, die ich nicht brauche.« Zur Vorbereitung auf zukünftige Situationen dieser Art wählte Carl als nächstes neue Bewältigungsstrategien aus: »Bewußt atmen. Mich auf meine Verbindung zum Universum besinnen. Einen sicheren Ort visualisieren. Mir in Erinnerung rufen, was ich wertschätze.« Schließlich sagte er voraus, daß diese neuen Verhaltensweisen folgende potentiell positive Konsequenzen haben würden: »Ich werde nicht mehr so große Angst empfinden. Ich werde mich nicht mehr selbst verletzen. Ich werde mehr Geld haben. Ich werde mich entspannter fühlen.« Auch in diesem Beispielfall ist leicht zu erkennen, daß Carls neue Streßbewältigungsfertigkeiten für ihn wesentlich gesünder sind als die Strategien, die er vorher benutzt hatte. Von den gleichen Resultaten können auch Sie profitieren, wenn Sie sich die Zeit nehmen, sich auf voraussagbare Situationen in Ihrem zukünftigen Leben vorzubereiten.

Arbeitsblatt: Entwickeln Sie neue Bewältigungsstrategien für belastende Situationen, in denen Sie *mit jemand anderem* zusammen sind.

Belastende Situation	**Alte Bewältigungsstrategien**	**Schädliche Konsequenzen**	**Neue Bewältigungsstrategien**	**Potentiell positive Konsequenzen**
Beispiel: *Wenn ich mit meinem Bruder zusammen bin, mäkelt er ständig an allem herum, was ich tue.*	*Wir streiten uns. Ich esse zuviel. Ich kratze mich. Ich denke an die vielen Situationen, in denen er mich in der Vergangenheit beleidigt hat.*	*Wir werden beide wütend. Ich nehme zu. Und ich habe überall im Gesicht und auf meinen Armen Kratzer. Ich fühle mich tagelang schrecklich, weil ich ständig über die Vergangenheit nachdenke.*	*Eine Auszeit nehmen. Meinen neuen bestärkenden Gedanken »Ich bin stark und kann mit ihm fertig werden« benutzen. Mich und die Situation auf neuartige Weise radikal akzeptieren.*	*Wir werden uns nicht mehr so oft streiten. Ich werde nicht mehr so viel essen. Ich werde mich stärker fühlen. Vielleicht kann ich in Zukunft mit der Situation besser fertig werden.*
1.				
2.				
3.				
4.				

Arbeitsblatt: Entwickeln Sie neue Bewältigungsstrategien für belastende Situationen, in denen Sie allein sind.

Belastende Situation	Alte Bewältigungsstrategien	Schädliche Konsequenzen	Neue Bewältigungsstrategien	Potentiell positive Konsequenzen
Beispiel: *Manchmal habe ich Angst, wenn ich allein bin.*	*Ich rauche Gras. Ich gehe in eine Bar, um zu trinken. Ich füge mir Schnittverletzungen zu. Ich belaste meine Kreditkarte und gebe so Geld aus.*	*Mir ist nach dem vielen Grasrauchen und Trinken schlecht. Ich bekomme in der Bar Streit und prügele mich. Ich blute. Ich gebe zuviel Geld für Dinge aus, die ich nicht brauche.*	*Bewußt atmen. Mich auf meine Verbindung zum Universum besinnen. Einen sicheren Ort visualisieren. Mir in Erinnerung rufen, was ich wertschätze.*	*Ich werde nicht mehr so große Angst empfinden. Ich werde mich nicht selbst verletzen. Ich werde mehr Geld haben. Ich werde mich entspannter fühlen.*
1.				
2.				
3.				
4.				

Wählen Sie für jedes der beiden Arbeitsblätter vier Situationen, die Sie erlebt haben, aus, und untersuchen Sie, wie Sie mit ihnen fertig geworden sind. Stellen Sie fest, welche schädlichen Bewältigungsstrategien Sie benutzt haben und welche Konsequenzen dies für Sie selbst und andere Beteiligte hatte. Notieren Sie anschließend, welche der neu erlernten Fertigkeiten für den Umgang mit Belastungen Sie hätten benutzen können, um mit diesen Situationen auf positivere Weise umzugehen. Schauen Sie die Kapitel 1 und 2 noch einmal durch, und wählen Sie aus den dort beschriebenen Bewältigungsstrategien diejenigen, die Sie für nützlich halten. Tragen Sie diese in den beiden Arbeitsblättern jeweils als Optionen in die Spalte für »Neue Bewältigungsstrategien« ein. Dabei ist es sehr wichtig, daß Sie sich sehr konkret ausdrücken. Wenn Sie schreiben: »Einen neuen bestärkenden Gedanken benutzen«, dann vermerken Sie, welchen Gedanken Sie konkret benutzen wollen. Und wenn Sie schreiben »Eine Auszeit nehmen«, dann notieren Sie, was Sie in dieser Zeit zu tun beabsichtigen. Formulieren Sie möglichst präzise, damit Sie das Notierte später nicht vergessen. Schreiben Sie schließlich auch auf, mit welchen gesünderen Konsequenzen Sie infolge der Anwendung der neuen Fertigkeiten rechnen.

Schauen Sie sich die Beispielfälle genau an, und fotokopieren Sie die Arbeitsblätter, wenn Sie mehr Platz brauchen.

Entwickeln Sie einen Plan für die Bewältigung von Notfällen

Wie wir hoffen, haben Sie die in den Kapiteln 1 und 2 beschriebenen Fertigkeiten zur Verbesserung der Streßtoleranz mittlerweile geübt und sind sich nun darüber im klaren, welche davon Ihnen am besten liegen und am meisten bringen. Vielleicht hat die Benutzung des Arbeitsblatts für die Entwicklung neuer Bewältigungsstrategien im letzten Abschnitt dieses Kapitels Ihnen auch geholfen, eine Prognose darüber zu entwickeln, welche der neu erlernten Fertigkeiten Ihnen die besten Dienste leisten werden. Damit sind Sie nun auf den nächsten Schritt vorbereitet, der Ihnen helfen wird, einen maßgeschneiderten Plan für den Umgang mit einigen belastenden Situationen zu entwickeln, die in Ihrem Leben häufig vorkommen, sowohl beim Umgang mit anderen Menschen als auch in Situationen, in denen Sie allein sind.

Für Situationen, in denen Sie mit anderen Menschen zusammen sind, führen Sie vier Bewältigungsstrategien an, die Sie als für Sie persönlich besonders geeignet ansehen. Auch hier sollten Sie so präzise wie möglich sein und so viele Details wie möglich über die betreffende Strategie anführen. Beginnen Sie mit der für Sie wirksamsten Strategie, lassen Sie die zweitbeste folgen, und so weiter. Sie sollen die erste Strategie ausprobieren und feststellen, ob Sie Ihnen tatsächlich hilft, mit der belastenden Situation fertig zu werden; ist das nicht der Fall, probieren Sie die nächste, und so weiter. Wählen Sie auch diesmal Strategien unter den in den Kapiteln 1 und 2 markierten aus, weiterhin solche aus Ihrem »Arbeitsblatt zur Entwicklung neuer Bewältigungsstrategien« im vorigen Abschnitt, und nutzen Sie außerdem alle Erfahrungen, die Sie in der Anwendung von Fertigkeiten zur Verbesserung der Streßtoleranz bisher gesammelt haben.

Mein Notfallplan für die Bewältigung schwieriger Situationen

Wenn ich aufgebracht bin und mit anderen Menschen zurechtkommen muß, werde ich

Erstens ______________________________

____

Zweitens ______________________________

____

Danach werde ich ______________________________

____

Und schließlich werde ich ______________________________

____

Mein Notfallplan für die Bewältigung schwieriger Situationen

Wenn ich aufgebracht und alleine bin werde ich

Erstens ______________________________

____

Zweitens ______________________________

____

Danach werde ich ______________________________

____

Und schließlich werde ich ______________________________

____

Wenn Sie die beiden Pläne entwickelt haben, kopieren Sie sie auf jeweils eine Karteikarte und bewahren diese Karten in Ihrer Brieftasche auf. So können Sie sich an die ausgewählten Fertigkeiten zur Verbesserung Ihrer Streßtoleranz jederzeit erinnern und müssen nicht mehr auf Ihre alten ineffektiven Strategien zurückgreifen. Außerdem brauchen Sie nicht mehr darüber zu grübeln, was Sie tun sollen, wenn Sie sich das nächste Mal wütend, verletzt oder aufgebracht fühlen. Sie können einfach die Karte aus der Tasche holen und sich an Ihrem selbstentwickelten Notfallplan orientieren.

Zum Abschluß

Üben Sie Ihre neu erlernten Fertigkeiten zur Verbesserung der Streßtoleranz so oft wie möglich, und lassen Sie sich nicht frustrieren, wenn Ihnen dies beim ersten Versuch nicht völlig gelingt. Neue Dinge zu erlernen ist anstrengend, und oft fühlt man sich dabei schrecklich. Doch jeder kann diese Fertigkeiten erlernen, und sie haben schon Tausenden geholfen, die genauso sind wie Sie. Viel Glück!

3 Achtsamkeit – grundlegende Fertigkeiten

Eine praxisorientierte Definition von Achtsamkeit könnte lauten: das Gewahrsein, das entsteht, wenn man die Aufmerksamkeit absichtlich auf den gegenwärtigen Augenblick richtet und nicht urteilend Augenblick für Augenblick der Entfaltung des Erlebens folgt.

— Jon Kabat-Zinn (2003)

Was beinhalten Fertigkeiten zur Stärkung der Achtsamkeit?

Achtsamkeit, auch Meditation genannt, wird in vielen Weltreligionen seit Tausenden von Jahren gelehrt – im Christentum (Merton 1960), Judentum (Pinson 2004), Buddhismus (Rahula 1974) wie auch im Islam (Inayat Khan 2000). Anfang der 1980er Jahre begann Jon Kabat-Zinn, Krankenhauspatienten zu helfen, durch Achtsamkeitstraining ohne religiösen Bezug mit ihren chronischen Schmerzproblemen fertig zu werden (Kabat-Zinn 1982; Kabat-Zinn, Lipworth & Burney 1985; Kabat-Zinn, Lipworth, Burney & Sellers 1987). In neuerer Zeit wurden ähnliche achtsamkeitsbasierte Techniken auch in andere Formen von Psychotherapie integriert (Segal, Williams & Teasdale 2002), darunter auch die Dialektische Verhaltenstherapie (Linehan 1993a). Studien haben ergeben, daß die Entwicklung der Achtsamkeit die Wahrscheinlichkeit des erneuten Ausbruchs von Major Depression (Teasdale *et al.* 2000), Angstsymptomen (Kabat-Zinn *et al.* 1992), chronischen Schmerzen (Kabat-Zinn *et al.* 1985; Kabat-Zinn *et al.* 1987) und die Tendenz zu Freßanfällen verringern kann (Kristeller & Hallett 1999). Darüber hinaus verbessert sie die Fähigkeit, belastende Situationen zu ertragen, die Entspannungsfähigkeit und die Fähigkeit, mit schwierigen Situationen fertig zu werden (Baer 2003). Aufgrund solcher Erkenntnisse gilt Achtsamkeit als eine der wichtigsten *zentralen Fertigkeiten (core skills)* der Dialektischen Verhaltenstherapie (Linehan 1993a).

Aber was genau ist Achtsamkeit? Eine entsprechende Definition von Jon Kabat-Zinn steht am Anfang dieses Kapitels. Bezogen auf die Zielsetzung dieses Buches können wir sagen: *Achtsamkeit ist die Fähigkeit, sich der eigenen Gedanken, Emotionen, körperlichen Empfindungen und Handlungen – im gegenwärtigen Augenblick – bewußt zu sein, ohne daß man sich selbst oder das, was man erlebt, kritisiert.*

Haben Sie schon einmal Formulierungen wie »im Augenblick sein« oder »im Hier und Jetzt sein« gehört? Beides sind nichts anderes als verschiedene Ausdrucksformen des Satzes: »Verfolge aufmerksam, was du erlebst.« Allerdings ist das nicht immer einfach. Wir können in jedem Moment viele verschiedene Dinge denken, fühlen, spüren und tun. Machen Sie sich einmal klar, was Sie in diesem Augenblick erleben. Wahrscheinlich sitzen Sie beim Lesen dieses Textes irgendwo. Gleichzeitig atmen Sie, hören die Geräusche in Ihrer Umgebung, spüren, wie sich das Buch, das Sie in Händen halten, anfühlt, spüren das Gewicht Ihres Körpers, das auf dem Stuhl lastet, und vielleicht denken Sie außerdem auch noch an etwas anderes. Weiterhin könnten Sie sich des emotionalen und körperlichen Zustandes bewußt sein, der für Sie mit dem Gefühl des Glücks, der Traurigkeit, der Müdigkeit oder der freudigen Erregung verbunden ist. Vielleicht registrieren Sie sogar körperliche Empfindungen, beispielsweise Ihren Herzschlag oder die Hebung und Senkung Ihrer Brust beim Atmen. Vielleicht tun Sie auch etwas, das Ihnen absolut nicht bewußt ist, indem Sie etwa ständig ein Bein bewegen, summen oder Ihren Kopf mit einer Hand abstützen. Das sind schon eine ganze Menge Dinge, die Ihnen bewußt sein können. Im Augenblick tun Sie nichts weiter, als ein Buch zu lesen. Stellen Sie sich einmal vor, was geschehen könnte, wenn Sie in Ihrem Leben andere Dinge tun würden, beispielsweise mit einem anderen Menschen reden oder mit Ihren Arbeitskollegen interagieren. Niemand schafft es, ständig hundertprozentig achtsam zu sein. Aber je besser Sie Ihre Achtsamkeit trainieren, um so mehr Einfluß können Sie auf Ihr Leben nehmen.

Denken Sie aber daran, daß die Zeit nie still steht und daß jede Sekunde Ihres Lebens anders ist als alle anderen. Deshalb ist es wichtig, daß Sie lernen, »jeden gegenwärtigen Augenblick« bewußt zu erleben. Beispielsweise ist dann, wenn Sie diesen Satz zu Ende gelesen haben, der Augenblick, in dem Sie mit dem Lesen begonnen haben, vorüber, und Ihr gegenwärtiger Augenblick ist dann ein anderer. Und nicht nur das, auch *Sie* sind anders. Die Zellen in Ihrem Körper sterben ständig und werden ersetzt; Sie sind also tatsächlich auch körperlich anders geworden. Ebenso wichtig ist, daß Ihre Gedanken, Gefühle, Empfindungen und Handlungen niemals in jeder Situation genau gleich sind; auch sie sind also immer wieder anders. Aus diesen Gründen ist es wichtig, daß Sie lernen, achtsam zu verfolgen, wie sich Ihr Erleben in jedem einzelnen Augenblick verändert.

Und um sich des eigenen Erlebens im gegenwärtigen Augenblick völlig bewußt zu sein, ist es schließlich notwendig, daß Sie dabei nicht sich selbst, Ihre Situation und andere Menschen kritisieren. In der Dialektischen Verhaltenstherapie wird dies radikales Akzeptieren genannt (Linehan 1993a). Wie bereits in Kapitel 2 beschrieben wurde, beinhaltet dies, daß man etwas toleriert, ohne es zu verurteilen oder zu versuchen, es zu verändern. Das ist deshalb wichtig, weil Sie, wenn Sie sich selbst, Ihr Erleben oder einen anderen Menschen im gegenwärtigen Augenblick be- oder verurteilen, Ihre Aufmerksamkeit nicht völlig auf das Geschehen im betreffenden Augenblick gerichtet halten können. Beispielsweise verbringen Menschen oft viel Zeit damit, über frühere oder zukünftige Fehler zu grübeln. Während Sie dies tun, ist ihre Aufmerksamkeit nicht auf das Erleben im *Jetzt* konzentriert; ihre Gedanken sind anderswo. Sie leben deshalb in einer Schmerzen verursachenden Vergangenheit oder Zukunft und empfinden das Leben als sehr schwierig.

Wir können also zusammenfassen, daß Achtsamkeit die Fähigkeit ist, im gegenwärtigen Augenblick der eigenen Gedanken, Emotionen, Körperempfindungen und Handlungen bewußt zu sein, ohne dabei sich selbst oder das eigene Erleben zu kritisieren.

Eine Übung in Unachtsamkeit

Achtsamkeit erfordert natürlich Übung. Die meisten Menschen lassen sich ablenken, »klinken sich aus«, »treten weg« oder verbringen den größten Teil ihres Alltags im Zustand der Unachtsamkeit oder »haben den Tempomat eingestellt«. Das hat zur Folge, daß sie die Orientierung verlieren, Angst entwickeln und frustriert sind, wenn eine Situation nicht genau ihren Erwartungen entsprechend abläuft. Die folgenden Beispiele sind typisch dafür, wie wir alle gelegentlich den Zustand der Unachtsamkeit erleben. Markieren Sie die Beschreibungen, die auf Sie persönlich zutreffen, mit einem Häkchen (✓):

____ Wenn Sie in einem Auto irgendwo hinfahren, erinnern Sie sich später nicht mehr, welchen Weg Sie gefahren sind.

____ Während eines Gesprächs merken Sie plötzlich, daß Sie keinen Schimmer haben, worüber Ihr Gesprächspartner gerade redet.

____ Während eines Gesprächs denken Sie schon darüber nach, was Sie als nächstes sagen werden, bevor Ihr Gesprächspartner seine Äußerung beendet hat.

____ Beim Lesen merken Sie plötzlich, daß Sie an etwas anderes gedacht haben, und Ihnen ist völlig entfallen, was Sie gerade gelesen haben.

____ Sie betreten einen Raum und merken, daß Sie vergessen haben, warum Sie ihn betreten wollten.

____ Sie haben etwas irgendwo abgelegt und können sich nicht mehr daran erinnern wohin.

____ Sie stehen unter der Dusche, planen schon, was Sie danach tun wollen, und merken plötzlich, daß Sie sich nicht erinnern, ob Sie Ihr Haar oder einen anderen Bereich Ihres Körpers schon gewaschen haben.

____ Während des Sex denken Sie an andere Dinge oder andere Menschen.

Alle diese Beispiele sind relativ harmlos. Doch auf das Leben von Menschen mit überwältigend starken Emotionen kann sich Unachtsamkeit verheerend auswirken. Dazu ein Beispiel aus dem Leben von Lee. Er glaubte, er würde von allen Arbeitskollegen gehaßt. Eines Tages saß er in der Cafeteria, und eine neue Kollegin, die ihn als attraktiv empfand, kam auf ihn zu und fragte ihn, ob sie sich zu ihm setzen könne. Die Frau bemühte sich, freundlich zu sein und ein Gespräch anzuknüpfen, doch Lee war stärker mit dem Gespräch in seinem Kopf beschäftigt als mit dem, in das die Frau ihn einzubeziehen versuchte.

Er dachte: »Wahrscheinlich ist sie genauso arrogant wie alle anderen auch. Warum sollte sich jemand wie sie für mich interessieren? Warum würde sie ausgerechnet mit mir zusammensitzen wollen? Vielleicht hat jemand sich mit ihr einen Scherz erlaubt.« Seit die Frau sich zu ihm gesetzt und versucht hatte, ein Gespräch zu beginnen, war Lee immer wütender und mißtrauischer geworden.

Die neue Kollegin gab sich die größte Mühe, ein wenig zu plaudern. Sie fragte Lee, wie es ihm gefalle, für das Unternehmen zu arbeiten, wie lange er schon dabei sei – schließlich fragte sie ihn sogar nach dem Wetter; doch Lee schenkte all diesen Versuchen nicht die geringste Beachtung. Er war so stark in sein inneres Selbstgespräch verstrickt und auf seine selbstkritischen Gedanken fixiert, daß er die Bemühungen der Frau, ihm gegenüber freundlich zu sein, gar nicht bemerkte.

Nachdem sie sich fünf Minuten lang erfolglos abgemüht hatte, gab sie schließlich auf. Kurz darauf setzte sie sich an einen anderen Tisch. Als Lee das bemerkte, gratulierte er sich zu seinem »Erfolg«. Er dachte: »Ich hab's doch gewußt. Im Grunde war sie nicht an mir interessiert.« Lees Bedürfnis, recht zu behalten, in Verbindung mit seiner Unachtsamkeit und seiner unablässigen Selbstkritik hatten einmal wieder eine Chance, eine Frau kennenzulernen, zunichte gemacht.

Warum ist Achtsamkeit so wichtig?

Nachdem Sie nun eine gewisse Vorstellung davon haben, was Achtsamkeit beinhaltet – und nicht beinhaltet –, werden Sie wahrscheinlich einsehen, daß diese Fertigkeit sehr wichtig ist. Doch in Anbetracht der Ziele, die wir in diesem Arbeitsbuch verfolgen, halten wir es für angebracht, noch einmal sehr klar zum Ausdruck zu bringen, warum Sie sich in der Entwicklung von Achtsamkeit üben sollten. Dafür gibt es drei Gründe:

1. Achtsamkeit hilft Ihnen, im gegenwärtigen Augenblick stets auf ein Objekt zu fokussieren, wodurch Sie besser in der Lage sind, überwältigende Emotionen unter Kontrolle zu bringen oder sie abzumildern.
2. Mit Hilfe von Achtsamkeit können Sie lernen, urteilende Gedanken zu identifizieren und sie vom tatsächlich Erlebten (vom Faktischen) zu unterscheiden. Urteilende Gedanken sind oft die Ursache für die Entstehung überwältigender Emotionen.

3. Achtsamkeit hilft Ihnen, eine Fertigkeit zu entwickeln, die in der Dialektischen Verhaltenstherapie als sehr wichtig angesehen und *wissender Zustand* oder *innere Weisheit (wise mind)* genannt wird (Linehan 1993a).

Die innere Weisheit ermöglicht uns, sinnvolle Entscheidungen bezüglich unseres Lebens zu treffen, bei denen wir sowohl unser rationales Denken als auch unsere Emotionen einbeziehen. Wahrscheinlich haben Sie bemerkt, daß es oft schwierig – oder sogar unmöglich – ist, gute Entscheidungen zu treffen, wenn Ihre *Emotionen* sehr stark oder außer Kontrolle geraten sind oder wenn sie der Position Ihres rationalen Denkens nicht entsprechen. Ebenso schwierig ist es, adäquate Entscheidungen zu treffen, wenn Ihre *Gedanken* sehr intensiv oder irrational sind oder Ihren Gefühlen widersprechen. Die innere Weisheit ist eine Instanz, die Entscheidungen trifft und dabei Ihre Vernunfterwägungen mit Ihren emotionalen Bedürfnissen in Einklang zu bringen versucht; außerdem handelt es sich dabei um eine Fertigkeit, mit der wir uns in Kapitel 4 eingehender beschäftigen werden.

Über dieses Kapitel

Im ganzen vorliegenden Kapitel sowie im folgenden werden Sie Übungen kennenlernen, die zum Ziel haben, Ihre Achtsamkeit hinsichtlich Ihres Erlebens von Augenblick zu Augenblick weiterzuentwickeln. In diesem Kapitel werden zunächst die anfänglichen Achtsamkeitsübungen vorgestellt, durch die Sie lernen, Ihre Gedanken und Emotionen zu beobachten und genauer zu beschreiben. Die Dialektische Verhaltenstherapie bezeichnet diese Fertigkeiten als »Was«-Fertigkeiten (Linehan 1993b) – womit gemeint ist, daß diese Fertigkeiten Ihnen helfen, klarer zu erkennen, auf *was* Sie fokussieren. Im nächsten Kapitel werden Sie komplexere Achtsamkeitsfertigkeiten kennenlernen, welche die Dialektische Verhaltenstherapie als »Wie«-Fertigkeiten bezeichnet (Linehan 1993b) – womit gemeint ist, daß diese Ihnen helfen herauszufinden, *wie* Sie im Alltag achtsamer und weniger urteilend sein können.

Die in diesem Kapitel beschriebenen Übungen versuchen Ihnen zu helfen, vier »Was«-Fertigkeiten zu erlernen:

1. intensiver auf den gegenwärtigen Augenblick zu fokussieren;
2. Gedanken, Emotionen und körperliche Empfindungen zu erkennen und auf sie zu fokussieren;
3. den Strom Ihres Gewahrseins von Augenblick zu Augenblick zu verfolgen;
4. Ihre Gedanken von Ihren Emotionen und körperlichen Empfindungen zu unterscheiden.

Es ist wichtig, die folgenden Übungen in der angegebenen Reihenfolge auszuführen. Sie sind entsprechend den vier »Was«-Fertigkeiten gruppiert, und jede baut auf der vorherigen auf.

ÜBUNG: Auf eine einzige Minute fokussieren

Diese erste Übung wird Ihnen helfen, intensiver auf den gegenwärtigen Augenblick zu fokussieren. Sie auszuführen ist einfach, und doch hat sie oft eine erstaunliche Wirkung. Sie soll Ihnen helfen, Ihre Achtsamkeit bezüglich Ihres Zeitempfindens zu stärken. Um die Übung auszuführen, benötigen Sie eine Uhr mit einem Sekundenzeiger oder, besser noch, eine Stoppuhr.

Viele Menschen finden, daß die Zeit sehr schnell vergeht, und sind deshalb ständig in Eile, Dinge zu erledigen. Sie denken unablässig darüber nach, was sie als nächstes werden tun müssen oder was als nächstes schiefgehen könnte. Leider achten sie eben deshalb in geringerem Maße auf das, was sie im gegenwärtigen Augenblick tun. Andere Menschen haben das Gefühl, daß die Zeit nur sehr langsam vergeht, weshalb sie glauben, mehr Zeit zu haben, als sie tatsächlich haben – mit dem Ergebnis, daß sie sich häufig verspäten. Die folgende einfache Übung wird Ihnen helfen, sich bewußter zu machen, wie schnell oder langsam die Zeit tatsächlich vergeht.

Anleitung

Suche dir vor Beginn dieser Übung einen bequemen Platz in einem Raum, in dem du einige Minuten lang nicht gestört wirst, und unterbinde alle eventuell ablenkend wirkenden Geräusche. Beginne dann, mit deiner Armband- oder Stoppuhr die Zeit zu messen. Anschließend sitzt du einfach da, ohne die Sekunden zu zählen oder auf die Uhr zu schauen. Wenn du meinst, eine Minute sei verstrichen, schaue wieder auf die Uhr, oder halte die Stoppuhr an. Stelle fest, wieviel Zeit tatsächlich vergangen ist.

Haben Sie weniger als eine volle Minute verstreichen lassen? Wenn ja, wieviel Zeit war es? Ein paar Sekunden, zwanzig Sekunden oder vierzig Sekunden? Wenn es keine volle Minute war, dann denken Sie darüber nach, welchen Einfluß dies auf Sie hat. Sind Sie ständig in Eile, weil Sie meinen, Sie hätten nicht genug Zeit? Wenn das so ist, was bedeutet das Resultat dieser Übung dann für Sie?

Oder haben Sie mehr Zeit als eine Minute verstreichen lassen? Wie lang war die Zeitspanne? Eineinhalb Minuten? Zwei Minuten? Wenn das bei Ihnen so war, sollten Sie darüber nachdenken, wie sich dies auf Sie auswirkt. Kommen Sie oft zu spät zu Verabredungen, weil Sie glauben, Sie hätten noch mehr Zeit bis zu dem Termin, als Sie tatsächlich haben? Wenn das bei Ihnen so ist, was bedeutet das Resultat der Übung dann für Sie?

Ganz gleich, wie das Ergebnis bei Ihnen ausgefallen ist, die Achtsamkeit zu schulen ist unter anderem deshalb so wichtig, weil Ihnen dies hilft, Ihr Gewahrsein des Geschehens in jedem einzelnen Augenblick zu verbessern, einschließlich der Zeitwahrnehmung. Wenn Sie möchten, können Sie die Übung in einigen Wochen noch einmal wiederholen, nachdem sich Ihre Achtsamkeit weiterentwickelt hat. Stellen Sie dann fest, ob Ihre Zeitwahrnehmung noch genauso ist wie vorher.

ÜBUNG: Fokussieren auf ein einzelnes Objekt

Auf ein einzelnes Objekt zu fokussieren ist die zweite Methode zur Stärkung der Achtsamkeit, die Ihnen helfen wird, sich stärker auf den gegenwärtigen Augenblick zu konzentrieren. Wie bereits erwähnt wurde, besteht eine der größten Gefahren der Unachtsamkeit darin, die Aufmerksamkeit von einem Objekt oder Gedanken zum nächsten schweifen zu lassen. Das hat zur Folge, daß Sie oft den Faden verlieren, sich ablenken lassen und darüber frustriert sind. Die folgende Übung hilft Ihnen, Ihre Aufmerksamkeit auf ein einziges Objekt zu richten. Die Übung trainiert Ihre »mentalen Muskeln«: Sie stärkt Ihre Fähigkeit, den Fokus auf ein bestimmtes Objekt gerichtet zu halten. Durch Übung wird Ihre Fähigkeit, Ihre Aufmerksamkeit zu fokussieren, besser, so wie ein Sportler durch gezieltes Training bestimmte Muskeln stärken kann.

Im Laufe der Übung werden Sie mit Sicherheit von Ihren Gedanken, Erinnerungen oder von anderen Empfindungen abgelenkt werden. Das ist völlig in Ordnung und passiert allen. Versuchen Sie, sich deswegen nicht zu kritisieren und die Übung deshalb nicht abzubrechen. Nehmen Sie einfach zur Kenntnis, daß Ihr Geist abschweift, und richten Sie Ihre Aufmerksamkeit wieder auf das Objekt, das Sie gerade beobachten.

Wählen Sie zum Fokussieren ein kleines Objekt aus, das auf einem Tisch stehen kann, das zu berühren ungefährlich und das emotional neutral ist. Dies kann ein Stift, eine Blume, eine Uhr, ein Ring, ein Trinkbecher o. ä. sein. Wählen Sie möglichst kein Objekt, das Sie verletzen könnte, oder ein Bild von einem Menschen, den Sie nicht mögen. Objekte dieser Art würden im Augenblick noch zu viele Emotionen bei Ihnen aktivieren.

Suchen Sie sich einen angenehmen Sitzplatz in einem Raum, in dem Sie einige Minuten lang ungestört bleiben, und stellen Sie das Objekt auf einen Tisch vor sich. Schalten Sie eventuelle ablenkende Geräusche aus. Und wenn Sie eine Stoppuhr oder einen Wecker haben, dann stellen Sie das Alarmsignal so ein, daß es nach fünf Minuten ertönt. Führen Sie diese Übung zwei Wochen lang ein- bis zweimal täglich aus, und wählen Sie jedesmal ein anderes Objekt, auf das Sie fokussieren.

Sie können die Anleitung fotokopieren, falls Sie zusätzliche Blätter zur Verfügung haben wollen. Sie können sie auch mit langsamer und gleichmäßiger Stimme aufnehmen und diese Aufnahme abspielen, während sie das gewählte Objekt untersuchen.

Anleitung

Setze dich bequem hin, und atme einige Male langsam und tief. Beginne dann, das Objekt anzuschauen, ohne es zu berühren, und seine unterschiedlichen Oberflächenstrukturen mit deinen Augen zu erforschen. Nimm dir Zeit, um sein Aussehen gründlich zu untersuchen. Versuche dann, dir die verschiedenen Eigenschaften des Objekts vorzustellen.

- *Wie sieht die Oberfläche des Objekts aus?*
- *Glänzt sie, oder wirkt sie stumpf?*
- *Wirkt sie glatt oder rauh?*
- *Wirkt sie weich oder hart?*
- *Ist das Objekt mehrfarbig, oder hat es nur eine einzige Farbe?*
- *Was ist sonst noch einzigartig am Aussehen des Objekts?*

Nimm dir so viel Zeit, wie du brauchst, um das Objekt zu beobachten. Und nun nimm es in die Hand, oder strecke einen Arm danach aus, und berühre es. Achte auf die unterschiedlichen Tastempfindungen, die es hervorruft.

- *Ist es glatt oder rauh?*
- *Gibt es darauf Erhebungen, oder ist es flach?*
- *Ist es weich oder hart?*
- *Ist es biegbar oder starr?*
- *Gibt es Bereiche, die sich unterschiedlich anfühlen?*
- *Welche Temperatur hat es?*
- *Wenn du es in der Hand halten kannst, dann stelle fest, wieviel es wiegt.*
- *Was fällt dir sonst noch an der Art, wie es sich anfühlt, auf?*

Erforsche das Objekt weiter mit den Augen und dem Tastsinn. Atme dabei weiter ruhig. Wenn deine Aufmerksamkeit abzuschweifen beginnt, dann richte sie erneut auf das Objekt. Fahre mit der Erforschung des Objekts so lange fort, bis dein Wecker oder deine Stoppuhr den Ablauf der festgesetzten Zeitspanne signalisiert. Oder forsche einfach so lange, bis du alle Eigenschaften des Objekts gründlich kennst.

ÜBUNG: Der Lichtring

Dies ist die dritte Übung, die Ihnen helfen wird, intensiver auf den gegenwärtigen Augenblick zu fokussieren. Durch sie können Sie lernen, die physischen Empfindungen, die in Ihrem Körper auftreten, achtsamer zu registrieren. Um sich mit dem Prozeß vertraut zu machen, sollten Sie vor Beginn des Übens die Anleitung lesen. Legen Sie diese anschließend entweder an einen Platz in der Nähe, so daß Sie während der Übung nachlesen können; oder nehmen Sie den Text langsam und mit ruhiger Stimme auf, und hören sich diese Aufnahme an, während Sie die Empfindungen in Ihrem Körper beobachten.

Wie bei allen Übungen in diesem Kapitel wird auch bei dieser Ihre Aufmerksamkeit wahrscheinlich irgendwann im Laufe der Arbeit abschweifen. Das ist völlig in Ordnung. Wenn Sie dies bemerken, lenken Sie sie sanft wieder auf die Übung zurück, und versuchen Sie, sich selbst weder zu kritisieren noch zu be- oder verurteilen.

Anleitung

Suche dir einen bequemen Sitzplatz in einem Raum, in dem du zehn Minuten lang ungestört bleibst. Schalte alle ablenkenden Geräusche aus. Atme einige Male langsam und tief, und schließe dann die Augen. Stelle dir nun vor, daß ein schmaler Ring aus weißem Licht wie ein Heiligenschein über deinem Kopf steht. Im Laufe der Übung wird sich dieser Ring allmählich abwärts bewegen, während du unter dem Lichtring verschiedene körperliche Empfindungen bemerken wirst.

Du atmest weiter mit geschlossenen Augen, siehst den Lichtring über deinem Kopf kreisen und registrierst alle körperlichen Empfindungen in diesem Teil deines Körpers. Vielleicht kribbelt oder juckt die Kopfhaut. Was immer du empfindest, es ist okay.

- *Allmählich sinkt der Lichtring, der deinen Kopf umgibt, nach unten. Er erreicht den obersten Punkt deiner Ohren, deine Augen und passiert die Nase. Achte auf alle währenddessen auftretenden Empfindungen, und mögen sie noch so unscheinbar sein.*
- *Achte darauf, ob du oben auf deinem Kopf Muskelanspannungen spürst.*
- *Während der Lichtring allmählich Nase, Mund und Kinn passiert und weiter sinkt, beobachtest du eventuell auftretende körperliche Empfindungen.*
- *Achte auch auf Empfindungen im Bereich des Hinterkopfs.*
- *Achte auf Empfindungen, die in den Bereichen des Mundes, der Zunge oder der Zähne auftreten.*
- *Beobachte weiter den imaginären Lichtring, der nun deinen Hals umgibt, und registriere eventuelle Empfindungen in der Kehle sowie Muskelanspannungen im Nacken.*
- *Nun wird der Lichtring größer und sinkt weiter über die Schultern und zum Rumpf hinab.*
- *Achte auf alle eventuellen Empfindungen, auf Muskelanspannung und auf jedes Anzeichen von Kribbeln, das in den Bereichen der Schultern, des Oberrückens, der Oberarme und des oberen Brustkorbs auftreten kann.*
- *Achte, während der Lichtring weiter sinkt und nun deine Arme umgibt, auf Empfindungen in den Oberarmen, Ellbogen, Unterarmen, Handgelenken, Händen und Fingern. Achten Sie auf eventuelles Prickeln oder Jucken sowie auf jede Anspannung in diesen Bereichen.*

- *Werde dir nun deiner Brust, des mittleren Teils deines Rückens, der Seite deines Rumpfes, des Unterrückens und des Bauches bewußt. Registriere auch in diesen Bereichen wieder jede eventuelle Anspannung, so gering sie auch sein mag.*
- *Während der Lichtring, der deinen Körper umgibt, weiter sinkt, wirst du dir aller Empfindungen in den Bereichen des Beckens, des Gesäßes und der Oberschenkel bewußt.*
- *Achte unbedingt auch auf die Rückseiten deiner Beine; registriere, was du dort spürst.*
- *Beobachte weiter den Lichtring, der nun zu deinen Unterschenkeln sinkt und deine Waden, Schienbeine, Füße und Zehen umgibt. Registriere alle eventuellen Empfindungen und Anspannungen in diesen Bereichen.*

Wenn der Lichtring bis zum Boden gesunken ist und dann wieder verschwindet, atme noch ein paarmal langsam und lange durch. Wenn du dich wohlfühlst, dann öffne allmählich die Augen, und richte die Aufmerksamkeit wieder auf den Raum.

ÜBUNG: Innen und Außen erleben

Nachdem Sie geübt haben, sowohl ein Objekt außerhalb von Ihnen als auch Ihre (inneren) körperlichen Empfindungen bewußter wahrzunehmen, sollen Sie nun beide Arten von Erlebnissen miteinander verbinden. Dies ist die erste der Übungen, durch die Sie lernen sollen, Ihre Gedanken, Emotionen und körperlichen Empfindungen zu erkennen und auf sie zu fokussieren. Diese Fertigkeit werden Sie entwickeln, indem Sie mit Ihrer Aufmerksamkeit auf achtsame, fokussierte Weise zwischen dem, was Sie innerlich erleben – beispielsweise Ihren körperlichen Empfindungen und Gedanken –, und dem, was Sie äußerlich erleben – was Sie mit Ihren Augen und Ohren, Ihrer Nase und Ihrem Tastsinn registrieren –, hin- und herwechseln.

Lesen Sie die Übungsanleitung, bevor Sie mit der Übung beginnen, so daß Sie sich mit dem, was auf Sie zukommt, vertraut machen. Sie können die Anleitung dann entweder in der Nähe Ihres Platzes deponieren und während des Übens gelegentlich einen Blick darauf werfen, oder Sie nehmen sie mit ruhiger, gleichmäßiger Stimme auf und hören sich während des Übens die Aufnahme an, während Ihr Fokus zwischen Ihrem inneren und äußeren Gewahrsein hin- und herwechselt.

Anleitung

Suche dir einen bequemen Sitzplatz in einem Raum, in dem du zehn Minuten lang ungestört bleibst. Unterbinde alle ablenkenden Geräusche. Atme dann ein paarmal langsam und lange, und entspanne dich.

Fokussiere nun mit geöffneten Augen auf ein Objekt im Raum. Stelle fest, wie das Objekt aussieht. Registriere seine Form und Farbe. Stelle dir vor, wie sich das Objekt anfühlen würde, wenn du es in Händen halten könntest. Stelle dir auch sein Gewicht vor. Beschreibe das Objekt im Geiste so anschaulich wie möglich. Nimm dir dafür eine Minute Zeit. Und atme bei alldem weiter. Wenn sich dein Fokus zu verändern beginnt, dann richte deine Aufmerksamkeit einfach wieder auf die Übung, ohne dich wegen des Abschweifens zu kritisieren. [Im Falle einer Aufnahme sollte eine Pause von einer Minute folgen.]

Wenn du mit der Beschreibung des Objekts zum Abschluß gekommen bist, dann richte deine Aufmerksamkeit wieder auf deinen Körper. Achte auf eventuelle körperliche Empfindungen. Prüfe deinen Körper vom Kopf bis zu den Füßen. Stelle fest, ob irgendwo in deinem Körper Muskeln sehr angespannt sind und ob du irgendwo ein Kribbeln oder andere Empfindungen spürst. Nimm dir hierfür eine Minute Zeit, und atme regelmäßig, langsam und tief. [Im Falle einer Aufnahme sollte eine Pause von einer Minute folgen.]

Konzentriere deine Aufmerksamkeit nun auf deinen Hörsinn. Registriere alle Geräusche, die du hörst. Achte auf Geräusche von außerhalb des Raums, in dem du dich befindest, und identifiziere sie. Mache dir anschließend alle im Raum selbst auftretenden Geräusche bewußt, und identifiziere auch sie. Versuche, auch sehr leise Geräusche zu registrieren, beispielsweise das Ticken einer Uhr, das Rauschen des Windes und das Pochen deines Herzens. Wenn du durch irgendwelche Gedanken abgelenkt wirst, dann richte deine Aufmerksamkeit wieder auf deinen Hörsinn. Nimm dir hierfür eine Minute Zeit, und atme dabei regelmäßig, tief und ruhig. [Im Falle einer Aufnahme sollte eine Pause von einer Minute folgen.]

Wenn du alle Geräusche in der Umgebung registriert hast, dann kehre mit deiner Aufmerksamkeit wieder zu deinem Körper zurück. Achte dabei auf alle etwaigen körperlichen Empfindungen. Vergegenwärtige dir, wie dein Körper auf dem Stuhl lastet. Achte auf das Gewicht deiner Füße, die auf dem Boden stehen und sich ausruhen. Achte auch auf das Gewicht deines Kopfes, der oben auf deinem Hals ruht. Achte ganz generell darauf, wie sich dein Körper anfühlt. Falls deine Gedanken dich ablenken, registriere einfach ihren Inhalt, und richte deine Aufmerksamkeit dann wieder so gut wie möglich auf deine körperlichen Empfindungen. Nimm dir dazu eine Minute Zeit. [Im Falle einer Aufnahme sollte eine Pause von einer Minute folgen.]

Richte deine Aufmerksamkeit nun auf deinen Geruchsinn. Registriere, welche Gerüche es in dem Raum, in dem du dich befindest, gibt, angenehme wie unangenehme. Falls du keine Gerüche feststellen kannst, werde dir beim Einatmen des Flusses der Luft durch die Nasenlöcher bewußt. Bemühe dich, den Fokus möglichst klar auf deinen Geruchsinn gerichtet zu halten. Falls Gedanken auftauchen und dich ablenken, richte die Aufmerksamkeit wieder auf deine Nase. Nimm dir dafür eine Minute Zeit, und atme regelmäßig und ruhig weiter. [Im Falle einer Aufnahme sollte eine Pause von einer Minute folgen.]

Wenn du deinen Geruchsinn nicht mehr benutzt, dann richte deine Aufmerksamkeit wieder auf deinen Körper. Achte auf alle auftretenden Empfindungen. Taste deinen Körper erneut vom Kopf bis zu den Füßen durch, und werde dir aller eventueller Muskelanspannungen, jedes Kribbelns sowie anderer körperlicher Empfindungen bewußt. Falls du von Gedanken abgelenkt wirst, bemühe dich, den Fokus wieder auf die körperlichen Empfindungen zu lenken. Nimm dir dazu eine Minute Zeit, und atme regelmäßig, ruhig und langsam weiter. [Im Falle einer Aufnahme sollte eine Pause von einer Minute folgen.]

Und nun richte die Aufmerksamkeit auf deinen Tastsinn. Strecke einen Arm nach einem Objekt in Reichweite aus, und berühre es mit der Hand. Falls sich kein Objekt in Reichweite befindet, kannst du auch den Stuhl, auf dem du sitzt, oder dein Bein berühren. Stelle fest, wie sich das Objekt anfühlt. Ist es weich oder fest? Wie fühlt es sich auf der Haut deiner Fingerkuppen an? Wenn dich Gedanken ablenken, dann kehre mit deiner Aufmerksamkeit einfach wieder zu dem Objekt zurück, das du berührst. Nimm dir hierfür eine Minute Zeit, und atme unterdessen regelmäßig, langsam und tief. [Im Falle einer Aufnahme sollte eine Pause von einer Minute folgen.]

Wenn du all diese Übungen beendet hast, dann atme drei- bis fünfmal tief und lange durch, und kehre mit deiner Aufmerksamkeit wieder in den Raum, in dem du dich befindest, zurück.

Übung: Registrieren Sie drei Minuten lang Ihre Gedanken

Dies ist die zweite Übung, die Ihnen helfen wird, Ihre Gedanken, Emotionen und körperlichen Empfindungen zu erkennen und auf sie zu fokussieren. Sie sollen feststellen, wie viele Gedanken Sie innerhalb von drei Minuten haben. Dadurch wird Ihnen bewußter werden, wie schnell Ihr Geist arbeitet. Außerdem ist dies eine gute Vorbereitung auf die nächste Übung, »Gedanken-Defusion«.

Die Anleitung zu dieser Übung ist sehr einfach: Stellen Sie eine Stoppuhr auf drei Minuten, und schreiben Sie alle auftauchenden Gedanken auf. Versuchen Sie aber nicht, die Gedanken Wort für Wort aufzuschreiben. Beschränken Sie sich auf ein oder zwei Wörter, die den Gedanken repräsentieren. Wenn Sie über ein Projekt nachdenken, das Sie in der folgenden Woche abgeschlossen haben müssen, dann schreiben Sie einfach »Projekt« oder »Arbeitsprojekt« auf, und notieren Sie anschließend Ihren nächsten Gedanken.

Versuchen Sie, innerhalb von drei Minuten so viele Gedanken wie möglich zu notieren, so unwesentlich oder marginal sie auch sein mögen. Wenn Sie merken, daß Sie über diese Übung nachzudenken anfangen, dann schreiben Sie einfach: »Übung«. Und wenn Sie über das Papier, auf das Sie schreiben, nachzudenken beginnen, dann notieren Sie »Papier«. Da niemand außer Ihnen selbst diese Aufzeichnungen jemals zu Gesicht bekommen wird, können Sie völlig ehrlich sein.

Nach Ablauf der drei Minuten zählen Sie, wie viele Gedanken zusammengekommen sind, und multiplizieren diese Zahl mit zwanzig, um einen Eindruck davon zu gewinnen, wie viele Gedanken Sie vermutlich innerhalb von einer Stunde haben.

ÜBUNG: Gedanken-Defusion

Dies ist die dritte Übung, die Ihnen helfen soll, Ihre Gedanken, Emotionen und körperlichen Empfindungen zu erkennen und auf sie zu fokussieren. Die *Gedanken-Defusion* ist eine Technik der *Acceptance and Commitment Therapy* (Hayes, Strosahl & Wilson 1999), die sich als sehr wirksam für die Behandlung emotional belastender Zustände erwiesen hat.

Wenn belastende Gedanken sich wiederholen, »verstrickt« man sich leicht in sie, so wie ein Fisch in ein Netz gerät (Chödrön 2003). Im Gegensatz dazu hilft Gedanken-Defusion Ihnen, Ihre Gedanken aufmerksam zu verfolgen, ohne sich in sie zu verstricken. Wenn Sie in der Anwendung dieser Fertigkeit ein wenig geübter sind, können Sie freier darüber entscheiden, auf welche Gedanken Sie fokussieren und welche Sie loslassen wollen, statt sich ausnahmslos in alle auftauchenden Gedanken zu verstricken.

Gedanken-Defusion erfordert von Ihnen die Nutzung Ihrer Vorstellungskraft. Diese Fertigkeit zielt darauf, zu visualisieren, wie Ihre Gedanken in Form von Bildern oder Wörtern von Ihnen wegtreiben, ohne daß Sie obsessiv versuchen, sie zu analysieren. Ganz gleich, wie Sie dabei vorgehen, es ist in jedem Fall in Ordnung. Die folgenden Empfehlungen haben andere Menschen als nützlich bezeichnet:

- Stellen Sie sich vor, Sie sitzen auf einem Feld und beobachten, wie Ihre Gedanken auf Wolken davontreiben.
- Stellen Sie sich vor, Sie sitzen in der Nähe eines Baches und beobachten, wie Ihre Gedanken auf Blättern vorübertreiben.
- Stellen Sie sich vor, Ihre Gedanken sind in den Sand geschrieben, und beobachten Sie, wie die Wellen sie wegwaschen.
- Stellen Sie sich vor, Sie fahren ein Auto und sehen Ihre Gedanken auf Werbetafeln vorübergleiten.
- Stellen Sie sich vor, Ihre Gedanken verlassen Ihren Kopf, und Sie beobachten, wie sie in der Flamme einer Kerze aufgehen.
- Stellen Sie sich vor, Sie sitzen neben einem Baum und beobachten, wie Ihre Gedanken auf den Blättern zu Boden segeln.
- Stellen Sie sich vor, Sie stehen in einem Raum mit zwei Türen und beobachten, wie Ihre Gedanken durch die eine Tür in den Raum gelangen und ihn durch die andere wieder verlassen.

Wenn eine dieser Möglichkeiten Ihnen zusagt, ist das wunderbar. Wenn nicht, können Sie auch eigene Ideen entwickeln. Allerdings sollten diese dem Sinn und Zweck der Übung gerecht werden: Es geht darum, daß Sie sich vorstellen, wie Ihre Gedanken kommen und gehen, ohne daß Sie sich an ihnen festklammern und ohne daß Sie sie analysieren. Orientieren Sie sich auch bei dieser Übung am Konzept des radikalen Akzeptierens. Lassen Sie Ihre Gedanken sein, was auch immer sie sind, und lassen Sie sich nicht ablenken, indem Sie sie bekämpfen oder sich kritisieren, weil Sie solche Gedanken haben. Lassen Sie sie einfach kommen und gehen.

Lesen Sie vor Übungsbeginn die Anleitung, damit Sie mit dem, was auf Sie zukommt, vertraut werden. Wenn Sie sich die Anleitung lieber anhören, können Sie sie mit langsamer und gleichmäßiger Stimme aufnehmen und beim Üben anhören. Stellen Sie, wenn Sie die Technik der Gedanken-Defusion das erste Mal anwenden, eine Küchenuhr auf drei bis fünf Minuten ein, und üben Sie dann das Loslassen aller auftauchenden Gedanken so lange, bis das Alarmsignal ertönt. Nachdem Sie sich an die Übung gewöhnt haben, können Sie die Zeitspanne allmählich verlängern, z. B. auf acht oder zehn Minuten. Aber erwarten Sie nicht, schon gleich beim ersten Mal so lange stillsitzen zu können. Am Anfang sind drei bis fünf Minuten bei dieser Übung eine lange Zeit.

Anleitung

Suche dir einen bequemen Platz in einem Raum, in dem du bis zum Ertönen des Alarmsignals deines Weckers nicht abgelenkt wirst. Unterbinde alle eventuell ablenkenden Geräusche. Atme ein paarmal langsam, lange und regelmäßig, entspanne dich, und schließe die Augen.

Stelle dir nun das Szenario vor, das du dir ausgesucht hast, und versetze dich im Geiste in es hinein. Beobachte unterdessen das Kommen und Gehen deiner Gedanken, ganz gleich, ob du dich in der vorgestellten Szene an einem Strand, an einem Bach, auf einem Feld, in einem Raum oder wo auch immer sonst befindest. Versetze dich so intensiv wie möglich in die gewählte Szene. Nachdem dir dies gelungen ist, fange an, dir deiner auftauchenden Gedanken bewußt zu werden. Versuche nicht, deine Gedanken zu unterdrücken, und bemühe dich nach Kräften, dich nicht wegen irgendwelcher Gedanken zu kritisieren. Beobachte einfach das Auftauchen der Gedanken, und – mit Hilfe der gewählten Technik – ihr Verschwinden. Was immer der Gedanke beinhalten mag, ob er groß oder klein, wichtig oder unwichtig ist, beobachte sein Auftauchen in deinem Geist, und lasse ihn anschließend wegtreiben oder verschwinden, je nachdem, welche Visualisationsmethode du gewählt hast.

Fahre fort, das Auftauchen und Verschwinden der Gedanken zu beobachten. Benutze Bilder, um die auftauchenden Gedanken oder Wörter, die dir besonders gut gefallen, zu repräsentieren. Bemühe dich, das Auftauchen und Verschwinden der Gedanken zu beobachten, ohne dich in sie zu verstricken und ohne dich selbst zu kritisieren.

Wenn in einem bestimmten Augenblick mehr als ein Gedanke auftaucht, dann beobachte das Auftauchen und Verschwinden aller Gedanken, die sich manifestieren. Stellen sich die Gedanken sehr schnell ein, dann bemühe dich, das Verschwinden aller zu beobachten, ohne dich in einen von ihnen zu verstricken. Atme weiter regelmäßig, und beobachte das Kommen und Gehen der Gedanken, bis das Alarmsignal des Weckers ertönt.

Wenn du die Übung abgeschlossen hast, atme erneut ein paarmal langsam und lange durch, öffne danach allmählich die Augen, und richte den Fokus wieder auf den Raum, in dem du dich befindest.

ÜBUNG: Beschreiben Sie Ihre Emotion

Dies ist die vierte Übung, die Ihnen hilft, Ihre Gedanken, Emotionen und Körperempfindungen zu erkennen und auf sie zu fokussieren. Die bisher in diesem Kapitel vorgestellten Übungen zielten auf die Verstärkung Ihrer Achtsamkeit gegenüber körperlichen Empfindungen und Gedanken. Die nun folgende Übung wird Ihre Aufmerksamkeit gegenüber Ihren Emotionen verbessern. Wie bei einigen anderen vorgestellten Übungen könnte Ihnen die Anleitung als etwas simpel erscheinen; doch können Sie mit ziemlich spektakulären Resultaten rechnen. Sie werden aufgefordert, eine Emotion auszuwählen und zu beschreiben, indem Sie sie zeichnen und erforschen.

Wählen Sie also zunächst eine angenehme oder unangenehme Emotion aus. Im Idealfall wählen Sie eine Emotion, die Sie im Augenblick tatsächlich empfinden, es sei denn, diese ist besonders *traurig* oder *selbstzerstörerisch*. Wenn das so ist, sollten Sie warten, bis Sie das Gefühl haben, Ihre Emotionen besser unter Kontrolle zu haben, bevor Sie mit der Übung beginnen. Sind Sie nicht in der Lage festzustellen, was Sie im Moment fühlen, können Sie eine Emotion wählen, die Sie kürzlich empfunden haben und an die Sie sich problemlos erinnern können. Doch ganz gleich, wofür Sie sich entscheiden, versuchen Sie, möglichst genau zu beschreiben, was die gewählte Emotion beinhaltet. Wenn Sie sich kürzlich mit Ihrem Partner gestritten haben, weil dieser Ihnen etwas angetan hat, dann handelt es sich um eine Situation, nicht um eine Emotion. In dieser Situation haben Sie sich vielleicht wütend, verletzt, traurig, dämlich oder wie auch immer gefühlt. Beschreiben Sie möglichst genau, wie Sie sich fühlen. Dazu noch ein weiteres Beispiel: Angenommen, jemand hat Ihnen kürzlich ein Geschenk gemacht. Das ist die Situation. Ihre Emotion hängt in solch einem Fall von Ihren Gefühlen angesichts des unerwarteten Geschenks ab. Falls es sich um etwas handelte, das Sie schon immer gern besitzen wollten, empfinden Sie möglicherweise freudige Erregung. Stammt das Geschenk von jemandem, den Sie nicht besonders gut kennen, entwickeln Sie möglicherweise das Gefühl Angst, weil Sie nicht wissen, was der Betreffende damit bezwecken will. Bringen Sie Ihre Empfindung möglichst genau und konkret zum Ausdruck.

Um Ihnen zu erleichtern, sich über die Art der Emotion klar zu werden, können Sie die folgende Liste häufig empfundener Emotionen zu Rate ziehen.

Liste häufig empfundener Emotionen

albern
angeekelt
angeregt
ängstlich
angstvoll
aufgebracht
aufgeräumt
aufgeweckt
bedauernd
begeistert
bekümmert
beschämt
besessen
besorgt
beunruhigt
bewundert
deprimiert
eifersüchtig
einsam
empfindlich
energievoll
enthusiastisch
entschlossen
entsetzt
enttäuscht
erfreut
erleichtert
erregt
erschöpft
erschrocken
erschüttert
fröhlich
frustriert
gebrochen
gelangweilt
geliebt
gereizt
gleichgültig
glücklich
hoffnungsvoll
hysterisch
interessiert
kokett
leer
liebend
mißtrauisch
müde
munter
nervös
neugierig
rasend
rechtfertigend
respektiert
ruhelos
schüchtern
schuldbewußt
selig
sicher
stark
stolz
traurig
tüchtig
überrascht
übersprudelnd
unsicher
verängstigt
verlegen
verletzlich
verletzt
vernarrt
verstört
vorsichtig
wertlos
wertvoll
wütend
zufrieden
zuversichtlich

Wenn Sie sich darüber im klaren sind, welche Emotion Sie erforschen wollen, schreiben Sie diese oben auf das Arbeitsblatt »Beschreiben Sie Ihre Emotion« (siehe Seite 94), oder benutzen Sie ein unbeschriebenes Blatt Papier.

Anschließend nutzen Sie Ihre Vorstellungskraft, um ein Bild von Ihrer Emotion zu zeichnen. Das mag schwierig klingen, aber geben Sie einfach Ihr Bestes, und schauen

Sie, was dabei herauskommt. Beispielsweise könnte, wenn Sie sich glücklich fühlen, ein Bild mit der Sonne zum Ausdruck bringen, wie Sie sich fühlen; oder ein Bild von einem Waffelhörnchen mit Eis erscheint Ihnen als bessere Darstellung Ihres Gefühls. Das Bild braucht niemand außer Ihnen selbst als sinnvoll zu empfinden. Probieren Sie es einfach einmal.

Als nächstes versuchen Sie, sich einen Klang oder ein Geräusch vorzustellen, der oder das die Emotion beschreibt. Wenn Sie traurig sind, könnte das Geräusch ein Ächzen sein. Vielleicht fällt Ihnen ein bestimmter Song ein, der Ihre Emotion passend zum Ausdruck bringt. Beschreiben Sie den Klang oder das Geräusch, so gut Sie können, und vermerken Sie neben der Zeichnung, um was es sich handelt.

Anschließend beschreiben Sie eine Handlung, die zu Ihrer Emotion »paßt«. Wenn Sie sich beispielsweise gelangweilt fühlen, könnte die passende Handlung sein, ein Nickerchen zu machen. Und wenn Sie sich schüchtern fühlen, könnte Weglaufen und Sich-Verstecken passend sein. Versuchen Sie, die Handlung möglichst gut zu beschreiben, und fügen Sie diese Beschreibung Ihrer Zeichnung hinzu.

Der nächste Schritt dieser Übung besteht darin, die Intensität der Emotion, auf die Sie fokussieren, zu beschreiben. Dies erfordert ein wenig Nachdenken. Beschreiben Sie so gut wie möglich die Kraft der Emotion. Dabei können Sie Ihre Kreativität nutzen und nötigenfalls passende Metaphern entwickeln. Wenn Sie sich sehr nervös fühlen, könnten Sie schreiben, daß das Gefühl so stark ist, daß Ihr »Herz sich wie eine Trommel auf einem Rock-Konzert anfühlt«. Und wenn Sie sich nur ein wenig wütend fühlen, können Sie schreiben, die Intensität ähnele einem »Mückenstich«.

Nachdem Sie die Intensität der Emotion beschrieben haben, können Sie kurz die generelle Qualität dessen, wie Sie die Emotion empfinden, beschreiben. Auch hierbei können Sie so kreativ sein, wie es Ihnen als richtig erscheint, um Ihre Beschreibung möglichst treffend zu formulieren. Wenn Sie nervös sind, fühlen Sie sich vielleicht so, »als ob sie Knie aus Pudding hätten.« Und wenn Sie wütend werden, könnten Sie das so empfinden, »als ob Wasser kurz vor dem Kochen stünde.« Bemühen Sie sich, die Beschreibung so treffend wie möglich zu formulieren und so kreativ wie nötig zu sein, um Ihre Gefühle treffend darzustellen.

Schließlich können Sie noch beliebige Gedanken hinzufügen, die aufgrund Ihrer Emotion aufgetaucht sind. Allerdings müssen Sie genau prüfen, ob es sich tatsächlich um Gedanken handelt, also nicht um andere Emotionen. Deshalb dürfen Sie zur Beschreibung Ihrer Gedanken keines der Wörter aus der obigen Liste wählen. Diese Wörter stehen für Gefühle, nicht für Gedanken. Ihre Gedanken müßten als Ende in folgende Sätze passen: »Meine Emotion läßt mich denken, daß …« oder: »Meine Emotion läßt mich über … nachdenken.« Sie müssen anfangen, Ihre Gedanken und Emotionen klar voneinander zu unterscheiden, weil Sie dadurch beide in Zukunft besser beeinflussen können. Es folgen einige Beispiele für Gedanken, die aufgrund von Emotionen auftauchen können. Mit dem Gefühl der Zuversicht kann der Gedanke verbunden sein, daß Sie Ihren Chef um

Arbeitsblatt: Beschreiben Sie Ihre Emotion

Name der Emotion: ______________________________

Zeichnen Sie ein Bild Ihrer Emotion

Beschreiben Sie eine mit der Emotion zusammenhängende Handlung: ______________

____

____

Beschreiben Sie einen mit der Emotion verbundenen Klang bzw. ein Geräusch: ______

____

____

Beschreiben Sie die Intensität der Emotion: ______________________________

____

____

Beschreiben Sie die Qualität der Emotion: ______________________________

____

____

Beschreiben Sie mit der Emotion zusammenhängende Gedanken: ______________

____

____

eine Gehaltserhöhung bitten könnten, oder das Gefühl weckt Erinnerungen an andere Situationen, in denen Sie sich zuversichtlich fühlten und erfolgreich waren. Und wenn Sie sich anfällig fühlen, könnte damit der Gedanke zusammenhängen, daß Sie glauben, Sie könnten in Ihrem Leben nicht noch mehr Streß ertragen. Vielleicht denken Sie darüber nach, wie Sie wohl in Zukunft mit Problemen fertig werden sollen, wenn Sie nicht stärker werden.

ÜBUNG: Veränderung des Fokus

In der nun folgenden Übung werden Sie die dritte »Was«-Fertigkeit erlernen: zu erkennen, worauf in Ihrem Bewußtseinsstrom Sie von Augenblick zu Augenblick fokussieren. Nachdem Sie bereits geübt haben, die Aufmerksamkeit auf Ihre Emotionen und Sinneserlebnisse (Sehen, Hören, Berühren) zu richten, sollen diese beiden Ansätze nun miteinander verbunden werden. Die Übung ähnelt derjenigen, in der es um das innere und äußere Erleben ging, denn auch in diesem Fall werden Sie dazu angeleitet, Ihre Aufmerksamkeit immer wieder auf ein anderes Ziel zu richten. Allerdings geht es hier um Fokusverlagerungen zwischen Ihren Emotionen und Ihren Sinnesempfindungen sowie um die Verbesserung der Fähigkeit, zwischen beiden zu unterscheiden.

Irgendwann im Leben werden wir zu Gefangenen unserer Emotionen. Wenn beispielsweise jemand etwas Beleidigendes zu Ihnen sagt, kann es sein, daß Sie sich den ganzen Tag über aufgebracht fühlen, daß Sie schlecht über sich selbst denken, wütend auf jemand anderen werden oder die Welt wesentlich düsterer als sonst sehen. Diese Art von Abhängigkeit von einer Emotion kennen wir alle nur zu gut. Menschen, die von übermächtigen Emotionen heimgesucht werden, haben solche Erlebnisse häufiger und intensiver. Achtsamkeit hilft Ihnen, Ihr Erleben im gegenwärtigen Augenblick von den emotionalen Vorgängen in Ihrem Inneren zu unterscheiden, was Ihnen ermöglicht, selbst darüber zu entscheiden, worauf Sie Ihren Fokus richten wollen.

Vor Beginn der Übung müssen Sie auch feststellen, wie Sie sich im gegenwärtigen Augenblick fühlen. Wenn Sie wollen, können Sie dazu jetzt die Liste der Emotionen zu Rate ziehen. Versuchen Sie, Ihre momentanen Gefühle so genau wie möglich auszudrücken. Selbst wenn Sie glauben, daß Sie gar nichts empfinden, haben Sie wahrscheinlich ein Gefühl. Menschen sind nie völlig frei von Emotionen. Vielleicht sind Sie einfach gelangweilt oder zufrieden. Versuchen Sie also, möglichst genau herauszufinden, welche Emotion Sie im Augenblick bewegt.

Lesen Sie vor Beginn der Übung die Anleitung, um sich mit dem, was auf Sie zukommt, vertraut zu machen. Anschließend legen Sie diese Anleitung entweder in die Nähe, so daß Sie während der Übung darauf zurückgreifen können, oder Sie nehmen Sie in langsamem Tempo und mit ruhiger Stimme auf und hören sich diese Aufnahme später beim Üben an, während Sie Ihre Aufmerksamkeit abwechselnd auf Ihre Emotionen und Ihre Sinneswahrnehmungen richten.

Falls Sie es für erforderlich halten, können Sie eine Stoppuhr für diese Übung auf eine Zeitspanne von fünf bis zehn Minuten einstellen.

Anleitung

Suche dir einen bequemen Sitzplatz in einem Raum, in dem du etwa zehn Minuten lang ungestört bleiben wirst. Schalte eventuelle Geräuschquellen aus. Atme dann ein paarmal langsam und lange durch, und entspanne dich.

Schließe nun die Augen, und richte deine Aufmerksamkeit darauf, wie du dich fühlst. Benenne die Emotion im Geiste. Versuche dir mit Hilfe deiner Vorstellungskraft ein Bild davon zu machen, wie die Emotion aussehen könnte, wenn sie eine Form hätte. Das Bild braucht niemand außer dir selbst zu verstehen. Lasse einfach zu, daß deine Vorstellung von der Emotion eine Form oder Gestalt annimmt. Nimm dir dazu etwa eine Minute Zeit, und atme während dessen ruhig und langsam weiter. [Im Falle einer Aufnahme sollte eine Pause von einer Minute folgen.]

Öffne nun die Augen, und richte deine Aufmerksamkeit auf ein Objekt im Raum, in dem du dich befindest. Achte darauf, wie das Objekt aussieht. Achte auf seine Form und Farbe. Stelle dir vor, wie sich das Objekt anfühlen könnte, falls du es in Händen halten würdest. Stelle dir auch vor, wieviel das Objekt wiegt. Beschreibe das Objekt im Geiste so anschaulich wie möglich. Nimm dir dafür eine Minute Zeit, und atme unterdessen weiter wie zuvor. Wenn deine Aufmerksamkeit abzuschweifen beginnt, richte sie einfach wieder auf die Übung, ohne dich deswegen selbst zu kritisieren. [Im Falle einer Aufnahme sollte eine Pause von einer Minute folgen.]

Wenn du die Beschreibung des Objekts abgeschlossen hast, dann schließe die Augen und richte den Fokus wieder auf deine Emotion. Denke an ein Geräusch, das mit der Emotion verbunden ist, oder einen entsprechenden Klang. Das kann alles sein, was die Emotion auf irgendeine Weise beschreibt: ein Geräusch oder eine Melodie – irgendeine Form von auditiver Sinnesempfindung. Wenn du den auditiven Eindruck im Geiste beschrieben hast, dann denke an eine Handlung, die mit der Emotion verbunden ist. Auch dazu kannst du alles heranziehen, was dein Verständnis der Emotion verbessert. Nimm dir hierfür eine Minute Zeit, und atme weiter regelmäßig, langsam und tief. [Im Falle einer Aufnahme sollte eine Pause von einer Minute folgen.]

Halte die Augen weiter geschlossen, und richte deine Aufmerksamkeit nun auf deinen Hörsinn. Achte auf alle Geräusche und Klänge, die du hörst. Stelle fest, welche Geräusche und Klänge von außerhalb des Raumes, in dem du dich befindest, an dein Ohr dringen, und identifiziere im Geiste, worum es sich dabei handelt. Werde dir nun aller Geräusche bewußt, die du in dem Raum, in dem du dich befindest, hörst, und identifiziere im Geiste, worum es sich dabei handelt. Registriere möglichst auch sehr leise Geräusche, beispiels-

weise das Ticken einer Uhr, das Brausen des Windes oder das Schlagen deines Herzens. Wenn irgendwelche Gedanken dich ablenken, dann richte deine Aufmerksamkeit einfach wieder auf deinen Hörsinn. Nimm dir hierfür eine Minute Zeit, und atme während dessen ruhig und tief weiter. [Im Falle einer Aufnahme sollte eine Pause von einer Minute folgen.]

Wenn du mit dem Hören der Geräusche, die du registrieren kannst, fertig bist, dann richte deine Aufmerksamkeit wieder auf deine Emotion. Halte die Augen geschlossen, und beschreibe im Geiste die Intensität und Qualität deiner aktuellen Emotion. Auch dabei kannst du deine Kreativität nach Belieben nutzen und eventuell Vergleiche anstellen. Nimm dir hierfür eine Minute Zeit, und atme weiter tief und langsam. [Im Falle einer Aufnahme sollte eine Pause von einer Minute folgen.]

Richte deine Aufmerksamkeit nun auf deinen Geruchsinn. Stelle fest, ob du im Raum irgendwelche Gerüche wahrnehmen kannst, angenehme und unangenehme. Falls du keine Gerüche bemerkst, werde dir einfach dessen bewußt, wie die Luft beim Einatmen durch deine Nasenlöcher strömt. Versuche, dabei auf den Geruchsinn zu fokussieren. Falls du durch Gedanken abgelenkt wirst, richte die Aufmerksamkeit einfach erneut auf deine Nase. Nimm dir hierfür etwa eine Minute Zeit, und atme unterdessen weiter ruhig und tief. [Im Falle einer Aufnahme sollte eine Pause von einer Minute folgen.]

Wenn du die Fokussierung auf deinen Geruchsinn abgeschlossen hast, dann richte deine Aufmerksamkeit noch einmal auf deine Emotionen. Achte darauf, ob Gedanken auftauchen, die mit deinen Emotionen zusammenhängen könnten. Identifiziere die Gedanken so genau wie möglich, und stelle sicher, daß es sich wirklich um Gedanken und nicht um andere Emotionen handelt. Nimm dir hierfür eine Minute Zeit, und atme weiter langsam und tief. [Im Falle einer Aufnahme sollte eine Pause von einer Minute folgen.]

Nun richte deine Aufmerksamkeit zum Schluß auf deinen Tastsinn. Strecke eine deiner Hände aus, um ein Objekt zu berühren, das sich in Reichweite befindet. Falls kein geeignetes Objekt in Reichweite ist, kannst du auch den Stuhl, auf dem du sitzt, oder eines deiner Beine berühren. Achte darauf, wie sich das gewählte Objekt anfühlt – ob es samtig oder rauh, nachgiebig oder starr ist. Ist es weich oder fest? Welche Empfindungen erzeugt es auf deinen Fingerkuppen? Wenn du durch Gedanken abgelenkt wirst, richte deine Aufmerksamkeit einfach wieder auf das Objekt, das du berührst. Nimm dir hierfür etwa eine Minute Zeit, und atme während dessen weiter langsam und tief. [Im Falle einer Aufnahme sollte eine Pause von einer Minute folgen.]

Wenn du mit alldem fertig bist, dann atme drei- bis fünfmal tief und lange durch, und kehre mit deiner Aufmerksamkeit in den Raum zurück, in dem du dich befindest.

Übung: Achtsames Atmen

Diese Übung achtsamen Atmens wird Ihnen helfen, die vierte »Was«-Fertigkeit zu erlernen: Gedanken von Emotionen und körperlichen Empfindungen zu unterscheiden. (Die Grundlagen achtsamen Atmens haben Sie bereits in Kapitel 2 kennengelernt; doch durch die nun folgende Übung werden Sie diese Fertigkeit noch erheblich besser verstehen.) Wenn Sie durch Gedanken oder andere Reize abgelenkt werden, besteht eine der leichtesten und effektivsten Möglichkeiten, etwas dagegen zu unternehmen, oft darin, daß Sie Ihre Aufmerksamkeit auf das Heben und Senken Ihres Brustkorbes beim Atmen richten. Außerdem wird Ihre Atmung hierdurch tiefer, was die Entspannung fördert.

Achtsam zu atmen erfordert, daß Sie auf drei Aspekte achten. *Erstens* müssen Sie Ihre Atemzüge zählen. Dies hilft, Ihre Aufmerksamkeit zu fokussieren und Ihren Geist zu beruhigen, wenn ablenkende Gedanken auftauchen. *Zweitens* müssen Sie beim Ein- und Ausatmen auf das physische Erleben des Atmens fokussieren. Und *drittens* müssen Sie sich aller beim Atmen auftauchender ablenkender Gedanken bewußt werden. Wichtig ist weiterhin, daß Sie die Gedanken loslassen, statt sich in sie zu verstricken, genauso wie bei der Übung »Gedanken-Defusion«. Wenn Sie sich von ablenkenden Gedanken gelöst haben, können Sie Ihre Aufmerksamkeit wieder auf die Atmung richten und sich noch besser beruhigen.

Machen Sie sich mit dem, was auf Sie zukommt, vertraut, indem Sie vor der Ausführung der Übung die Anleitung lesen. Wenn es Ihnen angenehmer ist, sich die Anleitung anzuhören, können Sie den Text langsam und mit gleichmäßiger Stimme aufnehmen und sich beim Üben diese Aufnahme anhören. Stellen Sie bei den ersten Versuchen mit der Übung eine Stoppuhr auf eine Zeitspanne von drei bis fünf Minuten ein, und üben Sie das Atmen dann so lange, bis das Alarmsignal ertönt. Nachdem Sie sich an die Nutzung dieser Technik zur Entspannung gewöhnt haben, können Sie die Stoppuhr auf längere Zeitspannen einstellen, beispielsweise zehn oder fünfzehn Minuten. Aber erwarten Sie nicht, daß Sie gleich beim ersten Versuch in der Lage sind, so lange stillzusitzen. Am Anfang sind drei bis fünf Minuten eine ziemlich lange Zeit. Später, wenn Ihnen diese Art zu atmen vertrauter geworden ist, können Sie diese auch während Ihrer Alltagsaktivitäten üben, etwa wenn Sie gehen, das Geschirr abwaschen, fernsehen oder ein Gespräch führen.

Achtsames Atmen erzeugt bei vielen Menschen das Gefühl, daß sie mit ihrem Atem »eins« werden – sie fühlen sich mit dem, was sie erleben, tief verbunden. Wenn es Ihnen ebenso geht, ist das wunderbar, wenn nicht, ist das auch in Ordnung. Üben Sie einfach weiter. Einigen wird zu Beginn der Übung schwindelig. Das kann passieren, wenn Sie zu schnell, zu tief oder zu langsam atmen. Aber lassen Sie sich durch solche Erlebnisse nicht erschrecken. Wenn Ihnen schwindelig wird oder Sie sich benommen fühlen, können Sie die Übung unterbrechen oder zur normalen Atemgeschwindigkeit zurückkehren und anfangen, Ihre Atemzüge zu zählen.

Diese Fertigkeit ist so simpel und doch so wirksam, daß Sie sie jeden Tag üben sollten.

Anleitung

Suche dir einen bequemen Sitzplatz in einem Raum, in dem du während der Zeitspanne, auf die du die Stoppuhr einstellst, nicht gestört wirst. Schalte alle ablenkenden Geräusche aus. Wenn du dich mit geschlossenen Augen wohlfühlst, kannst du die Augen jetzt schließen; das hilft dir, dich zu entspannen.

Atme zunächst ein paarmal langsam und lange ein und aus, und entspanne dich. Lege eine Hand auf deinen Bauch. Und nun atme langsam durch die Nase ein und anschließend langsam durch den Mund aus. Spüre, wie sich dein Bauch beim Atmen hebt und senkt. Stelle dir vor, dein Bauch füllt sich beim Einatmen wie ein Ballon mit Luft und sinkt anschließend beim Ausatmen in sich zusammen. Spüre, wie die Atemluft durch die Nasenlöcher in deinen Körper strömt und beim Verlassen des Körpers deine Lippen streift. Achte beim Atmen auf die in deinem Körper auftretenden Empfindungen. Spüre, wie sich deine Lunge mit Luft füllt. Achte darauf, wie das Gewicht deines Körpers auf dem Stuhl oder Sessel lastet, auf dem du sitzt. Achte bei jedem Atemzug darauf, daß sich dein Körper immer entspannter anfühlt.

Atme weiter auf die beschriebene Weise, und fange an, beim Ausatmen deine Atemzüge zu zählen. Dies kannst du entweder im Geiste oder hörbar tun. Zähle jedes Ausatmen, bis du die Zahl »4» erreicht hast, und fange dann wieder mit »1» an. Atme langsam durch die Nase ein und langsam durch den Mund aus, und zähle »1». Atme erneut langsam durch die Nase ein und langsam durch den Mund aus, und zähle »2». Wiederhole dies noch einmal: Atme langsam durch die Nase ein und langsam durch den Mund aus, und zähle »3». Und noch ein letztes Mal: Atme langsam durch die Nase ein und langsam durch den Mund aus, und zähle »4». Beginne danach wieder mit »1».

Richte deine Aufmerksamkeit während des Zählens diesmal gelegentlich auf die Art, wie du atmest. Achte darauf, wie sich Brust und Bauch beim Ein- und Ausatmen heben und senken. Spüre auch diesmal, wie die Atemluft durch die Nase in deinen Körper strömt und durch den Mund langsam wieder entweicht. Wenn du willst, kannst du eine Hand auf deinen Bauch legen und spüren, wie er sich beim Ein- und Ausatmen hebt und senkt. Fahre mit dem Zählen der Atemzüge fort, und atme weiter langsam und lange ein und aus. Spüre, wie sich dein Bauch beim Einatmen einem Ballon ähnlich ausdehnt und beim Ausatmen in sich zusammensinkt. Wechsle weiter mit deiner Aufmerksamkeit zwischen dem Zählen und dem körperlichen Erleben der Atmung hin und her.

Beginne schließlich, Gedanken und andere Dinge, die auftauchen und deine Aufmerksamkeit von der Atmung ablenken, zu registrieren. Ablenkend können Erinnerungen,

Geräusche, Körperempfindungen und Emotionen wirken. Wenn dein Geist abzuschweifen beginnt und du merkst, daß du dich in einen Gedanken verstrickst, richte deine Aufmerksamkeit wieder auf das Zählen der Atemzüge oder auf das körperliche Empfinden des Atemvorgangs. Versuche, dich nicht zu kritisieren, weil du dich hast ablenken lassen. Atme einfach langsam und lange in den Bauch, ein und aus. Stelle dir vor, daß sich dein Bauch wie ein Ballon mit Luft füllt. Spüre, wie er sich bei jedem Einatmen hebt und bei jedem Ausatmen senkt. Zähle weiter jeden Atemzug, und spüre, wie sich dein Körper beim Ausatmen jedesmal immer tiefer und tiefer entspannt.

Atme auf diese Weise, bis das Alarmsignal deiner Stoppuhr ertönt. Zähle weiter deine Atemzüge, achte auf die körperliche Empfindung des Atmens, und löse dich immer wieder von ablenkenden Gedanken und anderen Reizen. Wenn das Alarmsignal der Stoppuhr ertönt, dann öffne langsam die Augen, und richte deine Aufmerksamkeit wieder auf den Raum, in dem du dich befindest.

Übung: Achtsames Registrieren der Emotionen

Dies ist die zweite Übung, die Ihnen helfen wird, Gedanken, Emotionen und physische Empfindungen voneinander zu unterscheiden. Achtsames Registrieren der Emotionen beginnt damit, daß Sie die Aufmerksamkeit auf den Atem richten – daß Sie das Einströmen der Atemluft durch die Nase und ihr Ausströmen durch den Mund beobachten, bei dem sich Ihre Lunge füllt und wieder leert. Nach vier oder fünf langsamen und langen Atemzügen konzentrieren Sie sich auf Ihre Emotion im gegenwärtigen Augenblick. Achten Sie zunächst einfach darauf, ob Sie sich gut oder schlecht fühlen. Haben Sie das grundlegende Gefühl, glücklich oder unglücklich zu sein?

Versuchen Sie Ihre Emotionen anschließend genauer zu beobachten. Welches Wort beschreibt am besten, wie Sie sich im Moment fühlen? Ziehen Sie dazu die Liste der Emotionen aus der Übung »Beschreiben Sie Ihre Emotionen« zu Rate, falls Sie ohne diese Hilfe keine Beschreibung finden, die Ihnen als zutreffend erscheint. Beobachten Sie weiter, wie Sie sich fühlen, und fahren Sie fort, das Beobachtete im Geiste zu beschreiben. Achten Sie auf die Nuancen Ihres Gefühls sowie auf darin verwobene Spuren anderer Emotionen. Beispielsweise sind mit Traurigkeit manchmal Empfindungen der Angst oder sogar der Wut verbunden. Und Scham kann mit Verlustangst oder Groll verknüpft sein. Achten Sie auch auf die Stärke Ihrer Emotion, und prüfen Sie, wie sich die Emotion während des Beobachtens verändert.

Emotionen manifestieren sich immer wellenförmig. Sie wallen auf, erreichen einen Gipfelpunkt und flachen schließlich wieder ab. Sie können dies beobachten, indem Sie sich jeden Punkt dieser Wellenbewegung vergegenwärtigen, während das Gefühl aufwallt und wieder abklingt.

Falls Sie Schwierigkeiten haben, sich eine Emotion bewußt zu machen, die Sie im gegenwärtigen Augenblick spüren, können Sie diese Übung auch mit einem Gefühl ausführen, das Sie in näherer Vergangenheit hatten. Denken Sie an eine Situation während der letzten Wochen zurück, in der Sie eine starke Emotion hatten. Stellen Sie sich dieses Ereignis vor – wo Sie waren, was geschehen ist, was Sie gesagt haben und wie Sie sich fühlten. Erinnern Sie sich so lange an Details jener Situation, bis Sie die Emotion, die Sie *damals* empfunden haben, *jetzt* wieder empfinden.

Ganz gleich, auf welche Weise Sie zu einer Emotion gelangt sind, die Sie beobachten, bleiben Sie dabei, nachdem Sie sie eindeutig identifiziert haben. Beschreiben Sie im Geiste alle Veränderungen hinsichtlich des Charakters, der Intensität oder der Art der Emotion, die Sie spüren.

Im Idealfall sollten Sie das Gefühl so lange beobachten, bis es sich deutlich verändert hat – hinsichtlich seiner Qualität oder Stärke – und Sie einen gewissen Eindruck von der Wellenbewegung Ihrer Emotionen erlangt haben. Registrieren Sie, während Sie Ihr Gefühl beobachten, auch Gedanken, Empfindungen und andere Dinge, die Ihre Aufmerksamkeit zu zerstreuen drohen. Daß solche Dinge passieren, ist völlig normal. Bemühen Sie sich in solchen Fällen einfach, den Fokus wieder auf die Emotion zu richten. Beobachten Sie so lange, bis Sie miterlebt haben, wie Ihre Emotion aufwallt, sich verändert und schließlich verebbt.

Während Sie lernen, ein Gefühl achtsam zu beobachten, können Sie zu zwei wichtigen Erkenntnissen gelangen. Die eine beinhaltet, daß alle Gefühle von Natur aus eine begrenzte Lebenszeit haben. Die Emotionen, die Sie beobachten, erreichen irgendwann einen Gipfelpunkt und verebben danach allmählich. Die zweite wichtige Erkenntnis ist, daß Sie durch bloßes Beschreiben Ihrer Gefühle zu einem gewissen Maß an Kontrolle über Sie gelangen können. Emotionen zu beschreiben ruft oft das Gefühl hervor, es würde eine Art Behälter um sie herum gebaut, der verhindert, daß sie überwältigend wirken können.

Lesen Sie vor Beginn der Übung die folgende Anleitung, um sich mit dem vor Ihnen Liegenden vertraut zu machen. Wenn Sie sich die Anleitung lieber anhören wollen, können Sie sie langsam und mit gleichmäßiger Stimme aufnehmen und beim Üben anhören. Wenn Sie solch eine Aufnahme produzieren, sollten Sie nach jedem Absatz eine Pause einfügen, damit Sie beim Abhören genügend Zeit haben, um den Prozeß vollständig zu erleben.

Anleitung

Atme lange und langsam, und spüre, wie die Luft durch deine Nase in den Körper strömt, wie Sie durch deine Kehle in die Lunge gelangt. Atme noch einmal, und beobachte, was in deinem Körper geschieht, wenn du einatmest und die Luft anschließend wieder ausatmest. Fahre fort, zu atmen und deine Atemzüge zu beobachten. Achte auf die Empfin-

dungen, die während des Ausatmens in deinem Körper auftreten. [Im Falle einer Aufnahme sollte eine Pause von einer Minute folgen.]

Richte deine Aufmerksamkeit nun auf deine augenblicklichen Emotionen. Fokussiere auf das, was in dir geschieht, und stelle fest, welche Emotion du im Augenblick erlebst. Oder suche nach einer Emotion, die du vor kurzem erlebt hast. Stelle fest, ob die Emotion ein gutes oder ein übles Gefühl erzeugt – ob sie angenehm oder unangenehm ist. Halte deine Aufmerksamkeit auf das Gefühl gerichtet, bis du einen Eindruck davon gewonnen hast. [Im Falle einer Aufnahme sollte eine Pause von einer Minute folgen.]

Suche nun nach Wörtern, mit denen du die Emotion beschreiben kannst. Handelt es sich beispielsweise um ein Gefühl der Freude, der Zufriedenheit oder der freudigen Erregung? Oder handelt es sich um Traurigkeit, Angst, ein Scham- oder ein Verlustgefühl? Was es auch sein mag, beobachte und beschreibe die Emotion im Geiste. Achte auf eventuelle Veränderungen des Gefühls, und beschreibe, was sich verändert. Falls du auf irgendeine Weise abgelenkt wirst oder dir Gedanken in den Sinn kommen, versuche, dich von diesen zu lösen, dich also nicht in sie zu verstricken. Achte darauf, ob dein Gefühl intensiver oder schwächer wird, und beschreibe, wie das ist. [Im Falle einer Aufnahme sollte eine Pause von einer Minute folgen.]

Beobachte deine Emotion weiter, und löse dich von allen auftauchenden Ablenkungen. Suche nach Worten, um auch die geringsten Veränderungen der Qualität oder Intensität deines Gefühls zu beschreiben. Falls andere Emotionen ins Spiel kommen, dann beziehe auch diese in deine laufende Beschreibung ein. Verwandelt sich deine Emotion in eine völlig neue Emotion, dann beobachte diese neue, und suche nach Worten, die sie beschreiben. [Im Falle einer Aufnahme sollte eine Pause von einer Minute folgen.]

Gedanken, körperliche Empfindungen und andere Ablenkungen werden deine Aufmerksamkeit auf sich zu lenken versuchen. Registriere dies, löse dich davon, und richte deine Aufmerksamkeit wieder auf deine Emotion. Bleibe dabei. Fahre fort, sie zu beobachten. Mache so weiter, bis du beobachtet hast, daß deine Emotion sich verändert hat oder schwächer geworden ist.

Zum Abschluß

Sie haben nun einige grundlegende Fertigkeiten zur Stärkung der Achtsamkeit erlernt. Es ist zu hoffen, daß Sie die Funktionsweise Ihres Geistes besser verstehen und daß Ihnen klargeworden ist, warum es so wichtig ist, sich diese Fertigkeiten anzueignen. Versuchen Sie, das Gelernte täglich zu nutzen. Im nächsten Kapitel werden Sie, auf dem bereits Behandelten aufbauend, mehr über komplexere Arten der Achtsamkeitsübung erfahren.

4 Achtsamkeit – weiterführende Fertigkeiten

Im vorigen Kapitel haben Sie erfahren, was Achtsamkeit ist, und Sie haben die grundlegenden »Was«-Fertigkeiten der Dialektischen Verhaltenstherapie kennengelernt:

- Intensiver auf den gegenwärtigen Augenblick fokussieren;
- die eigenen Gedanken, Emotionen und Körperempfindungen erkennen und auf sie fokussieren;
- den Strom des Gewahrseins von Augenblick zu Augenblick erkennen und auf ihn fokussieren;
- Unterscheiden Ihrer Gedanken von Ihren Emotionen und Körperempfindungen.

Was Sie in diesem Kapitel lernen werden

In diesem Kapitel lernen Sie die komplexeren »Wie«-Fertigkeiten der Achtsamkeit (Linehan 1993a) kennen. Diese helfen Ihnen zu lernen, *wie* Sie in Ihrem Alltag sowohl achtsam als auch nicht-urteilend sein können. Sie werden fünf »Wie«-Fertigkeiten kennenlernen:

1. Wie Sie Ihre innere Weisheit nutzen können;
2. wie Sie radikales Akzeptieren nutzen können, um Ihre Alltagserlebnisse anzuerkennen, ohne sie zu beurteilen;
3. wie Sie effektiv handeln können;
4. wie Sie für sich selbst eine Achtsamkeitskur maßschneidern können, um auf bewußtere und fokussierte Weise zu leben;
5. wie Sie überwinden können, was Ihre Achtsamkeit behindert.

Wie im vorigen Kapitel ist auch in diesem die Ausführung der Übungen in der angegebenen Reihenfolge wichtig. Jede Übung baut auf der vorherigen auf.

Innere Weisheit

Wie bereits im vorigen Kapitel erwähnt wurde, ist die innere Weisheit oder der wissende Zustand *(wise mind)* die Fähigkeit, unter Einbeziehung sowohl des rationalen Denkens und der Emotionen zuträgliche Entscheidungen bezüglich Ihres Lebens zu treffen. Das klingt zwar simpel, aber wir wollen einmal einen Blick darauf werfen, in welche Fallen viele Menschen hierbei tappen.

Ein Beispiel hierfür ist Leo, ein erfolgreicher Verkäufer, der bei einem neuen Unternehmen zu arbeiten begonnen hatte. Er hatte eine glückliche Familie und eine ziemlich gute Zukunftsperspektive. Doch als sich herausstellte, daß es ihm nicht gelang, einen Abschluß zu erzielen, war Leo oft sehr aufgebracht und fühlte sich deprimiert. Er sah sich als einen Menschen, dem es niemals in seinem Leben gelingen würde, wirklich erfolgreich zu sein. Trotz des positiven Feedbacks seiner Vorgesetzten gelang es ihm nicht, seine Angst vor dem Versagen abzuschütteln, unter denen er aufgrund von nicht zustande gekommenen Geschäftsabschlüssen litt. Die Folge war, daß Leo schon wenige Monate nach Beginn seiner Arbeit die Stelle wieder kündigte – wie er es schon mehrfach getan hatte. Zwar suchte er sich dann sofort wieder eine neue Stelle, aber wohin er auch ging, er wurde stets von ähnlichen Gefühlen geplagt und fühlte sich nie völlig zufrieden mit sich.

Ähnlich erging es Takeesha, einer beliebten College-Professorin, die von Ihren Studenten und Kollegen sehr geschätzt wurde. Nach mehrmaligem Scheitern privater Beziehungen fühlte sie sich sehr einsam. Ihre Bemühungen, neue Bekanntschaften zu knüpfen, gab sie schließlich auf, weil Sie überzeugt war, daß auch solche neuen Beziehungen scheitern würden. Deshalb entwickelte sie das Gefühl, keine Liebe zu verdienen, und fand sich damit ab, daß sie ihr weiteres Leben wohl allein verbringen würde.

Unglücklicherweise wurden Leo und Takeesha von dem in der Dialektischen Verhaltenstherapie sogenannten *emotionalen Zustand* (*emotional mind* – bzw. ihrer Emotionalität) (Linehan 1993a) überwältigt. Dieser manifestiert sich, wenn Urteile und Entscheidungen einzig und allein auf den Gefühlen des Betreffenden basieren. Allerdings ist zu bedenken, daß Emotionen an und für sich nicht schlecht oder problematisch sind. Wir alle brauchen Emotionen, um gesund leben zu können. (Mehr über die Rolle der Emotionen in den Kapiteln 6 und 7.) Mit der Emotionalität verbundene Probleme entstehen, wenn Ihre Emotionen Ihr Leben *beherrschen*. Dies ist für Menschen mit überwältigenden Emotionen besonders gefährlich, weil der emotionale Zustand unsere Gedanken und Urteile verzerrt und weil diese Verzerrungen es uns erschweren, bezüglich unseres eigenen Lebens adäquate Entscheidungen zu treffen. Das Leben von Leo und Takeesha wurde trotz ihrer Erfolge von ihren Emotionen bestimmt, die sie dazu brachten, unzuträgliche Entscheidungen zu treffen.

Das korrigierende Gegenstück zum emotionalen Zustand ist der *vernünftige Zustand (reasonable mind)* (Linehan 1993a). Dabei handelt es sich um den Teil unseres Entscheidungsprozesses, der die Tatsachen einer Situation analysiert, klar über das Geschehen nachdenkt, die Details berücksichtigt und dann rational entscheidet. Natürlich hilft das rationale Denken uns jeden Tag, Probleme zu lösen und Entscheidungen zu treffen. Aber es kann ebenso wie die Emotionen, sofern es überhand nimmt, zum Problem werden. Wir alle kennen die Geschichte eines sehr intelligenten Menschen, der seine Emotionen nicht auszudrücken vermochte und deshalb sehr einsam lebte. Auch hier ist also die unverzichtbare Voraussetzung für ein erfüllendes und gesundes Leben ein gewisses Gleichgewicht. Doch Menschen mit übermächtigen Emotionen fällt es oft sehr schwer, einen Ausgleich zwischen ihren starken Gefühlen und dem rationalen Denken zu schaffen.

Die Lösung besteht darin, bei der Suche nach zuträglichen Entscheidungen bezüglich des eigenen Lebens die innere Weisheit zu nutzen. Innere Weisheit erwächst aus dem Zusammenwirken von Emotionen und Vernunft (Linehan 1993a). Sie beinhaltet eine Balance zwischen Gefühlen und rationalem Denken. Wenden wir uns noch einmal den Situationen von Leo und Takeesha zu. Beide standen unter dem Bann ihrer Emotionen. Hätte Leo seine Entscheidungen mit Hilfe seiner inneren Weisheit getroffen, hätte er auch seine Vernunft zu Wort kommen lassen. Er hätte sich dann die für die Situation relevanten Tatsachen vor Augen geführt: Er war bereits ein erfolgreicher Verkäufer und wurde nur jedesmal ungehalten, wenn es ihm nicht gelang, einen Geschäftsabschluß zustande zu bringen. War es insofern vernünftig, den Job zu kündigen? Ganz sicher nicht. Und wie steht es mit Takeesha? Sie hatte sehr positives Feedback sowohl von ihren Studenten als auch von ihren Kollegen bekommen. War es demnach vernünftig, nach dem Fehlschlagen einiger privater Beziehungen erst gar nicht mehr zu versuchen, neue Bekanntschaften zu knüpfen? Ganz bestimmt nicht. Deshalb ist es so wichtig, die innere Weisheit zu nutzen.

Sie können die innere Weisheit mit Hilfe der in Kapitel 3 beschriebenen Achtsamkeitsübungen entwickeln. Ein Teil der Wirkung dieser Übungen besteht darin, daß sie Ihnen helfen, den Unterschied zwischen Ihren Gedanken und Ihren Emotionen zu erkennen und beide voneinander zu unterscheiden. Sie haben Ihre Emotionen und Ihre Vernunft also bereits benutzt. Wenn Sie Ihre Achtsamkeit noch stärker entwickeln, wird es Ihnen leichter fallen, adäquate Entscheidungen zu treffen, indem Sie das, was Ihre Emotionen Ihnen sagen, und das, was Ihr rationales Denken Ihnen sagt, zu einem ausgewogenen Ganzen verbinden.

Innere Weisheit und Intuition

Nach Auffassung der Dialektischen Verhaltenstherapie ähnelt die innere Weisheit der Intuition (Linehan 1993b). Oft werden Intuition und innere Weisheit als »Bauchgefühl« bezeichnet. Die folgende Übung wird Ihnen helfen, körperlich und geistig stärker mit Ihren Bauchgefühlen in Kontakt zu kommen. Sie werden lernen, das Zentrum der inneren Weisheit in Ihrem Körper zu lokalisieren. Von diesem Punkt aus treffen viele Menschen nach ihren eigenen Angaben sinnvolle und weise Entscheidungen bezüglich ihres Lebens.

Interessant ist, daß das Phänomen der Bauchgefühle eine wissenschaftliche Grundlage haben könnte. Forscher haben entdeckt, daß es im Bauch ein riesiges Nervengeflecht gibt. Dieses Netz ist in seiner Komplexität nur mit dem menschlichen Gehirn vergleichbar, weshalb einige Wissenschaftler es als *Bauchhirn* bezeichnen.

Übung: Meditation auf die innere Weisheit

Wenn Sie mit dieser Technik zu arbeiten beginnen, stellen Sie am besten einen Küchenwecker oder eine Stoppuhr auf drei bis fünf Minuten und setzen diese Übung so lange fort, bis der Alarm ertönt. Sobald Sie mit der Übung ein wenig vertrauter geworden sind, können Sie eine längere Zeitspanne einstellen, beispielsweise zehn oder fünfzehn Minuten. Falls Sie sich die Anleitung lieber anhören wollen, können Sie sie langsam und mit gleichmäßiger Stimme aufnehmen und sich die Aufnahme während des Übens anhören.

Anleitung

Suche dir einen bequemen Sitzplatz in einem Raum, in dem du während der Dauer der Übung nicht gestört wirst. Schalte alle ablenkenden Geräuschquellen aus. Wenn es dir angenehm ist, kannst du die Augen schließen; dies hilft dir, dich zu entspannen.

Suche nun den untersten Punkt deines Brustbeins am Brustkorb. Du findest ihn, indem du den Knochen im Zentrum deiner Brust berührst und ihm in Richtung Bauch bis zu seinem Ende folgst. Lege nun eine Hand auf deinen Bauch im Bereich zwischen dem untersten Punkt des Steißbeins und dem Nabel. Dort befindet sich das Zentrum der inneren Weisheit.

Atme ein paarmal langsam und lange durch, und entspanne dich. Dann atme langsam durch die Nase ein und langsam durch den Mund aus. Spüre, wie sich dein Bauch beim Atmen hebt und senkt. Stelle dir vor, dein Bauch füllt sich beim Einatmen wie ein Ballon mit Luft und sinkt beim Ausatmen wieder in sich zusammen. Spüre, wie die Atemluft durch deine Nase in den Körper strömt und später beim Ausatmen an deinen Lippen vorbeistreicht. Achte beim Atmen auf alle Empfindungen in deinem Körper. Spüre, wie sich deine Lunge mit Luft füllt. Mache dir das Gewicht deines auf dem Sitz lastenden Körpers bewußt. Registriere bei jedem Atemzug, wie sich dein Körper anfühlt, und lasse zu, daß er sich immer mehr entspannt.

Richte, während du weiter auf diese Weise atmest, deine Aufmerksamkeit auf den Be-

reich unter deiner Hand. Fokussiere auf das Zentrum der inneren Weisheit. Atme weiter langsam und lange. Falls ablenkende Gedanken auftauchen, lasse sie davontreiben, ohne gegen sie anzukämpfen und ohne dich auf sie zu fixieren. Atme weiter langsam und lange, und konzentriere dich auf das Zentrum der inneren Weisheit. Spüre die Hand, die auf deinem Bauch ruht.

Beobachte was geschieht, während deine Aufmerksamkeit auf dein Zentrum der inneren Weisheit gerichtet ist. Falls du irgendwelche beunruhigenden Gedanken oder Probleme gehabt hast oder wichtige Entscheidungen treffen mußtest, kannst du nun ein paar Sekunden lang über sie nachdenken und anschließend das Zentrum deiner inneren Weisheit befragen, was du hinsichtlich der Probleme oder der anstehenden Entscheidungen unternehmen sollst. Bitte deine innere Intuition um Hilfe, und beobachte dann, welche Gedanken oder Lösungen aus dem Zentrum der inneren Weisheit hervorgehen. Urteile nicht über die Antworten, die du erhältst. Registriere sie einfach, und atme ruhig weiter. Halte deine Aufmerksamkeit weiter auf das Zentrum deiner inneren Weisheit gerichtet. Falls keine Gedanken oder Antworten auf deine Fragen auftauchen, fahre einfach mit dem Atmen fort.

Beobachte weiter, wie dein Körper sich durch das Atmen erhebt und sich wieder senkt. Atme, und richte deine Aufmerksamkeit immer wieder auf das Zentrum der inneren Weisheit, bis das Alarmsignal der Stoppuhr ertönt. Öffne nach Abschluß der Übung langsam die Augen, und richte deine Aufmerksamkeit wieder auf den Raum, in dem du dich befindest.

Wie man Entscheidungen aus der inneren Weisheit heraus trifft

Nachdem Sie geübt haben, das Zentrum Ihrer inneren Weisheit zu lokalisieren, können Sie vor Entscheidungen zu ihm in Kontakt treten. Dies hilft Ihnen herauszufinden, ob eine Entscheidung, zu der Sie sich durchgerungen haben, förderlich ist. Wenn Sie dies feststellen wollen, können Sie einfach über die Handlung, die Sie ausführen wollen, nachdenken und dabei Ihre Aufmerksamkeit auf das Zentrum Ihrer inneren Weisheit richten. Lauschen Sie darauf, was Ihre innere Weisheit Ihnen dazu sagt. Fühlt sich die Entscheidung, die Sie zu treffen beabsichtigen, gut an? Wenn ja, sollten Sie sie treffen. Wenn nicht, sollten Sie über andere Möglichkeiten nachdenken.

Zuverlässig gute Entscheidungen bezüglich Ihres Lebens zu treffen ist ein Prozeß, der sich ständig weiterentwickelt. Es gibt keine einzig und allein richtige Art, über solche Dinge zu entscheiden. Der Kontakt zum Zentrum Ihrer inneren Weisheit ist in diesem Zusammenhang nicht mehr als *eine* Möglichkeit, die einigen Menschen gute Dienste leistet. Allerdings ist in diesem Zusammenhang auch eine Warnung angebracht. Wenn Sie die innere Weisheit das erste Mal für wichtige Entscheidungen nutzen, wird es Ihnen wahrscheinlich schwerfallen, zwischen einem intuitiven »Bauchgefühl« und einer auf altbekannte Weise aus dem emotionalen Zustand heraus getroffenen Entscheidung zu unterscheiden. Der Unterschied zwischen beidem läßt sich auf drei Arten feststellen:

1. *War während der Entscheidung Ihre Achtsamkeit sowohl auf Ihre Emotionen als auch auf die im betreffenden Fall wichtigen Fakten gerichtet?* Mit anderen Worten: Haben Sie bei der Entscheidung sowohl Ihre Emotionen als auch Ihre Vernunft berücksichtigt? Wenn Sie den für die Situation wichtigen Tatsachen nicht Rechnung getragen und sich von Ihren Emotionen haben bestimmen lassen, haben Sie Ihre innere Weisheit *nicht* genutzt. Manchmal müssen wir unsere Emotionen verebben lassen, um eine gute Entscheidung treffen zu können. Wenn Sie in letzter Zeit in eine von sehr starken Emotionen geprägte Situation verstrickt waren – ganz gleich, ob die Situation positiv oder negativ war –, sollten Sie sich die Zeit nehmen, Ihre Emotionen so weit abkühlen zu lassen, daß Sie auch Ihre Vernunft nutzen können.
2. *Fühlte sich Ihre Entscheidung »richtig« an?* Treten Sie vor Entscheidungen zu Ihrem Zentrum der inneren Weisheit in Kontakt, und stellen Sie fest, wie es sich anfühlt. Wenn Sie sich beim Kontaktieren Ihrer inneren Weisheit nervös fühlen, ist die Entscheidung, die Sie zu treffen beabsichtigen, nicht gut oder nicht ungefährlich. Sie können sich aber auch nervös fühlen, weil es Sie begeistert, etwas Neues zu tun, und das kann durchaus positiv sein. Manchmal läßt sich schwer feststellen, ob es sich um das eine oder das andere dieser beiden Phänomene handelt. Deshalb ist es wichtig, bei Entscheidungen in jedem Fall auch die Vernunft zum Zuge kommen zu lassen. Wenn Sie mehr Erfahrung im Treffen adäquater Entscheidungen haben, werden Sie den Unterschied zwischen positiver und negativer Nervosität leichter erkennen können.
3. *Manchmal werden Sie an den Resultaten Ihrer Entscheidung erkennen, ob Sie zur Entscheidungsfindung Ihre innere Weisheit genutzt haben.* Wirkt sich eine Entscheidung in Ihrem Leben positiv aus, haben Sie wahrscheinlich Ihre innere Weisheit genutzt. Wenn Sie mit der Nutzung der inneren Weisheit beginnen, dann vergewissern Sie sich über die Auswirkungen Ihrer Entscheidungen, um sicherzugehen, daß Sie *wirklich* Ihre innere Weisheit benutzen. Bedenken Sie, daß Ihre Innere Weisheit Ihnen helfen sollte, für Ihr Leben positive Entscheidungen zu treffen.

Radikales Akzeptieren

Ein weiterer sehr wichtiger Aspekt der inneren Weisheit und ganz generell der Achtsamkeit ist das *radikale Akzeptieren* (Linehan 1993a). (Sie haben das radikale Akzeptieren bereits in Kapitel 2 in Zusammenhang mit den komplexeren Fertigkeiten zur Verbesserung der Streßbewältigung kennengelernt. In der nun folgende Darstellung geht es darum, in welchem Zusammenhang das radikale Akzeptieren zur Achtsamkeit steht.) Radikales

Akzeptieren bedeutet, etwas zu tolerieren, ohne es zu beurteilen und ohne zu versuchen, es zu verändern. Erinnern Sie sich noch an die Definition der Achtsamkeit aus dem vorigen Kapitel? Achtsamkeit ist die Fähigkeit, sich – im gegenwärtigen Augenblick – der eigenen Gedanken, Emotionen, Körperempfindungen und Handlungen bewußt zu sein, *ohne sich selbst oder das Erlebte zu beurteilen oder zu kritisieren.* Radikales Akzeptieren ist ein sehr wichtiger Aspekt der Achtsamkeit, weil Sie nicht völlig auf das Geschehen in einem konkreten Augenblick fokussiert sind, wenn Sie in diesem Augenblick sich selbst, das, was Sie erleben, oder jemand anderen beurteilen. In vielerlei Hinsicht ist das Urteilen der sicherste Weg zum Leiden, denn wenn Sie andere beurteilen, werden Sie wütend, und wenn Sie sich selbst beurteilen, werden Sie depressiv. Um wirklich achtsam im gegenwärtigen Augenblick präsent und in der inneren Weisheit verwurzelt zu sein, müssen Sie nicht-urteilend handeln.

Radikales Akzeptieren mag Ihnen als schwer zu meistern erscheinen, aber es lohnt ganz sicher, daran zu arbeiten. Dazu folgendes Beispiel: Thomas kämpfte mit einem Problem, das Menschen mit starken Emotionen sehr oft haben. Er ordnete alle Menschen und Dinge einer von zwei Kategorien zu: sie waren in seinen Augen völlig gut oder völlig schlecht. Dazwischen gab es für ihn nichts. Wenn Menschen ihn nett behandelten, waren sie in seinen Augen gut; war jemand anderer Meinung als er, sah er den Betreffenden als schlecht oder sogar böse an, auch wenn er die gleiche Person noch wenige Augenblicke früher der Kategorie »gut« zugeordnet hatte. Dieser schnelle Wechsel zwischen gut und böse brachte Thomas dazu, über sich selbst und andere viele Urteile zu fällen und kritische Bemerkungen zu äußern. Im Laufe der Jahre machten die vielen Zuordnungswechsel und Urteile Thomas sehr empfindlich gegenüber Situationen, in denen etwas schiefgehen konnte. Er erwartete stets, daß andere Menschen Fehler machen, ihn beleidigen oder ihn auf irgendeine Weise betrügen oder verraten würden. Als seine Schwester einmal sagte, sie könne ihm nicht helfen, sein Auto zur Werkstatt zu bringen, bekam Thomas einen Wutanfall. Er warf ihr vor, undankbar und egoistisch zu sein. Tatsächlich mußte sie ihre Tochter zum Arzt bringen. Doch Thomas hatte sich diese plausible Erklärung gar nicht erst angehört. Er war so sehr in seinem urteilenden Denken gefangen, daß er im Grunde niemandem richtig zuhörte. Thomas hatte in seinem Leben ein Muster entwickelt, demzufolge alle seine Urteile und Kritiken zu Realitäten wurden, weshalb er ein sehr einsames und von Leid geprägtes Leben führte.

Als Thomas irgendwann das radikale Akzeptieren kennenlernte, stand er auch ihm kritisch gegenüber. Er dachte: »Das ist doch lächerlich. Diese dämliche Idee wird mir mit Sicherheit auch nicht helfen. Ich brauche so etwas nicht. Wie kann man solchem faulen Zauber *nicht* kritisch gegenüberstehen?« Auf Drängen seiner Familie hin willigte er jedoch ein, es mit dem radikalen Akzeptieren einmal zu versuchen. Zunächst fiel es ihm sehr schwer, keine Urteile über sich selbst und andere Menschen zu fällen, doch er arbeitete weiter mit den in diesem Buch erläuterten Übungen, und schließlich fiel ihm das radikale Akzeptieren immer leichter. Allmählich veränderte sich sein Denken. Er verstrickte sich immer weniger in urteilende Gedanken und kritisierende Bemerkungen. Auch war er nicht mehr ständig davon überzeugt, daß andere Menschen ihn beleidigen oder betrügen wollten. Außerdem gewöhnte er sich ab, Menschen grundsätzlich der Kategorie »gut« oder »schlecht« zuzuordnen. Ihm dämmerte, daß jeder Mensch Fehler macht und daß das in Ordnung ist. Auch wurde er achtsamer bezüglich seiner Gedanken, Gefühle, Empfindungen und Handlungen im gegenwärtigen Augenblick, und dies half ihm, sich intensiver auf seine Alltagsrealität zu konzentrieren und sinnvollere Entscheidungen zu treffen.

Dieses Beispiel zeigt, daß einer der schwierigsten Aspekte des radikalen Akzeptierens darin besteht, zu erkennen, wann Sie sich selbst oder andere Menschen be- oder verurteilen. Dazu braucht man Routine, und die im vorliegenden Buch beschriebenen Übungen werden Ihnen helfen, diese Routine zu entwickeln. Aber auch nur zu erkennen, daß Sie urteilen, lernen Sie erst allmählich. Mit Sicherheit werden Ihnen dabei Fehler unterlaufen. Wenn Sie zu üben beginnen, das Urteilen zu unterlassen, werden mit Sicherheit Situationen vorkommen, in denen Sie trotz aller guten Vorsätze urteilen. Wenn Sie dann merken, was Sie gerade tun, werden Sie sich noch stärker kritisieren, weil Sie geurteilt haben. Aber auch das ist in Ordnung. Es ist ein unvermeidlicher Bestandteil des Lernprozesses. Das radikale Akzeptieren zu erlernen ähnelt stark der Geschichte von dem Mann, der bei einem Gang durch die Stadt in eine Kanalöffnung fällt, weil sie nicht mit einem Deckel verschlossen ist. Er klettert aus dem Loch, schaut von oben hinein und sagt: »Das sollte ich besser nicht mehr tun.« Doch am folgenden Tag geht er über die gleiche Straße, fällt wieder in das gleiche Loch, klettert wieder daraus hervor und sagt: »Nicht zu fassen, daß ich es schon wieder getan habe.« Am dritten Tag ist er kurz davor, abermals in das Loch zu fallen, als er sich plötzlich daran erinnert, wie es ihm an den beiden Vortagen ergangen ist, und so gelingt es ihm, einen erneuten Sturz zu vermeiden. Am vierten Tag kommt ihm schon beim Einbiegen in die Straße der Gedanke, daß er das offene Kanalloch umgehen muß. Und am fünften Tag beschließt er, durch eine andere Straße zu gehen, um das Problem von vornherein auszuschließen. Wenn Sie das radikale Akzeptieren erlernen wollen, werden Sie natürlich mehr als fünf Tage brauchen, doch was die immer wieder neue Gefahr, in die im Grunde altbekannte Falle des Verurteilens zu gehen, betrifft, ähnelt die Situation derjenigen in unserem Beispiel sehr stark.

Im folgenden werden mehrere Übungen beschrieben, die Ihnen helfen sollen, eine nicht-urteilende Einstellung zu entwickeln und die Fertigkeit des radikalen Akzeptierens zu nutzen. Doch bevor Sie sich diesen Übungen zuwenden, werden wir das radikale Akzeptieren noch ein wenig eingehender erklären, weil es für viele Menschen eine ziemlich fremdartige Vorstellung ist. Radikales Akzeptieren beinhaltet nicht, daß Sie sich stillschweigend in potentiell schädigende oder gefährliche Situationen fügen. Falls Sie beispielsweise in einer von Gewalt und Mißhandlungen geprägten Beziehung leben und sich daraus befreien müssen, sollten Sie das tun. Machen Sie sich nichts zu eigen, was für Sie schädlich ist, und erdulden Sie nicht einfach alles, was mit Ihnen geschieht. Radikales

Akzeptieren soll Ihnen helfen, gesünder zu leben; ganz sicher geht es nicht darum, daß Ihr Leben noch stärker als bisher von Leiden geprägt sein soll.

Allerdings ist es mit Sicherheit sehr schwierig, mit der Nutzung des radikalen Akzeptierens zu beginnen, weil dies erfordert, daß Sie sich selbst, Ihr Leben und andere Menschen auf neuartige Weise zu sehen lernen müssen. Doch sobald Sie sich an die Arbeit machen, werden Sie merken, daß Sie dadurch sogar mehr Freiheit gewinnen. Sie brauchen nicht mehr viel Zeit darauf zu verwenden, sich selbst und andere Menschen zu beurteilen, und haben deshalb die Möglichkeit, viele andere Dinge zu tun. Radikales Akzeptieren ist eines der wichtigsten Werkzeuge der Dialektischen Verhaltenstherapie, und es lohnt eindeutig die Mühe, es zu erproben.

Übung: Negative Urteile

Wenn man ein Problem verändern will, muß man zunächst einmal herausfinden, wann dieses Problem auftritt. Deshalb müssen Sie, wenn Sie Ihre Tendenz zu urteilendem Denken verändern wollen, zunächst feststellen, was Sie beurteilen und kritisieren. Auf Seite 112 ist ein »Protokoll negativer Urteile« wiedergegeben. Versuchen Sie im Laufe der nächsten Woche, alle Ihre negativen Urteile und kritischen Äußerungen zu notieren. Dazu zählen auch Urteile über Dinge, die Sie in der Zeitung lesen oder im Fernsehen verfolgen, weiterhin Urteile, die Sie über sich selbst und über andere Menschen fällen, und dergleichen mehr. Nötigenfalls können Sie das Arbeitsblatt kopieren; und Sie sollten stets ein solches Blatt bei sich tragen, damit Sie ein Urteil notieren können, sobald Sie es bemerken. Wenn Sie Ihre negativen Urteile nur einmal am Tag aufschreiben wollen, zum Beispiel vor dem Zubettgehen, werden Sie länger brauchen, um das radikale Akzeptieren zu erlernen, denn am Abend haben Sie wahrscheinlich viele negative Urteile, die Sie tagsüber gefällt haben, schon wieder vergessen.

Manchmal ist es von Nutzen, visuelle Erinnerungshilfen einzusetzen, um das Vorhaben, alle negativen Urteile zu notieren, im Blick zu behalten. Einige halten es für nützlich, einen speziellen Gegenstand bei sich zu führen, etwa einen neuen Ring oder ein Armband, weil sie dadurch daran erinnert werden, daß sie ihre Urteile notieren wollen. Andere hängen überall im Haus und am Arbeitsplatz Zettel auf, auf denen nur das Wort »Urteile« steht. Nutzen Sie die Hilfsmittel, die Ihnen persönlich am besten helfen. Setzen Sie diese Übung mindestens eine Woche lang fort bzw. so lange, bis Sie sich beim Fällen von negativen Urteilen stets ertappen. Registrieren Sie auch, *wann* Sie solche Urteile fällen, *wo* Sie es tun und *was* die verschiedenen negativen Urteile beinhalten. Das Beispiel auf der folgenden Seite veranschaulicht, worum es geht.

(Anmerkung: Wenn Sie ein »Protokoll der negativen Urteile« fertiggestellt haben, dann bewahren Sie es für die später in diesem Kapitel folgende Übung Urteils-Defusion auf.)

Beispiel: Protokoll der negativen Urteile

Wann?	**Wo?**	**Was?**
Sonntag, 14.00 Uhr	*zu Hause*	*Ich dachte: »Ich hasse Sonntage; sie sind immer so langweilig.«*
Sonntag, 18.30 Uhr	*zu Hause*	*Habe zu meiner Freundin gesagt, daß mir ihre Bluse nicht gefällt.*
Montag, 8.30 Uhr	*Mit der Fahrgemeinschaft auf dem Weg zur Arbeit*	*Nachgedacht, wie sehr ich die Menschen hasse, die wie Idioten fahren.*
Montag, 11.00 Uhr	*Arbeit*	*Nachgedacht, wie dämlich meine Arbeitskollegen sind, die mir jeden Tag die gleichen Fragen stellen.*
Montag 12.30 Uhr	*Arbeit*	*Nachgedacht, wie sehr ich meinen Chef hasse, weil er mir einen Computer gekauft hat, der für meine Arbeit nicht schnell genug ist.*
Montag, 13.45 Uhr	*Arbeit*	*Bin wütend auf mich geworden, weil ich einen Fehler gemacht habe. Habe mich einen »Idioten« genannt.*
Montag, 14.30 Uhr	*Arbeit*	*Bin wütend auf den Präsidenten geworden, nachdem ich in der Zeitung seine Ansichten zur Außenpolitik gelesen hatte.*
Montag, 16.15 Uhr	*Arbeit*	*Habe über die häßliche Farbe des Raums, in dem ich sitze, nachgedacht.*
Montag, 17.15 Uhr	*Mit der Fahrgemeinschaft auf dem Heimweg*	*Habe zu Sandra gesagt, ich empfände es als rücksichtslos von ihr, das Autoradio so laut zu stellen.*
Montag, 23.30 Uhr	*zu Hause*	*Bin auf mich wütend geworden, weil ich so lange aufgeblieben bin und deshalb nicht genug Schlaf bekomme.*

Arbeitsblatt: Protokoll der negativen Urteile

Wann?	Wo?	Was?

Radikales Akzeptieren und Anfängergeist

Nachdem Sie nun viele negative Urteile erkannt haben, sind Sie der Möglichkeit, das radikale Akzeptieren für sich zu nutzen, erheblich näher. Um es noch einmal zu wiederholen: Radikales Akzeptieren bedeutet, die Situationen in Ihrem Leben zu beobachten, ohne sich selbst oder andere zu beurteilen oder zu kritisieren. In der vorigen Übung ging es darum, Ihre *negativen* Urteile zu erkennen, weil sie gewöhnlich am leichtesten zu entdecken sind. Aber auch positive Urteile können problematisch sein.

Erinnern Sie sich noch an das Beispiel von Thomas? Er ordnete alle und alles zwei Kategorien zu: Entweder war jemand oder etwas ganz und gar gut oder ganz und gar schlecht. Er mochte Menschen, die er als gut einschätzte, aber wenn sie dann etwas taten, das ihm nicht gefiel, wurde er wütend und bezeichnete sie fortan als »schlecht«. Verstehen Sie nun, warum es auch problematisch sein kann, positive Urteile über Menschen und Dinge zu fällen? Wenn Sie über jemanden (oder etwas) nachdenken und dabei eine starre und feste Vorstellung davon haben, wie diese Person Sie behandeln wird, können Sie leicht enttäuscht werden, denn es ist nun einmal so, daß niemand (und nichts) vollkommen ist. Präsidenten lügen manchmal, religiöse Führer nehmen zuweilen am Glücksspiel teil, Dinge, die wir mögen, gehen kaputt, und Menschen, denen wir vertrauen, verletzen uns. Deshalb können Sie, wenn Sie jemanden einer Kategorie zuordnen, nach welcher der Betreffende zu hundert Prozent gut, vertrauenswürdig, »heiligenmäßig«, positiv oder ehrlich ist, sehr leicht enttäuscht werden.

Das bedeutet jedoch nicht, daß Sie nie jemandem vertrauen sollten. Radikales Akzeptieren beinhaltet, sich Menschen und Situationen zu nähern, ohne sie als gut oder schlecht, als positiv oder negativ zu beurteilen. Bestimmte Meditationslehren bezeichnen dies als *Anfängergeist* (Suzuki 2001). Dies bedeutet, an jede Situation und an jede Beziehung so heranzugehen, als würden Sie mit ihr zum allerersten Mal konfrontiert. Dieses ständige Neu-Sehen verhindert, daß Sie an den gegenwärtigen Augenblick mit irgendwelchen alten Urteilen (positiven wie negativen) herangehen, und dies ermöglicht Ihnen, achtsamer zu sein. Außerdem fällt es Ihnen dann auch leichter, Ihre Emotionen unter Kontrolle zu behalten. Insofern ist es kaum verwunderlich, daß eines der Ziele der Dialektischen Verhaltenstherapie darin besteht, Ihnen zu helfen, das Urteilen völlig zu unterlassen, ganz gleich, ob es um positive oder negative Urteile geht (Linehan 1993b).

ÜBUNG: Anfängergeist

In der nun folgenden Übung werden Sie die Nutzung des radikalen Akzeptierens und des Anfängergeistes üben. Die Übung ähnelt der vorherigen, doch diesmal sollen Sie sich sowohl Ihre positiven als auch Ihre negativen Urteile bewußt machen. Auch hier gilt: Wenn

Sie visuelle Erinnerungshilfen benötigen, um an das Notieren Ihrer Urteile zu denken, dann benutzen Sie, was bei Ihnen die beste Wirkung erzielt: ein Armband, einen Ring, einen Post-it-Zettel, auf dem das Wort »Urteil« steht, was auch immer.

Setzen Sie diese Übung mindestens eine Woche lang fort oder so lange, bis Sie merken, daß Sie jedes positive und negative Urteil erkennen, sobald Sie es fällen. Registrieren Sie auch, *wann* Sie solche Urteile gefällt haben, *wo* Sie zum betreffenden Zeitpunkt waren und *was* das positive oder negative Urteil beinhaltete. Machen Sie sich wie bei der vorigen Übung nötigenfalls Fotokopien, und führen Sie stets ein zusammengefaltetes Arbeitsblatt bei sich, damit Sie Ihre Urteile sofort notieren können, nachdem Sie sie bemerkt haben. Je schneller Sie erkennen, daß Sie geurteilt haben, um so schneller wird das radikale Akzeptieren zu einem regulären Bestandteil Ihres Lebens. Nutzen Sie das Beispielprotokoll für die Übung Anfängergeist auf der nächsten Seite, um sich mit dem Verfahren vertraut zu machen. Das Blankoformular des Protokolls für die Übung finden Sie auf der übernächsten Seite.

(Beachten Sie: Wenn Sie ein Protokoll für Anfängergeist abgeschlossen haben, dann bewahren Sie es auf, denn Sie brauchen es für die Übung Urteils-Defusion später in diesem Kapitel.)

Urteile und Abstempelungen

Nach Abschluß der vorigen Übung erkennen Sie vermutlich besser, inwiefern das Abstempeln von Menschen, Gedanken und Objekten – entweder als ganz und gar gut oder als völlig schlecht – zu Enttäuschungen führen kann. Zwecks weiterer Annäherung an das radikale Akzeptieren wird die nun folgende Übung Sie ebenfalls darin unterstützen, Ihre ständigen Urteile zu registrieren und Sie anschließend loszulassen.

Bisher haben Sie in diesem Kapitel bereits viele mit dem Urteilen verbundene Probleme erkannt:

- Urteile können überwältigende Emotionen aktivieren.
- Urteile führen häufig zu Enttäuschung und Leiden.
- Urteile hindern Sie daran, wirklich achtsam im gegenwärtigen Augenblick zu sein.

Eines der mit Urteilen und Kritik verbundenen Probleme ist, daß sie Ihre Gedanken in Beschlag nehmen. Es passiert generell sehr leicht, daß Menschen sich in einem bestimmten Urteil verfangen. Vielleicht haben Sie sogar selbst schon einmal erlebt, daß ein Urteil Ihre Gedanken einen ganzen Tag lang fesselte. Vielleicht ging es dabei um etwas, das Sie an sich selbst oder an anderen Menschen als schlecht ansahen. Wir alle haben so etwas schon erlebt. Wenn Ihre Gedanken also von einem in der Vergangenheit liegenden oder

BEISPIEL: PROTOKOLL ANFÄNGERGEIST

Wann?	**Wo?**	**Was?**
Freitag, 12.00 Uhr	*Lunch mit Laura*	*Dachte: »Laura hat unglaubliches Talent und macht nie Fehler.«*
Freitag 14.30 Uhr	*Arbeit*	*Habe mich als »inkompetent« bezeichnet, weil ich es nicht schaffen werde, meine Schreibarbeit vor 17.00 Uhr zu erledigen.*
Freitag 14.45 Uhr	*Arbeit*	*Habe nach Telefongespräch mit meiner Mutter gedacht, daß sie mich erbärmlich schlecht aufgezogen hat.*
Freitag 17.30 Uhr	*In der Bar, nach der Arbeit*	*Habe gedacht, der Barkeeper sieht sehr hübsch aus und ist wahrscheinlich die Art von Mann, die einen guten Ehemann abgibt.*
Freitag 19.30 Uhr	*zu Hause*	*Habe zuerst zu meinem Freund gesagt, es sei sehr nett von ihm, daß er das Abendessen vorbereitet hat; doch als er zuviel Salz auf mein Essen streute, habe ich gesagt, er sei ein Idiot.*
Samstag 14.30 Uhr	*Einkaufszentrum*	*Habe die »perfekten« Jeans gefunden, in denen ich phantastisch aussehen werde.*
Samstag 15.00 Uhr	*Einkaufszentrum*	*Habe darüber nachgedacht, wie häßlich einer der Kerle in dem Laden aussah.*
Samstag 16.15 Uhr	*zu Hause*	*Habe mich schrecklich aufgeregt und mich selbst als Idiotin bezeichnet, als mir klar wurde, daß die Jeans nicht richtig paßten.*
Samstag 21.00 Uhr	*zu Hause*	*Bin wütend auf meinen Freund geworden, weil er mir nicht geholfen hat, alle meine Hausarbeiten zu erledigen.*
Samstag 22.30 Uhr	*zu Hause*	*Habe darüber nachgedacht, das der morgige Tag perfekt werden wird.*

Arbeitsblatt: Protokoll Anfängergeist

Wann?	Wo?	Was?

in der Zukunft möglichen Ereignis in Beschlag genommen werden, wie achtsam sind Sie dann hinsichtlich des gegenwärtigen Augenblicks? Wahrscheinlich nicht allzu sehr. Und wenn Ihre obsessiven Gedanken Urteile über Sie selbst oder über jemand anderen enthalten, wie leicht werden dann Ihre Emotionen aktiviert? Wahrscheinlich sehr leicht, insbesondere wenn Sie mit überwältigenden Emotionen kämpfen.

Übung: Urteils-Defusion

Die folgende Übung soll Ihnen helfen, Ihre Urteile und andere obsessive Gedanken »loszulassen«. Im vorigen Kapitel haben Sie als grundlegende Achtsamkeitsübung die Technik der Gedanken-Defusion geübt. Was nun folgt, ist ganz ähnlich. Auch hier sollen Sie beobachten, wie Ihre Urteile entstehen, und diese anschließend loslassen, ohne sich in sie zu verstricken.

Ebenso wie die Gedanken-Defusion erfordert auch die Urteils-Defusion den Gebrauch der Vorstellungskraft. In der Übung geht es darum, daß Sie Ihre Urteile visualisieren – sie sich entweder als Bilder oder als Worte vorstellen – und sie dann von sich wegfließen lassen, ohne daß sie Schaden anrichten konnten – also ohne daß Sie sich darauf versteifen und sie analysieren. Wie Sie dies erreichen wollen, können Sie selbst entscheiden. Wenn Sie im vorigen Kapitel eine Technik benutzt haben, die ihren Zweck erfüllt hat, dann greifen Sie auch jetzt wieder darauf zurück. Falls Sie eine andere Visualisationstechnik brauchen, können Sie eine der folgenden Möglichkeiten benutzen, die anderen Menschen sehr geholfen haben:

- Stellen Sie sich vor, Sie sitzen auf einem Feld und beobachten, wie Ihre Urteile davonfliegen.
- Stellen Sie sich vor, Sie sitzen an einem Bach und beobachten, wie Ihr Urteile auf Blättern auf dem Wasser davontreiben.
- Stellen Sie sich vor, Sie stehen in einem Raum mit zwei Türen und beobachten, wie Ihre Urteile durch die eine Tür in den Raum gelangen und ihn durch die andere wieder verlassen.

Wenn einer dieser Vorschläge Sie anspricht, ist das wunderbar. Wenn nicht, können Sie gerne auch eigene Ideen entwickeln und nutzen. Aber achten Sie darauf, daß Ihre Idee dem Sinn und Zweck dieser Übung gerecht wird: Sie sollen visuell beobachten, wie Ihre Urteile kommen und gehen, ohne an ihnen festzuhalten und ohne sie zu analysieren.

Nehmen Sie sich, bevor Sie mit der Übung beginnen, Ihre Aufzeichnungen über die Übungen zu den negativen Urteilen und zum Anfängergeist noch einmal vor, und führen Sie sich einige der Urteile, die Sie im Laufe der letzten Wochen gefällt haben, noch einmal vor Augen. Wenn es Ihnen schwerfällt, sich an Ihre kürzlichen Urteile zu erinnern, können Sie diese Aufzeichnungen auch in Reichweite halten, um sie nötigenfalls zu Rate ziehen zu können. Während der Übung schließen Sie die Augen, bauen die gewählte Visualisation auf und betrachten dann die früheren (und eventuell neuen) Urteile, die sich in Ihrem Denken manifestieren und die sich später wieder entfernen, ohne daß Sie sich auf sie fixieren.

Lesen Sie vor Beginn der Übung die folgende Anleitung, um sich mit dem, was auf Sie zukommt, vertraut zu machen. Wenn Sie sich die Anleitung lieber anhören wollen, können Sie den Text langsam und mit gleichmäßiger Stimme aufnehmen und sich diese Aufnahme beim Üben anhören. Wenn Sie die Urteils-Defusion das erste Mal durchführen, empfiehlt es sich, eine Stoppuhr oder einen Küchenwecker auf drei bis fünf Minuten einzustellen und das Loslassen der Gedanken so lange zu üben, bis das Alarmsignal ertönt. Nachdem Sie sich an die Technik ein wenig gewöhnt haben, können Sie die Übungszeit z. B. auf acht oder zehn Minuten ausdehnen und den Wecker entsprechend einstellen.

Anleitung

Suche dir einen bequemen Sitzplatz in einem Raum, in dem du so lange ungestört bleibst, bis der Alarm der Stoppuhr ertönt. Schalte alle ablenkenden Geräuschquellen aus. Atme einige Male lange und langsam ein und aus, entspanne dich, und schließe die Augen.

Nun stelle dir vor, du befindest dich in der Szene, die du ausgewählt hast, um das Kommen und Gehen deiner Urteile zu beobachten – z. B. ein Platz an einem Bach, in einem Feld, in einem Raum. Versuche, dich so intensiv wie möglich in diese Szene hineinzuversetzen. Nachdem dir das gelungen ist, kannst du beginnen, dir der Urteile bewußt zu werden, die aktuell auftauchen, was immer sie beinhalten mögen. Versuche nicht, deine Gedanken zu unterdrücken, und bemühe dich nach Kräften, dich wegen auftauchender Urteile nicht zu kritisieren. Beobachte einfach das Auftauchen der Urteile, und benutze dann die gewählte Technik, um das Verschwinden der Urteile zu beobachten. Falls du Aufzeichnungen von früheren Übungen nachlesen willst, um dich an kürzlich gefällte Urteile zu erinnern, kannst du das gerne tun. Aber schließe danach die Augen, und beobachte, wie diese Urteile davonfliegen.

Was auch immer das Urteil beinhaltet, ob es groß oder klein ist, wichtig oder unwichtig, beobachte, wie es in deinem Geist auftaucht, und lasse es anschließend mit Hilfe der gewählten Visualisationsmethode davontreiben oder verschwinden. Benutze zum Repräsentieren der betreffenden Gedanken oder Worte Bilder, die dir besonders liegen. Versuche, die Urteile auftauchen und wieder verschwinden zu lassen, ohne dich in sie zu verstricken und ohne dich zu kritisieren. Wenn in einem bestimmten Moment mehr als ein Urteil auftaucht, dann beobachte das Auftauchen und Verschwinden von beiden. Tauchen die Urteile sehr schnell nacheinander auf, dann bemühe dich, möglichst das Verschwinden von allen zu beobachten, ohne dich in eines zu verstricken. Atme regelmä-

ßig weiter, und beobachte das Kommen und Gehen der Urteile, bis das Alarmsignal der Stoppuhr ertönt.

Atme nach Abschluß der Übung noch einige Male tief und lange durch, öffne dann allmählich die Augen, und richte deine Aufmerksamkeit wieder auf den Raum, in dem du dich befindest.

Nicht-Urteilen und Alltagserleben

Die soeben erläuterte Übung sollte Ihnen helfen, sich von Ihren Urteilen zu lösen. Je häufiger Sie dies üben, um so leichter wird es Ihnen fallen. Nachdem Sie es mindestens eine Woche lang regelmäßig geübt haben, wird es Ihnen leichter fallen, Ihre Urteile im gegenwärtigen Augenblick loszulassen. Wir hoffen, daß für Sie bald der Tag kommen wird, an dem Sie, ein negatives oder positives Urteil, das in Ihren Gedanken auftaucht, sofort loslassen können. Vielleicht müssen Sie dazu ein paar Sekunden lang die Augen schließen, um sich das Davonfliegen des betreffenden Gedankens vorzustellen – falls Sie an einem Ort sind, wo das niemandem auffällt. Vielleicht reden Sie auch gerade mit jemandem, wenn plötzlich in Ihren Gedanken ein Urteil auftaucht, das Sie auf der Stelle loslassen können. Wenn Ihnen das gelingt, sind Sie wirklich zu radikalem Akzeptieren fähig.

Übung: Urteile und der gegenwärtige Augenblick

Nachdem Sie im vorigen Kapitel die achtsame Beobachtung Ihrer Gedanken, Gefühle und Sinneswahrnehmungen und in diesem die Beobachtung Ihrer Urteile geübt haben, lernen Sie nun, diese beiden Ziele miteinander zu verbinden. In der nun folgenden Übung lernen Sie, Ihre Aufmerksamkeit abwechselnd auf Ihre Urteile und auf Ihre körperlichen Empfindungen zu richten.

Wenn Sie viel Zeit mit Ihren Gedanken und Urteilen verbringen, verlieren Sie sich leicht in Phantasien darüber, wie die Welt eigentlich sein *sollte*. Aber wie bereits erwähnt wurde, führen solche Phantasien häufig zu Enttäuschung und Leiden. Bei der Anwendung Ihrer durch die Achtsamkeitsübung erworbenen Fertigkeiten im Alltag ist es in jedem Fall wichtig, Urteile und Phantasien von dem unterscheiden zu können, was im gegenwärtigen Augenblick tatsächlich geschieht.

Lesen Sie die folgende Anleitung, bevor Sie mit der Ausführung der Übung beginnen, und machen Sie sich so mit dem, was auf Sie zukommt, vertraut. Anschließend können Sie die Anleitung entweder in der Nähe aufbewahren und während der Übung nötigenfalls darin nachlesen, oder Sie können den Text langsam und mit gleichmäßiger Stimme aufnehmen und sich diese Aufnahme anhören, wenn Sie sich darin üben, mit Ihrer Aufmerksamkeit zwischen Ihren Urteilen und dem Gewahrsein des gegenwärtigen Augenblicks hin- und herzuwechseln.

Anleitung

Suche dir einen bequemen Platz in einem Raum, in dem du zehn Minuten lang ungestört bleibst. Schalte alle ablenkenden Geräusche aus. Atme ein paarmal langsam und lange ein und aus, schließe dann die Augen, und entspanne dich.

Halte die Augen weiter geschlossen, und richte deine Aufmerksamkeit auf das Gewicht deines Körpers, das auf der Sitzfläche des Stuhls oder Sessels lastet, auf dem du im Augenblick sitzt. Spüre das Gewicht deiner Füße und Beine, die auf dem Boden stehen. Empfinde auch das Gewicht deiner Hände und Arme in Ruheposition. Und vergegenwärtige dir das Gewicht deines Kopfes, der auf dem Hals ruht. Taste deinen Körper im Geiste vom Kopf bis zu den Zehen durch, und achte auf Empfindungen, die sich während dessen bemerkbar machen. Nimm dir soviel Zeit, wie du brauchst. [Im Falle einer Aufnahme sollte eine Pause von einer Minute folgen.]

Achte nun auf alle Spannungen, die du irgendwo in deinem Körper spürst, und stelle dir vor, daß sie wie Wachs in der heißen Sonne schmelzen. Nimm dir noch einmal die Zeit, den ganzen Körper auf Anspannungen hin durchzutasten, und atme weiter lange und tief. [Im Falle einer Aufnahme sollte eine Pause von einer Minute folgen.]

Wenn du die Überprüfung deines Körpers abgeschlossen hast, dann richte deine Aufmerksamkeit auf deine Gedanken und Urteile. Achte auf alle in deinem Geist auftauchenden Gedanken und Urteile. Lasse sie nach ihrem Auftauchen davontreiben, und fördere diesen Prozeß mit Hilfe der Methode, die du in den vorigen Übungen erfolgreich angewandt hast. Lasse die Gedanken und Urteile los, ohne dich in sie zu verstricken. Nimm dir dafür eine Minute Zeit, und atme weiter langsam, lange und tief. [Im Falle einer Aufnahme sollte eine Pause von einer Minute folgen.]

Richte deine Aufmerksamkeit nun auf deinen Hörsinn. Achte auf alle Geräusche, die du von außerhalb des Raumes hörst, und benenne sie im Geiste. Werde dir dann aller Geräusche, die im Raum selbst auftreten, bewußt, und benenne auch sie im Geiste. Versuche, selbst sehr leise Geräusche zu registrieren, beispielsweise das Ticken einer Uhr, das Rauschen des Windes oder das Schlagen deines Herzens. Wenn irgendwelche Gedanken dich ablenken, richte deine Aufmerksamkeit wieder auf deinen Hörsinn. Nimm dir hierfür etwa eine Minute Zeit, und atme weiter langsam, tief und ruhig. [Im Falle einer Aufnahme sollte eine Pause von einer Minute folgen.]

Wenn du mit dem Registrieren der Geräusche zum Abschluß gekommen bist, richte deine Aufmerksamkeit wieder auf deine Gedanken und Urteile. Achte auf alle in deinem Geist auftauchenden Gedanken oder Urteile, und wenn sie auftauchen, dann lasse sie mit Hilfe der Methode, die du auch in den vorangegangenen Übungen benutzt hast, weg-

fließen. Lasse zu, daß die Gedanken und Urteile vergehen, ohne dich in sie zu verstricken. Nimm dir dafür etwa eine Minute Zeit, und atme weiter langsam, tief und ruhig. [Im Falle einer Aufnahme sollte eine Pause von einer Minute folgen.]

Nun richte deine Aufmerksamkeit auf deinen Geruchsinn. Nimm die Gerüche im Raum wahr, angenehme und unangenehme. Wenn du keine Gerüche wahrnimmst, dann werde dir des Strömens der Luft durch deine Nasenöffnungen beim Einatmen bewußt. Bemühe dich, auf deinen Geruchsinn zu fokussieren. Wenn irgendwelche Gedanken dich ablenken, dann fokussiere die Aufmerksamkeit wieder auf deine Nase. Nimm dir für diesen Teil der Übung etwa eine Minute Zeit, und atme weiter langsam, tief und ruhig. [Im Falle einer Aufnahme sollte eine Pause von einer Minute folgen.]

Wenn du die Gerüche registriert hast, richte deine Aufmerksamkeit erneut auf deine Gedanken und Urteile. Achte auf das Auftauchen irgendwelcher Gedanken oder Urteile in deinem Geist, und lasse diese dann mit Hilfe der Visualisationsmethode, die du schon bei den vorherigen Übungen benutzt hast, davontreiben. Lasse deine Gedanken und Urteile davonziehen, ohne dich in sie zu verstricken. Nimm dir für diesen Übungsteil etwa eine Minute Zeit, und atme weiter langsam, tief und ruhig. [Im Falle einer Aufnahme sollte eine Pause von einer Minute folgen.]

Richte deine Aufmerksamkeit nun auf deinen Tastsinn. Vergegenwärtige dir, wie es sich anfühlt, wenn deine Hände auf einem Untergrund ruhen. Oder strecke mit geschlossenen Augen eine Hand aus, um ein Objekt zu berühren. Wenn kein Objekt in Reichweite ist, dann berühre den Stuhl oder Sessel, auf dem du sitzt, oder eines deiner Beine. Stelle fest, wie sich das Objekt anfühlt. Ist es eben oder rauh, biegbar oder starr, weich oder fest? Achte auf die Empfindungen auf der Haut deiner Fingerkuppen. Wenn deine Gedanken dich abzulenken beginnen, dann richte deine Aufmerksamkeit auf das Objekt, das du berührst. Nimm dir für diesen Teil der Übung eine Minute Zeit, und atme weiter langsam, tief und ruhig. [Im Falle einer Aufnahme sollte eine einminütige Pause folgen.]

Nachdem du die Beobachtung der Berührungsempfindungen zum Abschluß gebracht hast, richte deine Aufmerksamkeit erneut auf deine Gedanken und Urteile. Registriere alle Gedanken oder Urteile, die in deinem Geist auftauchen. Sobald sie auftauchen, lasse sie sich verflüchtigen, und unterstütze dies durch die Visualisationsmethode, die du schon in den vorherigen Übungen benutzt hast. Lasse zu, daß deine Gedanken und Urteile sich verflüchtigen, ohne dich in sie zu verstricken. Nimm dir für diesen Übungsteil etwa eine Minute Zeit, und atme weiter langsam, tief und ruhig. [Im Falle einer Aufnahme sollte eine Pause von einer Minute folgen.]

Und nun öffne langsam die Augen. Atme weiter langsam und tief. Nimm dir ein paar Minuten Zeit, um deine visuelle Wahrnehmung auf den Raum, in dem du dich befindest, zu richten. Registriere die Objekte in diesem Raum. Achte darauf, wie hell oder dunkel er ist. Achte auf die unterschiedlichen Farben. Registriere, wo im Raum du dich befindest. Dann bewege den Kopf, und schaue dich im ganzen Raum um. Nimm alle visuellen Informationen in dich auf. Wenn deine Gedanken dich abzulenken beginnen, dann richte deine Aufmerksamkeit wieder auf den Raum, in dem du dich befindest. Nimm dir für diesen Teil der Übung eine Minute Zeit, und atme weiter langsam, tief und ruhig. [Im Falle einer Aufnahme sollte eine Pause von einer Minute folgen.]

Wenn du mit dem Registrieren visueller Wahrnehmungen zum Abschluß gelangt bist, dann richte deine Aufmerksamkeit wieder auf deine Gedanken und Urteile. Doch halte dabei diesmal die Augen offen. Wähle ein paar Objekte, die sich im Raum befinden, und fokussiere auf sie. Registriere unterdessen im Geiste weiter alle auftauchenden Gedanken und Urteile und lasse zu, daß diese sich wieder verflüchtigen. Lasse die Gedanken und Urteile davontreiben, ohne dich in sie zu verstricken. Falls du die Augen hierfür schließen mußt, ist das okay. Aber öffne die Augen wieder, sobald die Gedanken davongetrieben sind, und richte die Aufmerksamkeit wieder auf den Raum, in dem du dich befindest. Registriere weiterhin deine Gedanken und Urteile, und lasse sie immer wieder los, ohne dich in sie zu verstricken. Nimm dir für diesen Teil der Übung eine Minute Zeit, und atme weiter langsam, tief und ruhig. [Im Falle einer Aufnahme sollte eine Pause von einer Minute folgen.]

Wenn du mit alldem zum Abschluß gelangt bist und noch Zeit hast, dann fahre fort, mit der Aufmerksamkeit zwischen deinen Gedanken und Urteilen und dem, was du visuell wahrnimmst, hin- und herzuwechseln. Wenn dann das Signal der Stoppuhr ertönt, atme drei- bis fünfmal langsam und tief, und richte deine Aufmerksamkeit wieder auf den Raum, in dem du dich befindest.

Achtsam mit anderen kommunizieren

Während Sie weiter an der Verbesserung Ihrer Achtsamkeit arbeiten, sollten Sie auch nicht vergessen, dies in Ihre Interaktionen mit anderen Menschen einzubeziehen. Achtsame Kommunikation ist oft der Schlüssel zu einer erfolgreichen Beziehung. Wenn Sie einem anderen Menschen gegenüber ständig Urteile fällen, ist die Gefahr groß, daß Ihre Beziehung zu dem Betreffenden zerbricht. In den Kapiteln über interpersonale Effektivität werden Sie lernen, wie Sie andere Menschen auf zuträgliche Weise um die Erfüllung Ihrer Bedürfnisse bitten können. Aber zunächst wollen wir uns anschauen, wie Sie achtsamer mit den Botschaften umgehen können, die Sie anderen Menschen übermitteln.

Vergegenwärtigen Sie sich die folgenden Aussagen:

- »Du machst mich wütend.«
- »Du bist so ein Idiot, ich könnte schreien.«
- »Manchmal machst du mich so wütend, daß ich am liebsten endgültig mit dir brechen würde.«
- »Ich weiß, daß du das absichtlich getan hast, um mich zu verletzen.«

Was haben diese Äußerungen gemeinsam? Natürlich bringen sie alle irgendeine Art von Emotion zum Ausdruck, beispielsweise Wut, Leid und Traurigkeit. Noch wichtiger jedoch ist, daß alle Urteile über die andere Person sind. Jede der vier Aussagen gibt der anderen Person die Schuld dafür, wie der Sprecher sich fühlt. Nun versuchen Sie sich einmal vorzustellen, wie Sie sich fühlen würden, wenn jemand einen der obigen Sätze zu Ihnen sagen würde. Was würden Sie dann tun? Vielleicht würden Sie etwas sagen, worin eine ebenso große Wut auf die andere Person zum Ausdruck käme – was letztlich zu einem handfesten Streit führen würde. Oder Sie würden sich emotional zurückziehen, nicht mehr zuhören oder sogar davongehen. Auch diese Verhaltensweisen würden kein Problem lösen. Urteilende Aussagen wie die obigen unterbinden jede Form von effektiver Kommunikation. Was könnten Sie statt dessen tun?

Eine der Lösungen besteht darin, die »Du«-Aussagen in achtsame »Ich«-Aussagen umzuwandeln.

- Achtsame »Ich«-Aussagen basieren auf Ihrer eigenen achtsamen Wahrnehmung dessen, wie Sie sich fühlen.
- Achtsame »Ich«-Aussagen beschreiben zutreffender, wie Sie sich fühlen.
- Achtsame »Ich«-Aussagen geben einem anderen Menschen auf nicht-urteilende Weise zu verstehen, wie Sie sich fühlen.
- Achtsame »Ich«-Aussagen rufen bei der anderen Person mehr Empathie und Verständnis hervor, weshalb sie eher bereit ist, auf Ihre Bedürfnisse einzugehen.

Schauen wir uns nun die vier obigen Beispiele noch einmal an, und verwandeln wir die »Du«-Aussagen in achtsame »Ich«-Aussagen.

Statt zu sagen »Du machst mich wütend«, können Sie auch sagen: »Im Moment fühle ich mich sehr wütend.« Das klingt dann viel weniger verurteilend und beschuldigend. Wenn jemand Ihnen gegenüber diese Aussage »Ich fühle mich sehr wütend« gemacht hätte, währen Sie dann nicht eher bereit, mit dem Betreffenden über die Situation zu sprechen? Würden Sie sich nicht weniger wütend fühlen?

Schauen wir uns nun den zweiten Satz an. Statt zu sagen: »Du bist so ein Idiot, ich könnte schreien«, könnten Sie auch sagen: »Ich fühle mich im Moment so wütend, daß ich schreien könnte.« Hören Sie, daß etwas völlig anderes herauskommt, wenn Sie eine »Du«-Aussage in eine »Ich«-Aussage verwandeln? Die andere Person fühlt sich dann nicht mehr beschuldigt und ist eher bereit zuzuhören.

Schauen wir uns nun den dritten Satz an. Statt zu sagen: »Manchmal machst du mich so wütend, daß ich am liebsten endgültig mit dir Schluß machen würde«, könnten Sie auch sagen: »Ich fühle mich manchmal so aufgebracht und hoffnungslos, daß ich mich sehr niedergeschlagen fühle.

Und im Fall des letzten Satzes, »Ich weiß, daß du mir das absichtlich angetan hast, um mich zu verletzen«, könnten Sie auch sagen: »Ich habe mich sehr verletzt gefühlt, als du das getan hast.«

Um es noch einmal zu wiederholen: Achtsame »Ich«-Aussagen geben genauer wieder, wie Sie sich fühlen, sie verurteilen weniger. Die andere Person ist bei solchen Aussagen wahrscheinlich eher bereit und in der Lage, Ihnen zuzuhören. Was am wichtigsten ist: Wahrscheinlich werden auch Ihre Bedürfnisse eher erfüllt, wenn Sie »Ich«-Aussagen bevorzugen.

Übung: Achtsame »Ich«-Aussagen

Wir werden uns nun einige der stärker urteilenden »Du«-Aussagen anschauen, damit Sie üben können, sie in achtsame »Ich«-Aussagen umzuwandeln. Schreiben Sie Ihre alternative achtsame »Ich«-Aussage in den freien Raum rechts von der urteilenden Aussage.

1. »Du bist schuld, daß ich mich schrecklich fühle.« ____________________

____

2. »Ich weiß, daß du das absichtlich tust, um mich verrückt zu machen.« ____________

____

3. »Warum machst du mich ständig so wütend?« ____________________

____

4. »Du verhältst dich ziemlich beleidigend.« ____________________

____

5. »Hör endlich mit dem Unsinn auf! Du gehst mir voll auf die Nerven!« ____________

____

6. Wenn du dir nicht anhörst, was ich zu dir sage, werde ich nicht mehr mit dir reden.«

____

7. »Du benimmst dich wie ein Trottel. Hör endlich auf damit!« ____________________

____

8. »Du bist so ein gewaltiges A…loch, daß ich es einfach nicht glauben kann.« ________

____

9. »Warum tust du mir das ständig an?« ____________________

____

10. »Manchmal habe ich das Gefühl, daß du zu unflexibel bist.« ____________________

____

Wie ist es Ihnen bei der Übung ergangen? Ist es Ihnen an irgendeinem Punkt schwerer gefallen, achtsame »Ich«-Aussagen zu formulieren? Bei einigen der Sätze weiter unten in der Liste hat das wahrscheinlich mehr Denkaufwand erfordert. Schauen wir uns einige mögliche Antworten einmal an.

Beim ersten Satz war es sicher leicht, eine andere Formulierung zu finden. Die Botschaft darin lautet, daß sich der Sprecher schrecklich fühlt. Eine alternative achtsame »Ich«-Aussage könnte daher lauten: »Ich fühle mich schrecklich« oder: »Ich fühle mich manchmal schrecklich, wenn du (dies oder jenes sagst oder tust).«

Im zweiten Satz fühlt sich der Sprecher verrückt, verängstigt oder aufgebracht. Eine alternative achtsame »Ich«-Aussage könnte deshalb lauten: »Ich fühle mich verrückt/verängstigt/aufgebracht, wenn du dies tust.«

Im dritten Satz fühlt sich der Sprecher wütend. Deshalb könnte eine alternative achtsame »Ich«-Aussage lauten: »Ich fühle mich im Moment wütend.«

Im vierten Satz fühlt sich der Sprecher beleidigt oder als Idiot hingestellt. Eine alternative achtsame »Ich«-Aussage könnte folglich lauten: »Wenn du das tust, fühle ich mich wie ein Idiot.«

Im fünften Satz fühlt sich der Sprecher verängstigt, müde oder wütend. Eine alternative achtsame »Ich«-Aussage könnte lauten: »Ich fühle mich verängstigt/müde/wütend, wenn du mich so ärgerst.«

Im sechsten Satz fühlt sich der Sprecher beleidigt, nicht gehört und ignoriert, und wahrscheinlich ist er außerdem aufgebracht darüber, daß man ihn ignoriert hat. Eine alternative achtsame »Ich«-Aussage könnte daher lauten: »Ich fühle mich aufgebracht, weil du mich ignorierst.«

Im Fall des siebten Satzes könnte der Sprecher viele Dinge empfinden. Wenn Sie jemanden auffordern, etwas nicht mehr zu tun, ist der Grund meist, daß die betreffende Handlung Sie verletzt oder Ihnen weh tut. Vielleicht fühlt sich der Sprecher also verletzt. In diesem Fall könnte eine alternative achtsame »Ich«-Aussage lauten: »Ich fühle mich verletzt, wenn du das tust.«

Beim achten Satz liegen die Dinge komplizierter. Der Sprecher verwendet dem Kommunikationspartner gegenüber ein beleidigendes Schimpfwort. Gewöhnlich ist dies ein Anzeichen dafür, daß die Gefühle des Betreffenden verletzt worden sind. Eine alternative achtsame Ich-Aussage könnte in diesem Fall lauten: »Ich fühle mich sehr verletzt, wenn du das tust.«

Der neunte Satz ist als Frage formuliert, aber in Wahrheit handelt es sich um eine Aussage darüber, wie der Sprecher sich fühlt. Auch hier ist die Implikation, daß der Sprecher sich verletzt, beleidigt, herabgesetzt oder ähnlich fühlt. Eine alternative achtsame Ich-Aussage könnte in diesem Fall ungefähr wie folgt lauten: »Ich fühle mich sehr verletzt (oder beleidigt oder was auch immer), wenn du dich mir gegenüber so verhältst.«

Der zehnte Satz schließlich ist deshalb die am schwersten zu lösende Aufgabe, weil der Sprecher das Wort »fühlen« verwendet. Vielleicht hat Sie das dazu verleitet zu denken, dieser Satz brauche gar nicht verändert zu werden. Doch in Wahrheit handelt es sich hier um ein verstecktes Urteil über die andere Person. Der Sprecher meint tatsächlich: »Ich *denke*, daß du zu unflexibel bist.« Menschen verwenden oft das Wort »denken« anstelle von »fühlen«, um ihre Kritik zu verstecken oder um ihr Urteil weniger strikt klingen zu lassen. Doch da Sie dies nun wissen, brauchen Sie nicht mehr in die gleiche Falle zu laufen. In diesem Beispiel bewirkt irgend etwas an den unflexiblen Handlungsweisen, daß der Sprecher sich unwohl oder in der Klemme fühlt. Vielleicht denkt der Kommunikationspartner vor Entscheidungen nie darüber nach, wie andere Menschen die betreffende Situation sehen können. Eine alternative achtsame Ich-Aussage könnte daher lauten: »Ich fühle mich unwohl, wenn du meine Sicht der Dinge nicht berücksichtigst.«

Achtsame Ich-Aussagen sind eindeutig effektiver, wenn Sie mitteilen wollen, wie Sie sich fühlen und was Sie brauchen, aber Sie können sie nur formulieren, wenn Sie sich Ihrer Gefühle bewußt sind. Nach der Ausführung der Übungen in den letzten beiden Kapiteln fällt es Ihnen – so ist zu hoffen – leichter, Ihre eigenen Emotionen zu erkennen, und Sie können beginnen, anderen Menschen mit Hilfe achtsamer Ich-Aussagen mitzuteilen, wie Sie sich fühlen.

Effektiv handeln

Kommunikationsfertigkeiten wie achtsame Ich-Aussagen erfolgreich zu nutzen ist ein Teil dessen, was die dialektische Verhaltenstherapie als »tun, was effektiv ist« (Linehan 1993b) bezeichnet. Dies bedeutet, daß man tut, was im gegenwärtigen Augenblick jeweils angemessen und notwendig ist – um ein Problem zu lösen, mit einer Situation fertig zu werden oder ein Ziel zu erreichen –, auch wenn Sie das, was Sie tun, als unnatürlich oder unangenehm empfinden oder wenn es Ihrem emotionalen Erleben zuwiderläuft. Beispielsweise fühlen Sie sich wahrscheinlich nicht wohl, wenn Sie Aussagen wie diejenigen in den letzten Übungen machen, in denen Sie mit Ihrem Kommunikationspartner direkt über Ihre Gefühle sprechen. Doch um das, was Sie wollen, zu bekommen, müssen Sie das, was Sie eigentlich gern tun würden, manchmal modifizieren, insbesondere wenn Sie mit überwältigenden Emotionen ringen. Es folgen einige andere Beispiele für effektives Handeln:

- Sie befinden sich im Supermarkt, um für die kommende Woche Nahrungsmittel zu kaufen, doch leider sind viele andere Menschen auf die gleiche Idee gekommen. Nachdem Sie eine Stunde gebraucht haben, um die Waren zusammenzusuchen, und dann eine Stunde in der Schlange an der Kasse gestanden haben, fühlen Sie sich erschöpft. Sie sind so müde und verärgert, daß Ihnen der Gedanke kommt, den vollen Einkaufswagen einfach stehen zu lassen und den Supermarkt zu verlassen. Doch wenn Sie das tun würden, hätten Sie für die kommende Woche keine Essensvorräte und müßten in einem anderen Supermarkt noch einmal von vorn anfangen. Also bleiben Sie in der Schlage stehen und ertragen die Unannehmlichkeit, um die ganze Sache hinter sich zu bringen.

- Sie fahren auf der Autobahn, und der Wagen vor Ihnen fährt auf der linken Spur in einem Tempo, das unter der Geschwindigkeitsbeschränkung liegt. Sie werden darüber so wütend, daß Ihnen der Gedanke kommt, diesen Wagen von hinten zu rammen und ihn zur Seite zu drücken. Doch wenn Sie das täten, würden Sie selbst und der Fahrer des anderen Wagens schwer verletzt, und außerdem würden Sie wahrscheinlich zu einer Haftstrafe verurteilt. Also warten Sie auf eine Chance, den anderen Wagen zu überholen, oder auf die Ausfahrt, an der Sie die Autobahn verlassen müssen.

- Sie und Ihr Partner geraten in einen heftigen Streit, bei dem Sie beide brüllen. Sie fühlen sich so verletzt und aufgebracht, daß Sie darüber nachdenken, den Raum zu verlassen und die Beziehung zu beenden. Doch im Hintergrund Ihres Geistes ist Ihnen auch klar, daß dies die beste Beziehung ist, die Sie seit langem hatten, und Sie wünschen sich, daß sie erhalten bleibt. Deshalb atmen Sie ein paarmal tief durch, statt zu gehen, und benutzen achtsame Ich-Aussagen, um Ihrem Partner mitzuteilen, wie Sie sich fühlen.

- Ihr Chef gibt Ihnen einen neuen Auftrag, obwohl Sie bereits mehr Arbeit erledigen müssen, als Sie schaffen können. Sie fühlen sich beleidigt, wütend und übervorteilt. Sie sind so wütend, daß Ihnen der Gedanke kommt, Ihren Chef anzubrüllen, ihm »heimzuleuchten«, fristlos zu kündigen und auf der Stelle zu gehen. Doch wenn Sie das täten, müßten Sie lange auf ein festes Einkommen verzichten. Deshalb entschließen Sie sich, sich jede Bemerkung zu verkneifen, erst mit Ihrem Chef zu reden, wenn das in einer Situation in naher Zukunft in aller Ruhe möglich ist, und in der Zwischenzeit Ihr Bestes zu tun.

- Sie bitten eine Freundin, mit Ihnen zum Einkaufen zu fahren, weil sie im Gegensatz zu Ihnen ein Auto hat. Doch Ihre Freundin erklärt, sie habe dazu im Moment keine Zeit. Sie fühlen sich verärgert und wütend, weil Sie ihr ständig helfen, wenn sie darum bittet. Sie würden sie am liebsten anbrüllen und ihr sagen, was für eine schlechte Freundin sie sei. Doch wenn Sie das täten, könnten Sie diese Freundschaft dadurch völlig verlieren. Deshalb rufen Sie eine andere Freundin an und bitten diese, Sie zum Einkaufen zu fahren.

Wie Sie sehen, bedeutet effektives Handeln manchmal, *nicht* das zu tun, was Sie seit vielen Jahren zu tun gewöhnt sind. Deshalb spielt Achtsamkeit dabei eine so wichtige Rolle. Wenn Sie Ihr Verhalten im gegenwärtigen Augenblick verändern wollen, müssen Sie sich darüber im klaren sein, was Sie in diesem Augenblick denken, fühlen und tun, so daß Sie sich dafür entscheiden können, effektiv zu handeln.

Außerdem hängt effektives Handeln davon ab, ob man es unterläßt, Urteile zu fällen. Sie wissen bereits, daß sowohl positive als auch negative Urteile zu Enttäuschung und Leiden führen können. Doch Urteile über Situationen und über Ihre Handlungen zu fällen, kann Sie auch an effektivem Handeln hindern. Hierzu folgendes Beispiel: Judith hatte von ihrem Mathematiklehrer eine Hausaufgabe bekommen, die ihr als zu schwierig erschien. »Das ist lächerlich«, dachte sie bei sich. »Wie unfair von ihm, uns solche Hausaufgaben zu geben. Das ist doch nicht richtig; so etwas sollte er nicht tun dürfen. Ich werde diese Hausaufgabe nicht erledigen.« Dies tat sie dann auch nicht. Die Folge war, daß sie den Kursabschluß nicht schaffte. Judiths Urteile darüber, was »richtig« und was »falsch« sei, hinderten sie daran, effektiv zu handeln. Natürlich wäre es für sie von größerem Vorteil gewesen, ihren Gedanken und Gefühlen gegenüber achtsam zu bleiben, die Beurteilung der Hausaufgaben zu vermeiden und einfach ihr Bestes zu geben.

Effektiv zu handeln bedeutet, daß man tut, was in einer bestimmten Situation notwendig ist, um ein Problem zu lösen. Effektiv zu handeln bedeutet nicht, »aufzugeben« oder »klein beizugeben«.

Effektives Handeln ist ebenso eine Fertigkeit wie die Schauspielkunst. Um zu bekommen, was Sie wollen, müssen Sie sich manchmal auf eine bestimmte Weise verhalten. Um Ihr Ziel erreichen zu können, müssen Sie manchmal so handeln, als ob Sie kompetent, sachkundig oder zufrieden wären, auch wenn Sie sich in Wahrheit gar nicht so fühlen. Das ist der Sinn und Zweck effektiven Handelns: Es hilft Ihnen, Ihre Ziele zu erreichen. Im obigen Beispiel war Judiths Ziel, im Mathematikkurs eine akzeptable Zensur zu erreichen. Doch ließ sie sich von ihren Urteilen und Gefühlen am Erreichen dieses Ziels hindern.

Denken Sie daran: Um effektiv zu handeln, müssen Sie folgendes tun:

- Seien Sie Ihren Gedanken und Gefühlen gegenüber achtsam.
- Vermeiden Sie es, die Situation oder Ihre eigenen Handlungen zu beurteilen.
- Wählen Sie Handlungen, die adäquat und notwendig sind, um Ihr Ziel zu erreichen.
- Geben Sie Ihr Bestes.

Achtsamkeit im Alltagsleben

Nachdem Sie nun schon einen großen Teil der beiden Kapitel über die mit Achtsamkeit zusammenhängenden Fertigkeiten durchgearbeitet haben, ist Ihnen wahrscheinlich klargeworden, welche Vorteile es hat, im Alltagsleben achtsam zu sein. Allerdings müssen Sie sich realistischerweise eingestehen, daß niemand ständig achtsam ist. In bestimmten Augenblicken im Leben werden Sie die Achtsamkeit vergessen. Was sollten Sie in Anbetracht dieser Tatsache tun?

Charles Tart schreibt in seinem Buch *Living the Mindful Life: A Handbook for Living in the Present Moment* (1994, S. 13): »Im Grunde ist es nicht besonders mühsam, achtsamer zu werden und mehr Präsenz zu entwickeln. Es kostet sogar nur sehr wenig Mühe. Das Problem ist, daß man daran denken muß, sich diese Mühe zu machen! Wir vergessen es ständig. Es ist nicht schwer, aber wir denken einfach nicht daran, es zu tun.« Doch wie können Sie erreichen, daß Sie *nicht* vergessen, achtsam zu sein? In seinem ganzen Buch benutzt Charles Tart einen Wecker, der nach dem Zufallsprinzip läutet, um dem Leser bewußt zu machen, was er gerade denkt und wie er sich fühlt. Bei einigen der Übungen, die in diesem Kapitel beschrieben werden, haben Sie möglicherweise einen besonderen Ring oder einen Armreif benutzt, um sich an etwas zu erinnern, oder Sie haben Post-it-Zettel benutzt. Wenn diese Dinge Ihnen geholfen haben, dann benutzen Sie sie weiter, um sich daran zu erinnern, daß Sie achtsam bleiben.

Die beste Möglichkeit, im Alltagsleben achtsam zu bleiben, besteht jedoch darin, daß Sie sich gezielt darin üben, achtsam zu sein. Je mehr Sie dies üben, um so besser werden Sie in Erinnerung behalten, daß Sie achtsam bleiben wollen. Als Bestandteil der letzten Übung in diesem Abschnitt haben wir eine einfache Methode entwickelt, die Ihnen helfen soll, Ihre Fertigkeiten hinsichtlich der Achtsamkeit ständig zu üben. Es ist sehr wichtig, daß Sie diese Fertigkeiten unablässig nutzen und auch andere Achtsamkeitsübungen ausführen, die Sie für notwendig halten, auch wenn Sie damit beginnen, sich andere in diesem Buch beschriebene Fertigkeiten der dialektischen Verhaltenstherapie anzueignen. Fertigkeiten, welche die Achtsamkeit betreffen, sind für die generelle Wirksamkeit der dialektischen Verhaltenstherapie so wichtig, daß sie als »Kern«-Fertigkeiten oder zentrale Fertigkeiten *(core skills)* bezeichnet werden (Linehan 1993a).

Täglich auszuführendes Übungsprogramm für die Entwicklung der Achtsamkeit

Ihre tägliche Achtsamkeitsübung besteht aus der Anwendung von drei Fertigkeiten, die Sie bereits erlernt haben:

1. Achtsames Atmen
2. Meditation auf die innere Weisheit
3. Achtsames Ausführen von Aufgaben

Achtsames Atmen ist eine Fertigkeit, die Sie in Kapitel 3 erlernt haben. Denken Sie daran: Um achtsam zu atmen, müssen Sie drei Aspekte beachten:

1. Sie müssen Ihre Atemzüge zählen. Dies hilft Ihnen, die Aufmerksamkeit zu fokussieren und Ihren Geist zu beruhigen, wenn Sie durch Gedanken abgelenkt werden.
2. Sie müssen auf das physische Erlebnis des Atmens fokussieren. Dies erreichen Sie, indem Sie die Ausdehnung und das Zusammensinken Ihres Rumpfes beim langsamen Ein- und Ausatmen beobachten.
3. Sie müssen sich aller ablenkenden Gedanken bewußt werden, die beim Atmen auftauchen. Und wenn Gedanken auftauchen, müssen Sie diese weiterziehen lassen, ohne sich auf sie zu fixieren, so wie Sie es in der Gedanken-Defusionsübung getan haben. Wenn Sie sich von Ihren ablenkenden Gedanken lösen, können Sie die Aufmerksamkeit wieder auf Ihre Atmung richten, was Ihnen helfen wird, sich zu beruhigen.

Üben Sie sich täglich mindestens drei bis fünf Minuten lang im achtsamen Atmen. Wenn Sie es länger üben möchten, können Sie dies tun. Je häufiger Sie sich in Achtsamkeit üben, um so ruhiger werden Sie sich fühlen und um so besser können Sie Ihr Erleben im gegenwärtigen Augenblick beeinflussen. Wenn Sie sich nicht mehr genau an die Anleitung zu dieser Übung erinnern können, dann lesen Sie sie in Kapitel 3 im Abschnitt über achtsames Atmen noch einmal nach.

Die Meditation auf die innere Weisheit haben Sie bereits an früherer Stelle in diesem Kapitel erlernt. Sie hilft Ihnen, die Aufmerksamkeit auf Ihr Zentrum der inneren Weisheit zu konzentrieren, das auch Zentrum der Intuition oder der »Bauchgefühle« genannt wird. Denken Sie daran, daß die innere Weisheit nichts anderes ist als ein Prozeß der Entscheidungsfindung, den viele Menschen als nützlich ansehen. Dieser Prozeß beinhaltet, daß Sie sowohl Ihre Emotionalität als auch Ihre Vernunft nutzen. Demnach erfordern Entscheidungen, die auf der inneren Weisheit basieren, daß Sie sowohl über Ihre aktuellen Gefühle als auch über die für eine bestimmte Situation relevanten Tatsachen reflektieren. Die Fertigkeit hilft Ihnen auch, intuitive Entscheidungen zu treffen, die Sie als »richtig« empfinden. Meditation auf die innere Weisheit hilft Ihnen, Entscheidungen zu treffen, die auf der Art, wie Ihr Körper auf eine Entscheidung reagiert, und auf Ihrem eigenen inneren Wissen beruhen (darauf, wovon Sie wissen, daß es für Sie »wahr« ist). Üben Sie auch die Meditation auf die innere Weisheit mindestens drei bis fünf Minuten täglich oder so lange Sie wollen.

Schließlich besteht Ihre tägliche Achtsamkeitsübung auch darin, konkrete Arbeiten achtsam auszuführen. Vielleicht erscheint Ihnen dies nun als eine neue Fertigkeit, doch Sie haben alle dazu erforderlichen Einzelschritte bereits geübt. Aufgaben achtsam auszuführen bedeutet, daß Sie alles, was Sie in Ihrem Leben tun, z. B. Reden, Gehen, Essen und Waschen, wie gewohnt tun, dabei jedoch auf Ihre Gedanken, Emotionen, körperlichen Empfindungen und Handlungen im gegenwärtigen Augenblick fokussiert bleiben, ohne das Geschehen zu beurteilen. In dieser Übung gelangen alle Fertigkeiten, die Sie im Laufe dieses und des vorigen Kapitels erlernt haben, zusammen zur Anwendung.

Um Aufgaben achtsam ausführen zu können, müssen Sie wie folgt vorgehen:

- Richten Sie Ihre Aufmerksamkeit abwechselnd auf Ihre Gedanken, Gefühle, körperlichen Empfindungen und Handlungen, um Ihrem Erleben im gegenwärtigen Augenblick achtsam zu begegnen.
- Lösen Sie sich von ablenkenden Gedanken und Urteilen, indem Sie diese vorüberziehen lassen, ohne sich auf sie zu fixieren, so daß Sie von dem, was im gegenwärtigen Augenblick geschieht, nicht abgelenkt werden.
- Nutzen Sie das radikale Akzeptieren, um nicht ins Urteilen zu verfallen.
- Nutzen Sie Ihre innere Weisheit, um zuträgliche Entscheidungen bezüglich Ihres Lebens zu treffen.
- Handeln Sie effektiv, um Ihre Ziele zu erreichen.

Einige empfinden die folgende Erinnerungshilfe als nützlich, um sich zu vergegenwärtigen, daß sie bei der Erledigung von Aufgaben stets achtsam sein sollten:

Achtsamkeit ist wie eine Flamme (engl.: FLAME).

Fokussiere deine Aufmerksamkeit so, daß du im gegenwärtigen Augenblick achtsam bist.

Löse dich von ablenkenden Gedanken und Urteilen.

Nutze radikales **A**kzeptieren, um dich nicht in Urteile zu verstricken.

*Wise **M**ind* – Nutze die innere Weisheit, um zuträgliche Entscheidungen zu treffen.

Tue, was **E**ffektiv zur Verwirklichung deiner Ziele führt.

Wir werden uns nun einige Beispiele für die achtsame Ausführung von Aufgaben anschauen, wobei Sie alle in den Kapiteln 3 und 4 erlernten Fertigkeiten benutzen sollen.

Nachdem Loretta diese beiden Kapitel gelesen hatte, fing sie an, viele ihrer alltäglichen Aufgaben auf achtsame Weise zu erledigen. Sie gewöhnte sich sogar an, sich abends achtsam die Zähne zu putzen. Zuerst richtete sie ihre Aufmerksamkeit auf die Zahnbürste in ihrer Hand und darauf, wie sich die Tube anfühlte, wenn sie die Zahnpaste auf die Bürste auftrug. Außerdem war sie sich ihres Körperempfindens bewußt, während sie vor dem Badezimmerspiegel stand, und Sie spürte das Gewicht Ihres Körpers. Als sie anfing, sich die Zähne zu putzen, registrierte sie den Geschmack der Zahnpaste im Mund, außerdem spürte sie die Berührung der Borsten auf dem Zahnfleisch und nahm die Bewegungen ihres Arms beim Führen der Bürste wahr. Wenn ablenkende Gedanken auftauchten, wie beispielsweise Dinge, die sie im Laufe des Tages getan hatte, stellte sie sich vor, die Gedanken schwämmen auf einem Blatt einen Fluß hinunter und entfernten sich so. Sie richtete ihre Aufmerksamkeit dann immer wieder auf ihre Atmung, auf die Ausdehnung und das Zusammensinken ihres Körpers infolge des Ein- und Ausströmens der Atemluft. Loretta war sehr erfolgreich in ihrem Bemühen, das simple Zähneputzen in jenem Augenblick so bewußt wie möglich zu verfolgen. In anderen Situationen im Tagesverlauf hatte sie mit anderen Aktivitäten ähnliches erlebt. Wusch Sie das Geschirr ab, achtete sie darauf, wie sich das Wasser anfühlte und wie das Spülmittel roch. Beim Kochen war sie sich der vom Herd ausgehenden Hitze bewußt, weiterhin des Hungergefühls in ihrem Bauch, des Geräusches kochenden Wassers und ihrer eigenen ablenkenden Urteile, die gewöhnlich damit zusammenhingen, ob das Essen ihrem Mann wohl schmecken würde. Sie bemühte sich redlich, sich von diesen Urteilen zu lösen und so gut wie möglich im gegenwärtigen Augenblick des Kochens präsent zu sein.

Auch Scott bemühte sich den ganzen Tag über nach Kräften um Achtsamkeit. Beim Gehen richtete er seine Aufmerksamkeit darauf, wie sich seine Füße anfühlten, wenn sie den Boden berührten. Manchmal war ihm sogar bewußt, wie es sich anfühlte, wenn sich seine Füße in den Socken bewegten. Dann verlagerte er den Fokus auf das, was er sah. Er tastete beim Gehen seine Umgebung visuell ab und machte sich mentale Notizen wie: »Im Moment sehe ich eine Frau, einen Baum, ein Gebäude« und so weiter. Wenn ablenkende Gedanken auftauchten, stellte er sich vor, diese kämen durch eine Tür in den Raum und verließen ihn durch eine andere Tür wieder. Wenn er auf der Straße jemanden sah, der ihm unsympathisch war, und Urteile in ihm auftauchten, löste er sich auch von diesen. Und wenn positive Urteile über Menschen oder Orte, die ihm gefielen, auftauchten, bemühte er sich nach Kräften, sich auch von diesen zu lösen. Beispielsweise ertappte er sich einmal bei dem Gedanken »Ach schau mal einer an, da ist ja Mike. Das ist doch der Kerl, der mir damals zwanzig Euro geliehen hat. Er ist der beste Kerl der Welt. Ich wünschte mir, ihm ähnlicher zu sein.« Scott war klar, daß er das Auftauchen solcher Urteile nicht generell unterbinden konnte, doch statt sich auf sie zu fixieren, ließ er sie wieder los. Und wenn die Urteile sich erneut bei ihm meldeten, löste er sich erneut von ihnen.

Die größte Herausforderung für die Nutzung der Achtsamkeit ist natürlich die Interaktion mit einem anderen Menschen. Mit jemandem zu reden oder zu streiten und dabei achtsam zu sein ist oft schwierig. Doch ist Achtsamkeit in dieser Situation andererseits auch extrem wichtig, insbesondere für Menschen, die mit überwältigenden Emotionen kämpfen. Hierzu folgendes Beispiel:

Claire übte sich schon seit einigen Wochen in der Weiterentwicklung ihrer Achtsamkeit, als sie einmal mit ihrer Freundin Laura einkaufen ging. Sie wollte sich ein neues Kleidungsstück zulegen. Manchmal fragte Claire sich besorgt, ob Laura sie wirklich mochte. Aus dieser Angst heraus stimmte sie allen Vorschlägen Lauras stets zu; sie fürchtete, andernfalls Lauras Freundschaft zu verlieren. In Wahrheit gefiel es Claire jedoch ganz und gar nicht, daß Laura sie ständig zu irgendwelchen Aktivitäten antrieb.

Auf dem Weg zu der Boutique, die sie gemeinsam besuchen wollten, fuhr Claire das Auto und bemühte sich, achtsam zu beobachten, was sie tat. Sie spürte das Lenkrad in ihren Händen. Sie spürte, wie das Gewicht ihres Körpers auf dem Autositz lastete. Sie spürte, wie sich Ihr Körper beim Ein- und Ausatmen hob und senkte. Sie war sich auch sehr stark dessen bewußt, was sie sah, insbesondere wenn es sich um andere Autos handelte. Doch ihr stand auch sehr klar vor Augen, was Laura zu ihr sagte, während sie fuhr. Natürlich tauchten bei Claire Urteile über Laura auf, und sie bemühte sich nach Kräften, sich von diesen zu lösen. Das fiel ihr bei einigen Urteilen leichter als bei anderen.

Als sie das Einkaufszentrum erreichten, ergaben sich für Claire auch Möglichkeiten, sich im radikalen Akzeptieren zu üben. Es gab dort einige Läden, die ihr gefielen, und andere, die ihr weniger behagten. Zunächst war sie fest davon überzeugt, daß sie in einem Laden, der ihr besonders gut gefiel, das »perfekte« Kleidungsstück finden würde, weil sie dort immer die »besten« Kleider gefunden hatte. Doch dann merkte Claire bald, daß sie positive Urteile fällte, und sie löste sich von diesen. Auch das war ein glücklicher Umstand, denn in keinem der Läden, die ihr gefielen, fand sie ein Kleidungsstück, das ihren Wünschen entsprach. In der Vergangenheit wäre sie in solchen Fällen niedergeschmettert gewesen und hätte aufgebracht reagiert. Doch mit Hilfe des radikalen Akzeptierens ermöglichten ihre Neutralität und ihre nicht-urteilende Haltung ihr, mit der Situation auf eine für sie positivere Weise fertig zu werden.

Später schauten sich die beiden Frauen in einem Geschäft um, in dem Kleidungsstükke angeboten wurden, die erheblich teurer waren, als daß Claire sie sich hätte leisten können. Dort fanden beide etwas, das ihnen gefiel. Daraufhin bedrängte Laura Claire, sie sollte sich das Ausgesuchte kaufen. »Kümmere dich nicht darum, wieviel es kostet«, sagte sie. Claire betrachtet sich im Spiegel und verliebte sich in das Kleidungsstück, ohne über den Preis nachzudenken. Sie war schon drauf und dran, es zu kaufen, als ihr die Idee kam, bei der Entscheidung ihre innere Weisheit zu nutzen. Emotional gefiel ihr das Kleidungsstück sehr, doch ihre Vernunft erinnerte sie daran, daß sie ihren Dispositionskredit ohnehin schon stark belastet hatte und daß dieses Kleid einfach viel zu teuer für sie war. In der Umkleidekabine atmete sie ein paarmal langsam und tief durch und legte ihre Hand auf das Zentrum ihrer inneren Weisheit. Ihr Bauch fühlte sich sehr nervös an, keineswegs glücklich und freudig erregt. In diesem Moment wurde ihr schlagartig klar, daß es ziemlich ungünstig für sie wäre, diesen Kauf zu tätigen. Deshalb gab sie das Kleid der Verkäuferin zurück und verließ den Laden.

Claire war stolz auf sich, weil es ihr gelungen war, die richtige Entscheidung zu treffen; doch damit war das Drama noch nicht zu Ende. Laura machte sich nämlich darüber lustig, daß Claire zu geizig sei, um das Kleid zu kaufen. Wieder tauchten in Claires Geist Urteile über Laura auf. Sie versuchte, sich von diesen Urteilen zu lösen, doch da Laura sich weiter über sie lustig machte, wollte Claire nur noch möglichst schnell das Einkaufszentrum verlassen und Laura zu ihrer Wohnung zurückbringen. Innerlich verspürte Claire das Bedürfnis, Laura anzubrüllen; doch sie wußte, daß dies einen gewaltigen Streit provozieren würde. Claire überlegte, welche Handlung in diesem Augenblick am effektivsten wäre. Sie wußte, daß sie so schnell und problemlos wie möglich nach Hause kommen mußte, ohne sich in einen Streit zu verstricken, den sie später bedauern würde.

Claire sagte auf dem Heimweg selbst nichts und hörte sich Lauras Kritik schweigend an. Sie war erleichtert, als sie schließlich Lauras Haus erreichte und ihre Freundin dort absetzte. Als sie sich nicht mehr so wütend fühlte, fand sie sogar den Mut, Laura anzurufen und mir ihr über das Geschehene zu sprechen. Es gelang ihr glänzend, ihre Situation mit Hilfe achtsamer Ich-Aussagen zu beschreiben, beispielsweise: »Ich fühlte mich verletzt, als du mich gehänselt hast.« Laura verstand sie und sagte, ihr Verhalten tue ihr leid. Claire war stolz darauf, daß es ihr gelungen war, mit der Situation auf eine neuartige, positivere Weise umzugehen.

Achtsames Beobachten Ihrer Bemühungen um Achtsamkeit

Natürlich erfordert es viel Übung, so achtsam zu sein, wie Claire es in der beschriebenen Situation war. Doch werden Sie wohl einsehen, daß Achtsamkeit bei der Bewältigung aller Alltagsaufgaben von Nutzen ist.

Am Anfang von Kapitel 3 haben Sie gelernt, daß es drei Hauptgründe für die Entwicklung der Achtsamkeit gibt:

1. Sie hilft Ihnen, im gegenwärtigen Augenblick stets auf eine Sache zu fokussieren, und wenn Ihnen dies gelingt, vermögen Sie besser mit überwältigenden Emotionen umzugehen und diese zu beruhigen.
2. Mit Hilfe von Achtsamkeit können Sie lernen, urteilende Gedanken zu identifizieren und sie von Ihrem Erleben zu unterscheiden.
3. Achtsamkeit hilft Ihnen, innere Weisheit zu entwickeln.

Leider gibt es keine »Abkürzung«, die Ihnen sofortige und dauerhafte Achtsamkeit ermöglichen würde. Doch wie Charles Tart sagte, ist es nicht besonders anstrengend, Achtsamkeit zu erlernen; Sie müssen einfach daran denken, es zu tun. Doch einmal abgesehen davon, daß Sie daran denken müssen, achtsam zu sein, hoffen wir, daß die Achtsamkeit für Sie ihren Zweck erfüllt. Eine Möglichkeit, sie zu fördern, ist die Benutzung des »Wochenprotokolls achtsamer Aktivitäten« auf Seite 137. Dieses hilft Ihnen, an die tägliche Ausführung Ihrer Achtsamkeitsübungen zu denken. Stellen Sie für jede Woche eine Fotokopie von diesem Formular her, und vermerken Sie darauf, wie oft Sie achtsames Atmen, Meditation auf die innere Weisheit und achtsames Ausführen von Aufgaben geübt haben.

Vermerken Sie in den Rubriken »achtsames Atmen« und »Meditation auf die innere Weisheit«, wie lange Sie die jeweilige Übung ausgeführt haben. Auf diese Weise können Sie verfolgen, welche Verbesserungen durch die Ausführung der verschiedenen Übungen eingetreten sind. Unter der Überschrift »Achtsame Ausführung von Aufgaben« notieren Sie, was Sie jeweils achtsam getan haben und wo Sie waren, als Sie dies taten.

In der Rubrik mit der Überschrift »Andere Achtsamkeitsübungen« notieren Sie, welche anderen Achtsamkeitsübungen Sie im Laufe der Woche ausgeführt haben.

Denken Sie daran, daß diese Achtsamkeitsfertigkeiten für die Dialektische Verhaltenstherapie von zentraler Bedeutung sind (Linehan 1993a). Nutzen Sie sie also weiter, wenn Sie sich den übrigen in diesem Buch erläuterten Fertigkeiten zuwenden.

Widerstände gegen die Achtsamkeitsübung und Hindernisse, die ihre Nutzung erschweren

Innere Widerstände und Schwierigkeiten spielen bei der Übung der Achtsamkeit und bei der Entwicklung entsprechender Fertigkeiten häufig eine Rolle. Viele Menschen wissen nicht, daß einige dieser Hindernisse sehr häufig auftreten und Meditationslehrern und ihren Schülern seit Jahrtausenden wohlbekannt sind!

Dieser letzte Abschnitt des vorliegenden Kapitels wird Ihnen helfen, fünf sehr verbreitete Behinderungen der Achtsamkeitsmeditation zu erkennen und Methoden des adäquaten Umgangs mit ihnen zu entwickeln.

Die fünf Hindernisse

Begehren (Verlangen), *Aversion* (Abneigung), *Schläfrigkeit*, *Ruhelosigkeit* und *Zweifel* gelten seit langem als die bei der Meditations- und Achtsamkeitsübung am häufigsten auftretenden Hindernisse.

Die genannten Energien werden zu Hindernissen, wenn sie Ihre Verbindung zum gegenwärtigen Augenblick unterbrechen oder bewirken, daß Sie sich in Gedanken und Gefühlen verlieren, die Ihre Übung zur Förderung der Achtsamkeit, genau und ohne jedes Urteil zu beobachten, stören. Allerdings müssen die genannten Kräfte auch nicht in jedem Fall Hindernisse sein. Sie können zu Ihren weisesten Lehrern werden, wenn Sie bereit sind, sie zu erkennen, zu beobachten und von ihnen zu lernen.

- *Begehren* (auch *Verlangen*) beinhaltet den Wunsch, daß Dinge anders sein mögen – und zwar jetzt sofort! Dabei kann es sich um einen Wunsch nach einer anderen Sinnesempfindung handeln (wie z. B. sich »besser zu fühlen« oder sich »glücklich oder friedvoll zu fühlen«) oder darum, daß man jemand oder etwas anderes werden möchte, als man dem eigenen Empfinden nach im gegenwärtigen Augenblick ist (z. B. zum »perfekten Menschen« oder zum »perfekten Meditierenden« zu werden).
- *Aversion* (auch *Abneigung*) bedeutet, daß man sich über das, was hier und jetzt der Fall ist, ärgert oder Groll darüber empfindet. Aversion schließt andere Formen von Widerstand gegen das Erleben des gegenwärtigen Augenblicks ein, wie z. B. Gefühle

Arbeitsblatt: Wochenprotokoll achtsamer Aktivitäten

Für die Woche ______________________

Tag	achtsames Atmen	Meditation auf innere Weisheit	achtsames Handeln	achtsames Handeln	andere Achtsamkeitsübungen	andere Achtsamkeitsübungen
Montag	Zeit:	Zeit:	Was: Wo:	Was: Wo:		
Dienstag	Zeit:	Zeit:	Was: Wo:	Was: Wo:		
Mittwoch	Zeit:	Zeit:	Was: Wo:	Was: Wo:		
Donnerstag	Zeit:	Zeit:	Was: Wo:	Was: Wo:		
Freitag	Zeit:	Zeit:	Was: Wo:	Was: Wo:		
Samstag	Zeit:	Zeit:	Was: Wo:	Was: Wo:		
Sonntag	Zeit:	Zeit:	Was: Wo:	Was: Wo:		

der Langeweile und Angst. Häufig ist die Aktivität des Urteilens oder das urteilende Denken selbst ein Ausdruck von Aversion.

- *Schläfrigkeit* ist genau das, was das Wort ausdrückt: Man fühlt sich schläfrig, schwer und müde. Schläfrigkeit kann nicht nur auf körperlicher Erschöpfung beruhen, sondern auch auf Widerstand gegen etwas, das im Geist oder im Körper vor sich geht und das die betroffene Person als beängstigend oder schmerzhaft empfindet. Zwischen diesen beiden Ursachen unterscheiden zu lernen ist sehr nützlich.

- *Ruhelosigkeit* ist das Gegenteil von Schläfrigkeit. Dieser Zustand kann sehr unangenehm sein. Es handelt sich dabei um einen Ansturm von Gedanken, Gefühlen und Empfindungen, der es erforderlich macht, sich zu bewegen, und der sehr ablenkend wirken kann.

- *Zweifel* ist die innere Stimme, die sagt: »Ich werde damit nicht fertig. Ich weiß nicht, wie ich das machen soll. Wozu ist das denn eigentlich gut? Das ist ganz sicher nichts für mich.« Zweifel gelangt oft in Form von inneren Monologen und Gefühlen der Furcht und des Widerstandes gegen das, was geschieht, zum Ausdruck.

Der weise Umgang mit den Hindernissen

Die wichtigste und wirksamste Art des Umgangs mit allen genannten Hindernissen besteht darin, das *Erleben* des Hindernisses selbst zum Objekt der Achtsamkeit zu machen. Akzeptieren Sie, was geschieht, ohne dagegen anzukämpfen. Richten Sie Ihre Aufmerksamkeit sanft auf Begehren, Aversion, Schläfrigkeit, Ruhelosigkeit oder Zweifel, und schauen Sie tief in diese Hindernisse hinein, wobei Sie zulassen, daß sich die betreffende Energie in allen ihren Formen offenbart. Richten Sie Ihre sanfte und neugierige Aufmerksamkeit immer wieder auf die hinderlichen Energien aus, so oft wie notwendig. Bezeichnen Sie sie, und lernen Sie, was die jeweilige Energie Sie lehren kann. Die Lektionen können vielfältige Formen annehmen und umfassen Gedanken, Erinnerungen, Gefühle und Körperempfindungen.

Außerdem könnten Ihnen bei allen genannten Hindernissen die folgenden spezifischen Empfehlungen von Nutzen sein:

- *Bezüglich des Begehrens sollten Sie sich vergegenwärtigen, daß Sie stets mehr wollen, ganz gleich, wie oft Sie bekommen, was Sie sich wünschen.* Lassen Sie sich von diesem Wissen stärken, damit Sie der Versuchung Widerstand leisten und, statt ihr nachzugeben, von ihr lernen können. Registrieren Sie jedes Auflodern Ihres Begehrens, und benennen Sie, was es ist, ohne ihm nachzugeben.

- *Bezüglich der Aversion geht es darum, daß Sie Ihre Wut und Ihren Groll als Ihre stärksten Lehrer erkennen.* Fassen Sie den Entschluß, von ihnen zu lernen. Manchmal ist es auch nützlich, wenn Sie daran arbeiten können, durch die Entwicklung von Gedanken des Mitgefühls, der Güte und des Vergebens ein Gegengewicht zu Ihren aversiven Gedanken zu schaffen.

- *Im Falle der Schläfrigkeit ist es wichtig zu erkennen, daß es sich dabei um eine sehr starke Kraft handelt, die Ihre volle Aufmerksamkeit erfordert.* Es kann nützlich sein, sich in sehr aufrechter Haltung hinzusetzen oder sogar zu stehen. Sie können sich auch Wasser ins Gesicht spritzen. Oder machen Sie eine Pause, und werden Sie aktiv, beispielsweise in Form von achtsamem Gehen.

- *Auch im Falle der Ruhelosigkeit ist es sinnvoll, diese zum Objekt der Achtsamkeit zu machen; es kann aber auch sehr nützlich sein, die Konzentrationsfähigkeit zu schärfen.* Beispielsweise können Sie den Fokus einschränken oder verengen und Ihre Aufmerksamkeit beim Üben achtsamen Atmens auf die Nasenspitze richten. Oder Sie entspannen sich und zählen Ihre Atemzüge von eins bis zehn und dann wieder rückwärts, bis die Ruhelosigkeit nachläßt.

- *Im Falle des Zweifels und insbesondere, wenn Ihr Geist völlig ziellos dahinrast, kann es nützlich sein, die Aufmerksamkeit mit starker Entschlossenheit und Stetigkeit auf den gegenwärtigen Augenblick zu konzentrieren.* Andere Heilmittel für Zweifel können Gespräche mit Lehrern der Achtsamkeit sein sowie mit anderen Menschen, die diesem Pfad folgen, sowie inspirierende Lektüre über den Umgang mit Zweifel.

Und vergessen Sie nie, gegenüber auftauchenden Hindernissen eine gütige und interessierte, nicht-urteilende Haltung einzunehmen. Wenn es Ihnen gelingt, die Hindernisse nicht wie Hindernisse, sondern wie Lehrer zu behandeln, sind sie keine Hindernisse mehr!

5 Die weitere Erforschung der Achtsamkeit

Achtsamkeit und Meditation

Die Fertigkeiten zur Stärkung der Achtsamkeit, die bei der Dialektischen Verhaltenstherapie im Zentrum stehen, sind unmittelbar mit einer wesentlich umfassenderen und älteren meditativen Tradition verbunden, die über einen riesigen Wissensfundus und reiche Erfahrung bezüglich der Entwicklung und Übung von Achtsamkeit verfügt. Daraus können alle, die sich für Achtsamkeit interessieren, Nutzen ziehen, ganz gleich, ob es den Betreffenden um die Verbesserung ihrer psychischen oder physischen Gesundheit, um ihre persönliche Weiterentwicklung oder um spirituelles Wachstum geht.

In diesem Kapitel werden Sie eingeladen, sich noch eingehender mit der Achtsamkeit zu beschäftigen, indem Sie einige weitere Übungen erproben, die aus jener uralten meditativen Tradition stammen und die heute in vielen klinischen Zusammenhängen eine Rolle spielen, in denen die verschiedensten gesundheitlichen Probleme mit Hilfe achtsamkeitsbasierter Ansätze behandelt werden.

Wir hoffen, daß Sie durch diese ergänzenden Übungen noch stärker zu schätzen lernen werden, wie es Ihrem Wohlbefinden zugute kommen kann, Achtsamkeit zu entwickeln, und daß Sie dadurch in immer stärkerem Maße in der inneren Weisheit ruhen werden.

Marsha Linehan, die Entwicklerin der Dialektischen Verhaltenstherapie, hat auf diesen umfassenderen Kontext der Achtsamkeit Bezug genommen, indem sie erklärte, die für die Dialektische Verhaltenstherapie zentralen Fertigkeiten bezüglich der Achtsamkeit seien »psychologische und verhaltenstherapeutische Formen von Meditation […], wie sie […] in östlichen spirituellen Praktiken vermittelt werden.« Hinsichtlich der Ursprünge der Dialektischen Verhaltenstherapie erklärt sie weiter: »Am stärksten bin ich vom

Zen-Buddhismus beeinflußt worden, aber die Fertigkeiten sind durchaus sowohl mit kontemplativen Ansätzen der westlichen als auch der östlichen Welt vereinbar« (Linehan 1993b/1996, dt. S. 107f).

In den vergangenen fünfundzwanzig Jahren haben viele im Gesundheitsbereich Tätige Interesse an Achtsamkeit und ihrer Nutzung bei der Behandlung zahlreicher gesundheitlicher Probleme entwickelt, wobei das Anwendungsspektrum von Streß über chronische Schmerzen, Angst, Depression bis hin zu Krebserkrankungen reicht. Im Rahmen der Nutzung der Achtsamkeit in der westlichen Heilkunde haben die alten Lehren und das Wissen verschiedener kontemplativer und meditativer Traditionen zu vielen wichtigen Erkenntnissen geführt.

Obwohl viele (so wie Marsha Linehan) in diesen älteren Traditionen Anleitung gesucht haben, erfordern die Praktiken, die für Heilzwecke und für die Gesunderhaltung genutzt werden, nicht die Anerkennung einer bestimmten Glaubensrichtung oder religiösen Überzeugung. Menschen müssen auch nicht zwingend bestimmten kulturspezifischen Voraussetzungen genügen, um von diesen Übungen profitieren zu können. Die Achtsamkeitsübung ist wirklich etwas, das alle Menschen nutzen können. Auch die in diesem Kapitel beschriebenen Praktiken eignen sich für alle Interessierten.

Zunächst werden Sie etwas über die Rolle der »Herzenseigenschaften« Güte und Mitgefühl erfahren und darüber, daß es sich dabei in Wahrheit um Einstellungen handelt, die in jede achtsame Aktivität eingebettet sind.

Als nächstes lernen Sie dann, wie man die Achtsamkeit Atemzug für Atemzug im gegenwärtigen Augenblick vertiefen kann, indem man den Dimensionen des Raums und der Stille Aufmerksamkeit schenkt und sie fördert.

Güte, *Mitgefühl*, *innerer Raum* und *Stille* – das vorliegende Kapitel lädt Sie ein, Ihre Aufmerksamkeit bewußter auf diese Qualitäten zu richten und die Kraft zu entdecken, mit der sie Ihre Achtsamkeitsübung unterstützen und vertiefen.

Wie Sie Ihre Achtsamkeit mit Hilfe von Güte und Mitgefühl fördern können

Eine der zentralen »Wie«-Fertigkeiten der Dialektischen Verhaltenstherapie besteht darin, nicht zu urteilen. In der achtsamkeitsbasierten Streßreduktion, einem Ansatz, der von Jon Kabat-Zinn und anderen entwickelt wurde, ist *Nichturteilen* die erste von sieben Einstellungen, die als Grundlage der Achtsamkeitsübung angesehen werden. Die übrigen sind *Geduld*, *Anfängergeist*, *Vertrauen*, *Nichtstreben*, *Akzeptieren* und *Loslassen* (Kabat-Zinn 1990, S. 33).

Doch wie Sie vielleicht bemerkt haben werden, ist es nicht immer leicht, *nicht* zu urteilen. Die Gewohnheiten des Urteilens und Kritisierens sind bei fast allen Menschen sehr tief verwurzelt – aus einer großen Zahl von Gründen.

Aufgrund dieser tiefen Verwurzelung der Gewohnheit des Urteilens erklären Meditationslehrer seit langem, daß es wichtig ist, eine Grundlage für Achtsamkeit zu schaffen, indem man die Einstellungen der Güte und des Mitgefühls entwickelt.

Beispielsweise hat die angesehene Meditationslehrerin Christina Feldman beobachtet, daß »Aufmerksamkeit, Gewahrsein, Verstehen und Mitgefühl das Grundgerüst aller Meditationssysteme bilden.« Sie erklärt weiter: »Mitgefühl ist ein grundlegendes Prinzip der Meditation. Meditation ist kein von Narzißmus und Eigennutz geprägter Pfad. Vielmehr schafft sie die Grundlagen für Liebe, Integrität, Mitgefühl, Respekt und Sensibilität« (Feldman 1998, S. 2).

In den letzten Jahren haben Gesundheitspsychologen angefangen, sich intensiver mit »positiven« Emotionen und Einstellungen und ihrer Rolle, die Gesundheit zu fördern, zu befassen. Die umfassende Tradition der Auseinandersetzung mit den positiven Aspekten der geistigen Gesundheit baut auf der in den 1960er Jahren geleisteten Arbeit von Psychologen wie Gordon Allport und Abraham Maslow auf und setzt sich bis zum heutigen Tag fort. Sie wird größtenteils durch das Interesse an der Entwicklung einer erweiterten Sicht der Fähigkeiten und des Potentials von Menschen motiviert. Von besonderem Interesse ist in diesem Zusammenhang, daß die Erweiterung des menschlichen Potentials von alters her eines der Hauptziele der Meditationsübung ist.

Die heutigen Gesundheitspsychologen und Forscher Shauna L. Shapiro und Gary E. R. Schwartz haben über die positiven Aspekte der Meditation geschrieben. Sie weisen darauf hin, daß bei der Achtsamkeit entscheidend ist, *wie* man aufmerksam ist. Zusätzlich zu den sieben von Kabat-Zinn aufgeführten Eigenschaften empfehlen Shapiro und Schwartz, weitere fünf Eigenschaften einzubeziehen, um die affektive (oder »Herzens«-) Dimension der Achtsamkeit zu erfassen. Zu den fünf »Herzens«-Qualitäten zählen sie *Dankbarkeit*, *Liebenswürdigkeit*, *Großzügigkeit*, *Empathie* und *liebende Güte* (Shapiro & Schwartz 2000, S. 253–273).

Liebende Güte verdient besondere Aufmerksamkeit. Sie ist durch die Meditationslehrerin Sharon Salzberg (1995; 1997; 2005) bekannt geworden. Da im Gesundheitsbereich Tätige heute mehr über liebende Güte lernen, wird diese Form der Meditation in der Gesundheitspflege heute immer populärer – als eine Meditationspraxis, die die Achtsamkeit unterstützt und außerdem selbst heilend wirkt.

Liebende Güte wird häufig als tiefreichende Freundlichkeit und als Willkommenheißen beschrieben oder als eine Qualität, die Mitgefühl und nährende Liebe verkörpert, erfüllt von Vergeben und bedingungsloser Liebe. Es handelt sich um eine tiefgründige menschliche Fähigkeit, die zumindest als Potential präsent ist. Man kann sie erkennen, wenn man beobachtet, wie eine Mutter sich um ihr Kind kümmert.

Liebende Güte wirkt sich sehr positiv auf Ihre Achtsamkeitsübung aus. Sie brauchen nichts weiter zu tun, als zuzulassen, daß Ihre Art, achtsam zu sein, von Güte und Mitgefühl geprägt ist. *So in der Güte zu ruhen, wobei Ihre Aufmerksamkeit von Mitgefühl und Zuneigung durchdrungen ist,* vermag Sie vor den tief verwurzelten Gewohnheiten des

Urteilens und Kritisierens zu schützen und Sie in der »Wie«-Fertigkeit des wahrhaften Nicht-Urteilens der Dialektischen Verhaltenstherapie zu unterstützen.

Übung: Meditationspraxis zur Stärkung der liebenden Güte bezogen auf Sie selbst und auf andere

Es folgt eine kurze Meditationsübung, die Ihnen hilft, liebende Güte bezogen auf Sie selbst und auf andere Menschen zu kultivieren. Sie können diese Übung ausführen, wann immer und solange Sie wollen. Probieren Sie es einmal vor einer anderen regelmäßigen formellen Meditationsübung.

Anleitung

Setze dich bequem hin, und richte deine Aufmerksamkeit einige Atemzüge lang auf deinen Atem oder auf deinen Körper. Öffne dich, und werde weicher, soweit dir das möglich ist. Lasse Kontakt zu deiner Güte und zu deinem Mitgefühl anderen gegenüber zu.

Richte deine Aufmerksamkeit nun auf dich selbst. Du kannst sie auf dein ganzes Sein richten oder auf einen bestimmten Teil von dir, der besondere Fürsorge und Aufmerksamkeit benötigt, beispielsweise auf einen Bereich deines Körpers, der verletzt worden ist, oder auf einen Bereich, in dem eine Krankheit aufgetreten ist, oder auf einen emotionalen Schmerz.

Stelle dir vor, daß du sanft und ruhig mit dir selbst sprichst, so wie eine Mutter mit einem verängstigten oder verletzten Kind redet. Benutze dabei einen Satz wie »Möge ich in Sicherheit sein und geschützt werden« oder »Möge ich glücklich sein« oder »Möge ich gesund und glücklich sein« oder »Möge ich ein leichtes Leben haben«. Du kannst aber auch selbst einen solchen Wunsch formulieren. Der Satz, den du auswählst, sollte etwas beinhalten, das jeder Mensch wollen könnte (Sicherheit, ein angenehmes Gefühl, Freude usw.). Wähle einen Satz aus, der für dich seinen Zweck erfüllt. Das kann ein einzelner Satz sein. Sei dann jedesmal, wenn du mit dir selbst redest, mit ganzem Herzen bei der Sache. Lasse dich von Güte und Mitgefühl erfüllen.

Übe dies, indem du den Satz im Geiste ruhig wiederholst, als würdest du einem Baby ein Schlaflied singen. Setze dies so lange fort, wie du willst. Möglicherweise ist es von Nutzen, die Übung anfangs nur einige Minuten lang auszuführen und die Zeitspanne später allmählich zu verlängern.

Wenn du willst, kannst du deine Aufmerksamkeit später auf einen Freund oder auf jemanden richten, von dem du weißt, daß er in Schwierigkeiten ist. Du kannst auch auf ganze Gruppen fokussieren, beispielsweise auf »alle meine Freunde« oder auf »alle meine Brüder und Schwestern«.

Wenn Sie wollen, können Sie auch mit schwierigen Menschen, die Sie kennen, experimentieren. Versuchen Sie, den Betreffenden liebende Güte und den Wunsch, daß sie glücklich sein mögen, zu senden, und beobachten Sie dann Ihre eigene innere Reaktion. Wenn Sie die Meditation der liebenden Güte auf einen schwierigen Menschen beziehen, bedeutet das nicht, daß Sie dem Betreffenden gestatten, Sie schlecht zu behandeln oder zu verletzen, sondern Sie versuchen der Tatsache gerecht zu werden, daß auch dieser Mensch, mit dem Sie Schwierigkeiten haben, ein menschliches Wesen ist, das nach Glück strebt. Dies kann Ihre Beziehung zu der Situation verändern und Sie von Groll befreien, den Sie eventuell hegen.

Bei der Meditation auf liebende Güte erleben Sie wahrscheinlich viele verschiedenartige Gefühle! Einige davon können verstörend wirken, beispielsweise Traurigkeit, Trauer oder Wut. Falls das bei Ihnen eintritt, haben Sie *keinen* Fehler gemacht. Daß bei einer Meditation auf liebende Güte tiefe Gefühle zutage treten, ist völlig normal. Die Manifestation solcher Gefühle hat schon an und für sich eine heilende Wirkung. Achten Sie einfach auf alle Gefühle, die bei Ihnen auftreten, achten Sie sie, und setzen Sie Ihre Übung fort.

Auf Raum und Stille gerichtete Aufmerksamkeit vertieft die Achtsamkeit

Zu den zentralen Aspekten der Achtsamkeitsübung im Rahmen der Dialektischen Verhaltenstherapie zählen die »Was«-Fertigkeit des Beobachtens und die »Wie«-Fertigkeit des Nichturteilens. Alte Gewohnheiten können es jedoch schwierig machen, mit ungeteilter Aufmerksamkeit zu beobachten und wirklich nicht zu urteilen. Wenn es Ihnen als besonders schwierig erscheint, achtsam zu sein, genau zu beobachten oder nicht zu urteilen, dann entspannen Sie sich möglicherweise nicht ausreichend oder ruhen nicht genügend in Ihrer Ganzheit. Wahrscheinlich sind Sie dann zu stark mit einem aktiven kleineren Teil (oder mit mehreren solcher Teile) von sich identifiziert.

Meditationslehrer benutzen oft das Bild des Meeres, wenn sie die Ganzheit als Gegensatz zur Identifikation mit einem kleineren Teil darstellen wollen (beispielsweise mit Ihren Gedanken und Urteilen oder mit Ihren Gefühlen der Wut oder der Furcht). In Beschreibungen dieser Metapher heißt es gewöhnlich, daß die Wellen und das Meer nicht voneinander getrennt sind. Obgleich die Wellen vielfältig sind und stark und dramatisch sein können, bestehen sie aus Wasser und sind Teile des großen Meeres, selbst in den tiefsten Tiefen. Immer wieder heißt es, daß unsere Ganzheit (manchmal auch *Großer Geist* oder ähnlich genannt) dem Meer gleicht, wohingegen die Teile (Gefühle, Gedanken Geschichten in unserem Geist) den Wellen ähneln – die ständig aufwallen und abschwellen, die erscheinen und dann wieder verschwinden, während ihre Essenz, das Meer, immer präsent ist.

Die Tendenz, sich mit der Welle zu *identifizieren* und das Gefühl der Verbundenheit mit dem großen Meer zu verlieren, ist allgemein sehr stark. Achtsamkeit zu üben und zu lernen, das Auftauchen des Rationalen und des Emotionalen zu erkennen, kann, wie Sie vielleicht schon selbst entdeckt haben, von der starren Identifikation mit den kleineren Teilen befreien.

Und indem Sie den Fokus gelegentlich bewußt auf Erlebnisse richten, die oft nicht beachtet oder als selbstverständlich angesehen werden, können Sie lernen, flexibler mit Ihrer Aufmerksamkeit umzugehen, achtsamer zu werden, und die habituelle Identifikation mit alten Gewohnheiten des Denkens und Fühlens zu durchbrechen.

Raum und *Stille* zu Objekten der Achtsamkeit zu machen kann sehr helfen, Flexibilität und Freiheit von den Gewohnheiten der Identifikation mit den »Wellen« des Geistes (Gedanken und Gefühlen, die tief und stark sind) zu erlangen.

Übung: Meditationsübung zur Entwicklung von Achtsamkeit bezogen auf den inneren und äußeren Raum

Die im folgenden beschriebenen beiden Meditationsübungen ermöglichen Ihnen, ein Gewahrsein des (inneren und äußeren) Raumes und der Stille zu entwickeln.

Probieren Sie diese Übungen mit einer Haltung der Neugier und spielerischen Interesses aus. Sie brauchen nichts Besonderes zu erreichen oder jemand anderes zu werden, als Sie sind!

Bei dieser Übung ist es nützlich, wenn Sie sich vorstellen, *daß Ihnen schon jetzt ein gewaltiger Raum und umfassende Stille zur Verfügung stehen (wie die gewaltigen Tiefen des Meeres). Sie brauchen nichts weiter zu tun, als zuzulassen, daß Raum und Stille wieder in Ihr Gewahrsein gelangen.* Lassen Sie Raum und Stille wieder in Ihr Inneres »hineinkommen«. Dazu brauchen Sie keine Arbeit zu tun – welcher Art auch immer! Begegnen Sie einfach dem, was ohnehin da ist, mit gütiger Aufmerksamkeit.

Anleitung

Setze dich bequem hin. Sammle deine Aufmerksamkeit, indem du dich achtsam auf die Empfindungen konzentrierst, die dein Atmen auslöst, und fahre ein paar Atemzüge lang so fort.

Wenn du dich ruhig und fokussiert fühlst, kannst du den Fokus so erweitern, daß alle Geräusche einbezogen werden. Lasse die Geräusche zu dir kommen, ohne ihnen etwas hinzuzufügen und ohne etwas davon zu entfernen. Fokussiere auf das direkte Erleben von Geräuschen, ohne dich in den Namen eines Geräusches oder in die mit diesem verbundene Geschichte zu verstricken.

Richte deine Achtsamkeit noch ein paar Atemzüge lang auf die Empfindungen des Atmens und der auftretenden Geräusche.

Richte deine Aufmerksamkeit nun auf die Räume zwischen den einzelnen Atemzügen, zwischen Einatmen und Ausatmen, und fokussiere dann auf den Augenblick am Ende des Ausatmens, unmittelbar vor dem nächsten Einatmen. Kehre in diesen Raum immer dann zurück, wenn deine Aufmerksamkeit abzuschweifen beginnt.

Wenn du merkst, daß Geräusche deine Aufmerksamkeit anziehen, dann stelle zunächst fest, um welches Geräusch es sich handelt, und achte anschließend auf die Räume zwischen den Geräuschen. Achte auch darauf, ob ein Geräusch lauter, ein anderes leiser, eines näher oder weiter entfernt wirkt und daß zwischen ihnen allen und um sie Raum ist. Vergegenwärtige dir, daß alle Geräusche in einem großen, mit Raum gefüllten Behälter existieren. Lasse deine Aufmerksamkeit in dem Raum ruhen, der alle Geräusche enthält, und lasse zu, daß diese kommen und gehen.

Wenn du willst, kannst du nun die Augen öffnen. Schaue dich um, und stelle fest, was um dich ist. Was siehst du? Natürlich sind es Objekte, aber siehst du auch den Raum zwischen den Objekten? Schaue noch einmal genauer hin. Sieh den Raum und die Gestalt des Raumes zwischen den Objekten nah und fern. Sieh den gewaltigen Raum, der alle Objekte birgt, die du siehst. Entspanne dich, und schaue tief.

Wann immer Sie wollen, können Sie üben, auf den Raum zu achten, entweder als formelle Meditationsübung (so wie es weiter oben bezogen auf Atemempfindungen, Geräusche und gesehene Objekte beschrieben wurde) oder informell, indem Sie einfach in verschiedenen Situationen im Laufe des Tages aufmerksam sind.

Vielleicht haben Sie sogar Lust, damit zu experimentieren, die Aufmerksamkeit auf den Raum zu richten, der Ihre Gedanken und Gefühle enthält. Können Sie sich entspannen, beobachten und die Gedanken und Gefühle auftauchen, sich verändern und aus dem Raum des gegenwärtigen Augenblicks verschwinden lassen?

Übung: Meditationsübung Fokussieren auf Stille

Anleitung

Setze dich bequem hin. Richte deine Aufmerksamkeit auf den gegenwärtigen Augenblick, indem du ein paar Atemzüge lang achtsam auf die Empfindungen deines Atmens fokussierst.

Wenn du merkst, daß deine Aufmerksamkeit abschweift, beispielsweise zu Gedanken oder Geräuschen, brauchst du nicht dagegen anzukämpfen oder dieser Tendenz zu fol-

gen. Lasse die Empfindungen des Atmens einfach geduldig und gütig in dein Gewahrsein zurückkehren.

Während du übst, die Achtsamkeit auf deinen Atem zu richten, wirst du möglicherweise merken, daß eine Atmosphäre innerer Ruhe entsteht. Wenn sie anfangs nur kurz aufblitzt, lasse dich davon nicht entmutigen. Lasse einfach kommen, was kommt. Fahre fort, alle Gefühle der Stille, die du erlebst, zu registrieren. Entspanne dich in sie hinein, und lasse zu, daß sie zu dir kommen. Anfangs wirst du die Stille in deinem Körper vielleicht als Gefühl der Ruhe und Leichtigkeit wahrnehmen. Später wird es dir leichter fallen, die Stille in deinem Geist zu erleben, wenn deine Gedanken sich beruhigen.

Manchmal wird die Stille umfassender. Wenn du beispielsweise zwischen Geräuschen oder Gedanken eine Atmosphäre der Stille bemerkst, dann lasse deine Aufmerksamkeit dort ruhen. Und lasse sie dorthin zurückkehren, wenn sie abschweift.

Höre sorgsam auf alle Geräusche, die kommen und gehen. Fokussiere nicht auf irgendein Geräusch, sondern auf die Stille und auf den Raum zwischen den Geräuschen. Wenn deine Aufmerksamkeit stetiger wird, achte darauf, wie die Geräusche aus der Stille in Erscheinung treten und dorthin zurückkehren. Lasse deine Aufmerksamkeit in der Stille ruhen, während du auf das Auftauchen des nächsten Geräusches lauschst.

Zum Abschluß

Durch die Achtsamkeitsübung verbinden Sie sich mit einer riesigen und uralten Tradition, die seit Tausenden von Jahren durch zahllose Menschen kultiviert wird. Viele Lehrer haben darauf hingewiesen, daß die Achtsamkeitsübung die Kultivierung der Einstellungen der Güte und des Mitgefühls und ihre Integration in die Art des Aufmerksamseins einschließt. Wenn Ihre Achtsamkeit sich entwickelt, kann ein zunehmendes Gefühl der Ganzheit, verbunden mit der Empfindung von Raum und Stille, aufleuchten und Ihnen helfen, Ihr Erleben zu transformieren. In diesem Kapitel wurden Sie eingeladen, einige wertvolle Lehren der Tradition der Achtsamkeitsmeditation zu nutzen – durch Fokussieren auf Güte, Mitgefühl und das Empfinden von Raum und Stille –, um mehr über ihre eigenen gewaltigen Möglichkeiten, Ihr Leben zu heilen und zu bereichern, herauszufinden.

6 Emotionsregulierung – grundlegende Fertigkeiten

Was sind Emotionen?

Einfach ausgedrückt, sind Emotionen Signale, die Ihnen mitteilen, was in Ihrem Körper vor sich geht. Erleben Sie etwas Angenehmes, fühlen Sie sich gut; erleben Sie etwas Belastendes, fühlen Sie sich schlecht. Ihre Emotionen sind also eine Art Nachrichtendienst, der Sie ständig darüber auf dem Laufenden hält, was Sie gerade tun und erleben.

Ihre ersten Reaktionen auf Erlebtes werden *primäre Emotionen* genannt. Dies sind starke Gefühle, die sich schnell einstellen, ohne daß man zuvor darüber nachgedacht hat, was im Gange ist. Beispielsweise sind Sie, wenn Sie einen Wettbewerb gewonnen haben, vielleicht überrascht über den unerwarteten Erfolg. Wenn ein Ihnen nahestehender Mensch stirbt, fühlen Sie sich spontan traurig. Und wenn jemand etwas tut, das Sie wütend macht, fühlen Sie sich augenblicklich verärgert.

Doch außer primären Emotionen können Sie auch *sekundäre Emotionen* erleben. Dies sind emotionale Reaktionen auf Ihre primären Emotionen. Man könnte sekundäre Emotionen also auch als Gefühle über Gefühle bezeichnen (Marra 2005). Dazu folgendes einfache Beispiel: Erik brüllte seine Schwester an, weil sie etwas tat, worüber er wütend wurde. Seine Wut flammte sehr schnell auf. Doch schon kurz danach rief die Tatsache, daß er auf sie wütend geworden war, beim ihm ein Schuldgefühl hervor. Wut war seine primäre und das Schuldgefühl seine sekundäre Emotion.

Sie können aber auch in Reaktion auf eine einzige primäre Emotion zahlreiche sekundäre Emotionen erleben. Dazu nun ein etwas komplizierteres Beispiel. Shauna wurde sehr unsicher, als sie von ihrem Vorgesetzten aufgefordert wurde, eine Präsentation durchzuführen. Als sich der Tag näherte, an dem dies stattfinden sollte, wurde sie depressiv, weil ihr die Stärke ihrer Angst bewußt wurde. Auch ein Gefühl der Wertlosigkeit kam hinzu, weil sie sich vorwarf, nicht einmal eine simple Präsentation zustande zu bringen. Am Tag nach der Präsentation stellten sich bei ihr Schuldgefühle ein, weil sie wegen der ganzen Sache soviel Aufhebens gemacht hatte. Wie Sie sehen, können die Emotionen eines Menschen sehr schnell sehr kompliziert werden. Angst war Shaunas primäre Emotion – Depression, Wertlosigkeit und Schuld waren sekundär in Reaktion auf die Angst entstanden.

Ihre primäre emotionale Reaktion auf eine Situation kann eine endlose Kettenreaktion belastender sekundärer Emotionen in Gang setzen, die Ihnen wesentlich mehr Schmerzen bereiten als die ursprüngliche Emotion. Deshalb sollten Sie zu identifizieren versuchen, was in einer belastenden Situation Ihre ursprüngliche, primäre Emotion war. Nur wenn Sie dies wissen, können Sie lernen, mit dem Gefühl umzugehen, bevor die Lawine der sekundären Emotionen Sie überrollt. Dabei können Fertigkeiten von Nutzen sein, die der Emotionsregulierung dienen. Die Emotionsregulierung ist ein wichtiger Aspekt der Dialektischen Verhaltenstherapie, weil sie Ihnen hilft, mit ihren belastenden primären und sekundären Gefühlen auf neuartige und zuträgliche Weise fertig zu werden (Dodge 1989; Linehan 1993a).

Die Fertigkeiten der Emotionsregulierung sind deshalb besonders nützlich, weil die Arten, auf die Menschen, die nicht über sie verfügen, mit ihren primären und sekundären Emotionen fertig zu werden versuchen, häufig noch mehr Leiden erzeugen. Shauna beispielsweise hätte möglicherweise zu Alkohol und Medikamenten gegriffen, um mit ihren Gefühlen der Angst fertig zu werden. Sie hätte ihre depressiven Empfindungen durch Selbstverletzung und ihre Schuldgefühle durch übermäßiges Essen bekämpft. Alle diese Bewältigungsstrategien sind schädlich, doch Menschen mit überwältigenden Emotionen benutzen sie sehr oft. Die in diesem Buch beschriebenen Fertigkeiten der Emotionsregulierung zu erlernen ist sehr wichtig, weil diese Ihnen ermöglichen, mit ihren primären und sekundären Emotionen auf positivere Weise fertig zu werden und das häufig mit ihnen verbundene langwierige Leiden zu verkürzen.

Fertigkeiten der Emotionsregulierung sind auch wichtig für den Umgang mit einem anderen Problem: *Ambivalenz*. Diese tritt auf, wenn Sie mehr als eine emotionale Reaktion auf ein und dasselbe Ereignis haben und wenn jede dieser Emotionen Sie in eine andere Richtung zerrt oder Sie zu einer anderen Handlung drängt. Ein Beispiel hierfür liefert uns Tina, die ohne ihren Vater aufgewachsen war. Als sie 25 Jahre alt war, trat ihr Vater eines Tages zu ihr in Kontakt und wollte sie treffen. Tina war einerseits begeistert darüber, daß sie nun die Möglichkeit hatte, eine neue Beziehung zu ihm zu entwickeln, doch andererseits war sie wütend, weil er ihre Familie verlassen hatte. Tinas Emotionen waren eindeutig gespalten. In ihr standen zwei unterschiedliche Tendenzen, sich zu der Situation zu verhalten, im Widerstreit.

Wenn Sie schon seit langem mit überwältigenden Emotionen zu tun haben, fühlen Sie sich verständlicherweise frustriert und hoffnungslos, weil Sie keine Chance sehen, Ihre emotionalen Reaktionen unter Kontrolle zu bringen. Doch auch wenn es Ihnen als schwierig erscheinen mag, Ihre primäre emotionale Reaktion unter Kontrolle zu behalten, besteht durchaus Grund zu der Hoffnung, daß Sie lernen können, Ihre sekundären emotionalen Reaktionen zu steuern und auf die Art Ihres Umgangs mit Ihren Emotionen Einfluß zu nehmen. Es könnte sogar sein, daß Sie später, wenn Sie alle in diesem Buch beschriebenen Fertigkeiten zu nutzen beginnen – insbesondere die Fertigkeiten zur Stärkung der Achtsamkeit –, einen gewissen Einfluß auf Ihre primären emotionalen Reaktionen erlangen.

Was beinhalten Emotionen?

Emotionen sind in Ihrem Körper auftretende elektrische und chemische Signale, die Sie auf Geschehnisse in Ihrem Inneren aufmerksam machen. Solche Signale basieren oft auf visuellen, taktilen, auditiven, olfaktorischen und gustatorischen Eindrücken (also Seh-, Berührungs-, Hör-, Geruchs- und Geschmackseindrücken). Diese Signale werden ins Gehirn übermittelt, wo sie im sogenannten *limbischen System* – das auf die Beobachtung und Verarbeitung von Emotionen spezialisiert ist – verarbeitet werden, so daß Sie auf emotionale Situationen reagieren können. Das limbische System ist auch mit dem restlichen Gehirn und mit dem Körper verbunden, so daß es dem Körper mitteilen kann, wie er auf eine emotionale Situation reagieren soll.

Emotionen sind aus vielen Gründen äußerst wichtig, insbesondere zur Sicherung des Überlebens. Dazu folgendes Beispiel: Louise ging auf einer Geschäftsstraße spazieren, als plötzlich ein sehr großer und offensichtlich wütender Hund laut zu bellen anfing und auf sie zurannte. In diesem Moment wurde ein von Ihren Augen und Ohren ausgehendes emotionales Signal zu Ihrem Gehirn gesendet. Daraufhin verarbeitete ihr limbisches System die eintreffende Information, ohne daß Louise darüber nachdenken mußte, was sie nun tun sollte. Diese Art von Reaktion wird Kampf-oder-Flucht-Reaktion genannt und ist ausschlaggebend dafür, ob Louise sich der Situation stellt und gegen den Hund kämpft oder ob sie wegläuft. Klugerweise entschied sie sich wegzulaufen und entkam auch tatsächlich, ohne Schaden zu erleiden. Ihre Emotionen hatten ihr geholfen, ihr Überleben zu sichern und Schmerz zu vermeiden.

Nehmen wir nun an, daß sie zwei Wochen später erneut durch die Stadt ging und sich der Straße näherte, auf der sie fast von dem Hund angegriffen worden wäre. Sehr schnell stellten sich bei ihr Angstgefühle ein. Dies wird *konditionierte Reaktion* genannt. Louises limbisches System versuchte, sie zu schützen, indem es ihre Erinnerung an den gefährlichen Hund weckte, der ihr auf dieser Straße über den Weg gelaufen war. In diesem Beispielfall halfen die Emotionen Louise zunächst, der Gefahr und dem Schmerz zu entfliehen, und später, potentiellen Schaden zu vermeiden.

Noch ein anderes Beispiel für die Wirkungsweise von Emotionen: Sheila ging durch die Stadt, als sie plötzlich Courtney sah, eine gute Freundin, die sie seit vielen Jahren kannte. Augenblicklich fühlte Sheila sich glücklich. Als Courtney Sheila sah, lächelte sie sofort. Sheila registrierte dieses Lächeln und dachte: »Offenbar freut auch sie sich, mit zu treffen.« Deshalb lächelte auch Sheila. Die beiden Frauen tauschten sich rasch über die wichtigsten Dinge aus, die seit ihrem letzten Treffen geschehen waren, und dann sprachen sie darüber, was sie in naher Zukunft gemeinsam unternehmen wollten. Das zufällige Zusammentreffen nach so vielen Jahren hatte beide Frauen glücklich gemacht.

In diesem Beispiel war das Lächeln für beide Beteiligten ein Akt der Kommunikation. Es half ihnen, sich darüber klarzuwerden, was die jeweils andere Person empfand. Hätte Courtney die Stirn gerunzelt und zur Seite geschaut, als sie Sheila sah, hätte Sheila dies als Ausdruck der Abneigung aufgefaßt und den Kontakt zu Courtney wahrscheinlich fortan gemieden. Jeder Mensch, ganz gleich, aus welcher Kultur er stammt, hat die Fähigkeit, Emotionen auf die beschriebene Weise auszudrücken und den aktuellen emotionalen Ausdruck anderer Menschen zu erkennen. Ein Lächeln ist ein Lächeln, ganz gleich, wo Sie geboren worden sind.

Dies sind nur zwei sehr einfache Beispiele, doch zeigen sie, daß Emotionen viele verschiedene Zwecke erfüllen können.

Emotionen sind Signale, die Ihnen helfen,

- zu überleben (»Kampf oder Flucht«);
- sich an bestimmte Menschen und Situationen zu erinnern;
- mit Situationen im Alltagsleben fertig zu werden;
- mit anderen zu kommunizieren;
- Schmerzen zu vermeiden;
- Freude zu suchen.

Was sind Fertigkeiten der Emotionsregulierung?

Wie Sie nun bereits wissen, helfen Fertigkeiten der Emotionsregulierung Ihnen, mit Ihren Reaktionen auf primäre und sekundäre Emotionen auf neuartige und effektivere Weisen fertig zu werden. (Sie können zwar nicht immer beeinflussen, *was* Sie fühlen, aber Sie können Ihre Reaktionsweise auf diese Gefühle beeinflussen.) Da dies einige der wichtigsten Techniken der Dialektischen Verhaltenstherapie sind, wird es Sie vielleicht nicht überraschen festzustellen, daß Sie einige dieser Techniken bereits in den Kapiteln über Streßtoleranz und Achtsamkeit kennengelernt und genutzt haben. Die vier Gruppen von Fertigkeiten, die in der Dialektischen Verhaltenstherapie vermittelt und gefördert werden (Fertigkeiten zur Stärkung von Streßtoleranz, Achtsamkeit, Emotionsregulierung sowie interpersonaler Effektivität), überschneiden und verstärken einander, weil Sie diese Fertigkeiten dadurch leichter erlernen und sie sich schneller merken.

Die Dialektische Verhaltenstherapie kennt neun Fertigkeiten für die Emotionsregulierung, die Ihnen helfen, Ihre Emotionen und die mit ihnen verbundenen Verhaltensweisen zu beeinflussen (Linehan 1993b). Diese Fertigkeiten sind:

1. Emotionen erkennen
2. Barrieren überwinden, die das Entstehen adäquater Emotionen behindern
3. Die physische Verletzbarkeit verringern
4. Die kognitive Verletzbarkeit verringern
5. Die positiven Emotionen stärken
6. Achtsamkeit gegenüber den Emotionen entwickeln, ohne zu urteilen
7. Emotionsexposition
8. Das Gegenteil dessen tun, wozu Ihre Emotionen Sie treiben
9. Problemlösung

Das vorliegende Kapitel beschäftigt sich mit den ersten fünf der genannten Fertigkeiten; im nächsten werden dann die übrigen vier behandelt. Wie in den vorangegangenen Kapiteln bauen auch in diesem und im nächsten die Übungen aufeinander auf. Deshalb ist es notwendig, sie in der angegebenen Reihenfolge durchzuarbeiten.

Emotionen erkennen

Um überwältigende emotionale Reaktionen unter Kontrolle bringen zu können, müssen Sie zunächst lernen, Emotionen und ihre Wirkung auf Ihr Leben zu erkennen. Sehr viele Menschen schenken ihren Emotionen ihr Leben lang keinerlei Beachtung. Dies hat zur Folge, daß sie über viele wichtige Dinge, die in Ihnen vor sich gehen, kaum etwas wissen. Ebenso ergeht es Menschen, die mit überwältigenden Emotionen kämpfen; allerdings gibt es zwischen beiden Gruppen einige Unterschiede. Sehr oft erkennen Menschen, die mit dem Problem der überwältigenden Emotionen ringen, die Gezeitenwellen belastender Emotionen, die sie überfallen (wie z. B. Traurigkeit, Wut, Schuldgefühle, Scham usw.), doch wenn sie das Anbranden der Welle bemerken, ist es schon zu spät, sie aufzuhalten.

Wenn Sie überwältigende emotionale Reaktionen unter Kontrolle bringen wollen, müssen Sie den emotionalen Prozeß zunächst verlangsamen, um ihn untersuchen zu können. Hiernach können Sie adäquatere Entscheidungen treffen. Die folgende Übung hilft Ihnen, mit der Untersuchung einer in der Vergangenheit erlebten emotionalen Situation zu beginnen. Dabei müssen Sie sich selbst gegenüber möglichst ehrlich sein. Zweck der Übung ist herauszufinden, welche Emotionen Sie hatten (sowohl primäre als auch sekundäre), und dann den späteren Einfluß dieser Emotionen auf Ihre Handlungen und Gefühle zu identifizieren.

Schauen wir uns dazu ein Beispiel an. Ling kämpfte mit überwältigenden Emotionen, die oft außer Kontrolle gerieten. Eines Abends kam sie von der Arbeit nach Hause und fand ihren Mann einmal wieder betrunken auf dem Sofa. Er war nicht bereit, sich in eine psychotherapeutische Behandlung zu begeben, und weil er sich nicht als Alkoholiker sah, wollte er auch keine Treffen der Anonymen Alkoholiker besuchen. Ling fühlte sich augenblicklich wütend und fing an, ihren Mann anzubrüllen und ihn als »wertlosen Trunkenbold« zu beschimpfen. Er lag unterdessen einfach da, ohne sich zu wehren oder sich auch nur zu bewegen. Sie verspürte das Bedürfnis, ihn zu schlagen, tat es aber nicht. Nach einigen Minuten wurde Ling von einem Gefühl der Hoffnungslosigkeit und Scham überfallen. Sie hatte alles versucht, um ihrem Mann zu helfen, doch offenbar ohne jede Resonanz. Sie glaubte, die Ehe nicht mehr fortsetzen zu können, aber sie wollte sich auch nicht scheiden lassen. Ling schloß sich im Badezimmer ein, wo sie darüber nachdachte, sich umzubringen, um ihrem Schmerz ein Ende zu machen. Statt dessen nahm sie eine Rasierklinge und schnitt sich damit ins Bein, so daß sie blutete. Weil sie so aufgewühlt war, vergaß sie an jenem Abend, ihren Wecker zu stellen, kam deshalb einige Stunden zu spät zur Arbeit und wurde von ihrem Vorgesetzten getadelt.

Lings Geschichte dürfte vielen Menschen sehr bekannt vorkommen. An diesem Beispiel werden wir nun den sechs Schritte umfassenden Prozeß darstellen, der Ihnen hilft, Ihre Emotionen zu erkennen (Linehan 1993b).

1. *Was ist geschehen?* Diese Frage gibt Ihnen die Möglichkeit, die Situation zu beschreiben, durch die Ihre Emotionen entstanden sind. In unserem Beispiel kommt Ling nach Hause und findet ihren Mann einmal wieder betrunken vor. Er weigert sich, Hilfe anzunehmen oder über sein Problem zu sprechen.
2. *Warum ist diese Situation Ihrer Meinung nach entstanden?* Hier erhalten Sie die Möglichkeit, die potentiellen Ursachen Ihrer Situation zu identifizieren. Dies ist ein sehr wichtiger Schritt, weil von der Bedeutung, die Sie dem Ereignis zuschreiben, oft abhängt, wie sie emotional darauf reagieren. Wenn Sie beispielsweise meinen, jemand habe Sie absichtlich verletzt, reagieren Sie völlig anders, als wenn Sie glauben, die andere Person habe Sie unabsichtlich verletzt. Ling in unserem Beispiel glaubt, daß ihr Mann Alkoholiker ist, sie haßt, es bedauert, sie überhaupt geheiratet zu haben, und daß er sich einzig und allein deshalb gehen läßt, weil er sie verletzen will.
3. *Welche emotionalen und körperlichen Empfindungen hat die Situation bei Ihnen hervorgerufen?* Identifizieren Sie möglichst sowohl primäre als auch sekundäre Emotionen. Dies zu lernen erfordert Übung, aber es lohnt sich, diese Mühe zu investieren. Wenn Sie nach Wörtern suchen, die beschreiben, wie Sie sich fühlen, können Sie dazu die Liste häufig empfundener Emotionen in Kapitel 3 zu Rate ziehen. Versuchen Sie auch herauszufinden, wie Sie sich in jener Situation körperlich fühlten. Emotionen und körperliche Empfindungen, insbesondere Muskelverspannungen, sind eng miteinander verbunden. In unserem Beispiel ist Lings primäre Emotion Wut (nachdem sie entdeckt hat, daß ihr Mann einmal wieder betrunken ist), und anschließend empfindet sie die sekundären Emotionen Hoffnungslosigkeit und Scham. Was ihre physischen Empfin-

dungen angeht, so bemerkt sie, daß alle Muskeln in ihrem Gesicht und in ihren Armen sehr angespannt sind. Außerdem ist ihr schlecht.

4. *Was wollten Sie aufgrund dessen, wie Sie sich fühlten, tun?* Diese Frage ist sehr wichtig, weil sie Aufschluß über Ihre *Antriebe* gibt. Wenn ein Mensch von Emotionen überwältigt wird, hat er oft den Drang, etwas Drastisches, Schmerzhaftes oder extrem Gefährliches zu sagen oder zu tun. Allerdings geben die Betroffenen diesem Drang nicht immer nach, sondern belassen es dabei, sie als Gedanken und Impulse zu erleben. Wenn Sie realisieren, was Sie tun *wollen*, und dies mit dem vergleichen, was Sie *tatsächlich* tun, kann das Resultat Grund zur Hoffnung geben. Falls es Ihnen gelingt, einige Dränge unter Kontrolle zu bringen, besteht die Chance, daß es Ihnen auch bei anderen gelingt. In unserem Beispiel verspürte Ling den Drang, zwei Dinge zu tun, die beide sehr gefährlich und möglicherweise tödlich gewesen wären: Sie wollte ihren Mann schlagen und sich selbst umbringen, um ihrem Schmerz ein Ende zu machen. Zum Glück tat sie beides nicht, und dieser Umstand ließ in ihr die Hoffnung aufkeimen, daß es ihr gelingen würde, auch andere Dränge unter Kontrolle zu bringen.
5. *Was haben Sie getan und gesagt?* Hier geht es darum, daß Sie herausfinden, was Sie aufgrund Ihrer Emotionen tatsächlich getan haben. In unserem Beispiel schließt Ling sich in ihr Badezimmer ein und fängt an, sich selbst Verletzungen zuzufügen. Außerdem brüllt sie ihren Mann an und nennt ihn einen »wertlosen Trunkenbold«.
6. *Welche Auswirkungen hatten Ihre Emotionen und Handlungen später?* Diese Frage fordert Sie dazu auf, die längerfristigen Folgen dessen, was Sie gefühlt und getan haben, zu identifizieren. In unserem Beispiel verschlief Ling am nächsten Morgen und kam zu spät zur Arbeit, weil sie vergessen hatte, den Wecker zu stellen. Die Folge war, daß ihr Chef sie verwarnte, wodurch ihre Stelle gefährdet wurde.

ÜBUNG: Erkennen Sie Ihre Emotionen

Auf der nächsten Seite finden Sie das Arbeitsblatt »Erkennen Sie Ihre Emotionen«, auf dem als Beispiel Lings Situation beschrieben wird. Auf der folgenden Seite finden Sie ein leeres Arbeitsblatt, auf dem Sie ein Beispiel aus Ihrem eigenen Leben dokumentieren können. Fotokopieren Sie das leere Arbeitsblatt, bevor Sie es benutzen, damit Sie die Übung mehrmals ausführen können. Sie können auch einfach die Überschriften auf ein weißes Blatt Papier schreiben und so selbst ein Arbeitsblatt herstellen.

Benutzen Sie Ihr Arbeitsblatt, um eine Emotion aus jüngster Vergangenheit zu untersuchen. Wählen Sie dazu ein Situation aus, an die Sie sich deutlich erinnern können. Bemühen Sie sich, Ihre primären und sekundären Emotionen zu identifizieren. Seien Sie dabei sich selbst gegenüber so ehrlich wie möglich. Niemand außer Ihnen wird dieses Arbeitsblatt sehen.

Beispiel: Erkennen Sie Ihre Emotionen

Fragen	**Ihre Antworten**
Wann hat die Situation stattgefunden?	*Gestern abend.*
Was geschah? (Beschreiben Sie das Ereignis.)	*Als ich nach Hause kam, lag mein Mann wieder betrunken auf dem Sofa. Er weigert sich immer noch, mit einer Therapie zu beginnen oder zu den Anonymen Alkoholikern zu gehen. Ich habe ihn angebrüllt und ihn einen »wertlosen Trunkenbold« genannt. Aber er saß nur da und sagte nichts. Daraufhin bin ich ins Badezimmer gegangen und habe mir Schnittwunden zugefügt.*
Weshalb ist die Situation nach Ihrer Meinung entstanden? (Identifizieren Sie die Ursachen.)	*Mein Mann ist Alkoholiker und haßt mich. Er bereut es, mich geheiratet zu haben. Außerdem glaube ich, daß er aufgegeben hat und solche Dinge absichtlich tut, um mich zu verletzen.*
Wie haben Sie sich aufgrund der Situation emotional und körperlich gefühlt? (Versuchen Sie, sowohl die *primären* als auch die *sekundären* Emotionen zu identifizieren.)	primäre Emotionen: *Wut* sekundäre Emotionen: *Hoffnungslosigkeit und Scham* körperliche Empfindungen: *Gesicht und Arme fühlten sich angespannt an; Übelkeitsgefühle im Bauch.*
Was wollten Sie aufgrund Ihrer Empfindungen tun? (Wozu fühlten Sie sich gedrängt?)	*Ich wollte meinen Mann schlagen und verspürte den Drang, mich umzubringen, um meinem Schmerz ein Ende zu machen.*
Was haben Sie getan und gesagt? (Welche Handlungen oder Verhaltensweisen haben Sie aufgrund Ihrer Gefühle benutzt?)	*Ich schloß mich ins Badezimmer ein und fing an, mir Schnittverletzungen zuzufügen. Dann ging ich allein zu Bett, weil ich so wütend war. Ich brüllte meinen Mann an und nannte ihn einen »wertlosen Trunkenbold«.*
Wie haben sich Ihre Emotionen und Handlungen später auf Sie ausgewirkt? (Welche kurzfristigen oder langfristigen Konsequenzen traten infolge Ihrer Handlungen auf?)	*Ich war so wütend, als ich zu Bett ging, daß ich vergaß, den Wecker zu stellen. Deshalb verschlief ich und kam zu spät zur Arbeit. Als ich an meinem Arbeitsplatz ankam, brüllte mein Chef mich an und sagte, wenn ich noch einmal zu spät käme, würde er mir kündigen.*

ARBEITSBLATT: »ERKENNEN SIE IHRE EMOTIONEN«

Fragen	**Ihre Antworten**
Wann hat die Situation stattgefunden?	
Was geschah? (Beschreiben Sie das Ereignis.)	
Weshalb ist die Situation nach Ihrer Meinung entstanden? (Identifizieren Sie die Ursachen.)	
Wie haben Sie sich aufgrund der Situation emotional und körperlich gefühlt? (Versuchen Sie, sowohl die *primären* als auch die *sekundären* Emotionen zu identifizieren.)	primäre Emotionen: sekundäre Emotionen: körperliche Empfindungen:
Was wollten Sie aufgrund Ihrer Empfindungen tun? (Wozu fühlten Sie sich gedrängt?)	
Was haben Sie getan und gesagt? (Welche Handlungen oder Verhaltensweisen haben Sie aufgrund Ihrer Gefühle benutzt?)	
Wie haben sich Ihre Emotionen und Handlungen später auf Sie ausgewirkt? (Welche kurzfristigen oder langfristigen Konsequenzen traten infolge Ihrer Handlungen auf?)	

Wählen Sie anschließend mindestens zwei Wochen lang jeden Tag eine Situation aus, die Sie immer wieder erleben, und untersuchen Sie diese mit Hilfe des Arbeitsblattes. Sie sollen deshalb zunächst frühere Situationen untersuchen, weil Sie aufgrund dieser Vorbereitung später lernen können, Ihre Emotionen und deren Folgen *während ihres Auftretens* zu identifizieren.

Übung: Emotionstagebuch

Wenn Sie lernen wollen, Ihre Emotionen zu erkennen, ist es oft von Nutzen, laut auszusprechen, wie Sie sich jeweils fühlen. Diese Methode wird Ihnen vielleicht anfangs als unsinnig erscheinen, doch durch das hörbare Formulieren Ihrer Empfindungen werden Ihre Emotionen hervorgehoben, und Sie schenken dem, was Sie erleben, besondere Aufmerksamkeit. Außerdem kann das verbale Beschreiben Ihrer Emotionen und insbesondere überwältigender Emotionen Ihnen auch helfen, Ihre belastenden Gefühle zu verringern. Je länger Sie über eine Emotion sprechen können, um so deutlicher könnte dadurch Ihr Drang verringert werden, bezüglich der Emotion »tätlich« zu werden. Sie brauchen nicht herauszuschreien, wie Sie sich fühlen; oft reicht es, die Emotion nur sehr leise sprachlich auszudrücken oder sie sogar nur im Geiste zu benennen. Sie müssen selbst herausfinden, welche dieser Möglichkeiten Ihnen persönlich die besten Dienste leistet. Sagen Sie zu sich selbst: »Im Augenblick fühle ich …« Wenn Sie eine Hilfe benötigen, um festzustellen, was das Gefühl, das Sie spüren, beinhalten könnte, sollten Sie die Liste häufig empfundener Emotionen in Kapitel 3 noch einmal zu Rate ziehen. Vergessen Sie auch Ihre angenehmen und erfreulichen Emotionen nicht. Je besser Sie diese erkennen und je besser sie in der Lage sind, sie hörbar in Worte zu fassen, um so besser werden Sie sie genießen können.

Zur Verstärkung dieses Erlebnisses können Sie die auftauchenden Emotionen in einem Emotionstagebuch vermerken. Wenn Sie die Gefühle, die Sie im Laufe einer Woche haben, notieren, hilft Ihnen dies, sie zu identifizieren, zu bezeichnen und zu beschreiben. Auf Seite 159 finden Sie ein Formular für das Emotionstagebuch, das Sie fotokopieren und ständig bei sich tragen können, um Emotionen notieren zu können, sobald Sie sie bemerkt haben. Führen Sie diese Übung mindestens zwei Wochen lang aus. Benutzen Sie das Beispiel-Emotionstagebuch auf Seite 158, um sich regelmäßig Ihre jeweiligen Gefühlszustände zu notieren, unabhängig davon, ob Sie dies vorher hörbar getan und was Sie in Reaktion auf die Emotion unternommen haben.

Beispiel: Emotionstagebuch

Wann ist es passiert, und wo waren Sie?	**Wie haben Sie sich dabei gefühlt? (»Im Moment fühle ich …«)**	**Haben Sie hörbar ausgesprochen, wie Sie sich fühlten?**	**Was haben Sie getan, nachdem Sie Ihren Gefühlszustand erkannt hatten?**
Donnerstagabend, zu Hause	*Ich fühlte mich wütend.*	*Ja*	*Ich ging in die Küche und trank ein Glas Wein.*
Donnerstagabend, zu Hause	*Ich fühle mich traurig.*	*Nein*	*Ich versuchte zu schlafen, mußte aber ständig darüber nachdenken, wie traurig ich war.*
Freitagmorgen, im Bus	*Ich fühle mich aufgebracht.*	*Ja*	*Ich versuchte, mich zu beruhigen, indem ich mich ablenkte und die Zeitung las.*
Freitagmorgen, am Arbeitsplatz	*Ich fühle mich stinksauer.*	*Ja*	*Ich ging nach draußen und rauchte eine Zigarette.*
Freitagnachmittag, am Arbeitsplatz	*Ich fühle mich eifersüchtig.*	*Nein*	*Ich habe meinen Freund weiter ignoriert, weil er mit einer Frau ausgegangen ist, die ich mag.*
Freitagabend, zu Hause	*Ich fühle mich einsam.*	*Ja*	*Ich entschloß mich, allein ins Kino zu gehen und es mir gutgehen zu lassen.*
Samstagnachmittag im Park	*Ich fühle mich glücklich.*	*Ja*	*Ich blieb mit meinen Freunden im Park.*
Samstagabend in Bens Haus	*Ich fühle mich wohl.*	*Ja*	*Ich habe nicht viel mit anderen geredet, weil ich meine guten Gefühle nicht verderben wollte.*

Arbeitsblatt: Emotionstagebuch

Wann ist es passiert, und wo waren Sie?	Wie haben Sie sich dabei gefühlt? (»Im Moment fühle ich …«)	Haben Sie hörbar ausgesprochen, wie Sie sich fühlten?	Was haben Sie getan, nachdem Sie Ihren Gefühlszustand erkannt hatten?

Barrieren überwinden, die das Entstehen adäquater Emotionen behindern

Nachdem Sie begonnen haben, Ihre Emotionen genauer zu erkennen, werden Sie allmählich in immer stärkerem Maße registrieren, wie Ihre Emotionen Ihr Verhalten und Ihre Gedanken beeinflussen. Bitte schauen Sie sich das folgende Diagramm genau an.

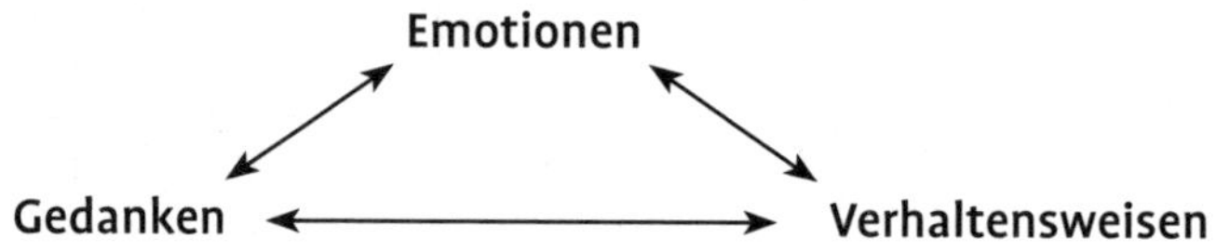

Dieses Diagramm veranschaulicht, wie Ihre Emotionen Ihre Gedanken und Verhaltensweisen *beeinflussen* können und umgekehrt. Beispielsweise verlor Jim eine Uhr, die ihm sehr wichtig war (ein Verhalten). Er fühlte sich deshalb traurig (eine Emotion), und dann dachte er: »Ich bin so geistesabwesend; ich bin ein Idiot« (ein Gedanke). Doch aufgrund dieses Gedankens fühlte er sich depressiv (eine Emotion) und ging deshalb nach Hause und betrank sich (ein Verhalten), weswegen er sich später schämte (eine Emotion). Sie sehen also, daß Ihre Emotionen sowohl das Resultat als auch die Ursache Ihrer Gedanken und Verhaltensweisen sein können.

Dies kann für Ihre Emotionen zu einem Teufelskreis werden, wenn Sie sich in selbstschädigende Verhaltensweisen oder in selbstkritisches Denken verstricken. Andererseits kann dieser Zyklus zu erfüllenderen emotionalen Erlebnissen führen, wenn Sie förderliche Verhaltensweisen und selbstbestärkende Gedanken bevorzugen. Beispielsweise hätte Jim, nachdem er seine Uhr verloren hatte (ein Verhalten) und sich infolgedessen traurig fühlte (eine Emotion), einen der Bewältigung des Problems förderlichen Gedanken haben können, beispielsweise: »Fehler kommen nun einmal vor; niemand ist perfekt.« Danach hätte er sich seinen Fehler vielleicht verziehen (ein weiterer Gedanke) und unbeschwerter mit der Erledigung seiner Alltagsaufgaben fortfahren können (eine Emotion). Oder er hätte nach dem Verlust seiner Uhr einen langen Spaziergang machen können (ein Verhalten) und sich danach wahrscheinlich erfrischt gefühlt (eine Emotion). Viele der Bewältigung von Problemen förderliche Gedanken und Verhaltensweisen hätte Jim nutzen können, um sich nicht in einen Teufelskreis belastender Emotionen zu verstricken.

Emotionen und Ihr Verhalten

Natürlich sind Ihre Emotionen und Verhaltensweisen eng miteinander verbunden, und stärkere Emotionen führen – was kaum überraschen dürfte – häufig zu stärkeren Verhaltensreaktionen. Deshalb kämpfen viele Menschen, die immer wieder überwältigende Emotionen erleben, häufig auch mit unkontrolliertem Verhalten. Menschen mit überwältigenden Emotionen handeln oft sehr selbstzerstörerisch, wenn sie sich wütend, deprimiert oder ängstlich fühlen. Sie fügen sich dann Schnitte und andere Verletzungen zu, sie manipulieren andere Menschen (was oft zu heftigen Streitigkeiten und zur Entstehung destruktiver Strukturen in Beziehungen führt), sie essen zuviel oder zu wenig, trinken exzessiv Alkohol und konsumieren Drogen. Natürlich sind solche Verhaltensweisen für alle Beteiligten schädlich. Doch diejenigen, die zu solchen Verhaltensweisen Zuflucht nehmen, nutzen diese oft wiederholt. Es stellt sich die Frage, warum Menschen so etwas tun. Die Antwort liegt in ihren Emotionen.

Beginnen wir mit den Grundlagen: Viele Verhaltensweisen werden wiederholt, weil sie belohnt werden. Ein Mensch geht zur Arbeit, weil er zur Belohnung dafür ein Gehalt bekommt. Ein Schüler geht zur Schule, weil er als Belohnung dafür eine Abschlußbescheinigung bekommt. Menschen treiben Sport, um durch den Erfolg bei dieser Aktivität belohnt zu werden. Ein Musiker spielt ein Instrument, weil er die Belohnung durch die Musik, die er schafft, anstrebt. Ein Gärtner pflanzt Blumen, weil er nach der Belohnung strebt, diese Pflanzen erblühen zu sehen. Alle diese Belohnungen *verstärken* die genannten Verhaltensweisen und machen es wahrscheinlicher, daß diese in Zukunft wiederholt werden. Wenn Sie für Ihre Arbeit kein Gehalt bekämen, würden Sie kaum weiter zur Arbeit gehen. Wenn Ihre Lehrer Ihnen sagen würden, daß Sie keine Chance hätten, den Schulabschluß zu schaffen, würden Sie wahrscheinlich nicht mehr zur Schule gehen. Und wenn Sie in Ihrem Garten trotz aller Bemühungen immer nur Unkraut wachsen sähen, würden Sie wahrscheinlich irgendwann mit der Arbeit aufhören.

Ebenso können Ihre Emotionen als verhaltensverstärkende Belohnungen fungieren. Das folgende einfache Beispiel zeigt, wie angenehm Emotionen ein Verhalten verstärken können: Phil half seinem Freund Stefan, in eine neue Wohnung umzuziehen (ein Verhalten). Stefan war ihm dafür sehr dankbar, was Phil glücklich machte, da er seinem Freund helfen konnte (eine Emotion). Deshalb freute sich Phil, als Stefan ihn erneut bat, ihm einen Gefallen zu tun, und half seinem Freund wieder (ein weiteres Verhalten), weil er sich davon versprach, sich auch danach wieder besonders gut zu fühlen (eine weitere Emotion).

Doch Emotionen können auch selbstschädigende Verhaltensweisen verstärken. Dazu folgendes Beispiel: Teresa, die mit überwältigenden Emotionen kämpfte, sagte einmal: »Ich fühle mich schlecht, und ich möchte, daß sich mein Mann auch schlecht fühlt.« Logisch ergibt das keinen Sinn, aber Gedanken, Emotionen und Verhaltensweisen sind nicht immer logisch. Als junges Mädchen hatte Teresa nie gelernt, mit ihren belastenden Emotionen fertig zu werden. Wenn sie emotionale oder körperliche Schmerzen empfand, litt sie allein, und niemand half ihr in diesem Zustand. Niemand achtete darauf, wie sie sich fühlte.

Als sie erwachsen war, wurde ihr klar, daß jemand ihr und ihrem Schmerz Aufmerksamkeit schenken würde, wenn sie der anderen Person ebenfalls Schmerzen zufügte – was sie meist dadurch erreichte, daß sie diese andere Person in einen aufgebrachten Zustand versetzte. Wenn Teresa beispielsweise während ihrer Arbeit in Aufruhr versetzt wurde, fing sie später zu Hause Streit mit ihrem Mann über irgend etwas völlig Unwichtiges an (ihr Verhalten), was zur Folge hatte, daß auch er sich schlecht fühlte. Schließlich wurde ihm dann klar, wie Teresa sich fühlte, und er sprach mit ihr über ihre Gefühle (ihre emotionale Belohnung). Möglicherweise war Teresa nicht bewußt, daß sie ihren Mann absichtlich verletzte, aber das spielt bei dem ganzen Prozeß keine Rolle. Irgendwann in Ihrem Leben waren die Gedanken »Weil ich mich schlecht fühle, muß ich dafür sorgen, daß sich jemand anders ebenfalls schlecht fühlt, denn dann werde ich mich besser fühlen« automatisiert worden. Und weil ihr Verhalten ständig durch ein positives (wenn auch unlogisches) emotionales Erlebnis belohnt wurde – Bestätigung von seiten ihres Mannes –, wurde ihr Verhalten verstärkt und wiederholte sich deshalb in zukünftigen Situationen.

Die Grundlagen	**Teresas Erlebnis**
Emotion oder Gedanke	»Ich fühle mich traurig.«
⇩	⇩
Verhalten	Sie beginnt Streit mit ihrem Mann.
⇩	⇩
Verhalten wird belohnt.	Ihr Mann erkennt, wie sie sich fühlt.
⇩	⇩
Verhalten wird wiederholt.	In Zukunft wird es wieder Streitigkeiten geben.

Doch durch ihre Art, mit ihren belastenden Gefühlen fertig zu werden, bewirkte Teresa nur, daß sie sich für sehr kurze Zeit besser fühlte. Längerfristig litt ihre Ehe unter ihren Bemühungen, emotional akzeptiert zu werden. Aufgrund ihres Verhaltens stritt sie häufig mit ihrem Mann, und aufgrund dieser Streitigkeiten fühlte sie sich immer schlechter.

Man sollte sich darüber im klaren sein, welche emotionalen Belohnungen selbstschädigendes Verhalten verstärken. Zwei Arten von selbstschädigenden Verhaltensweisen, zu denen Menschen mit überwältigenden Emotionen oft greifen, sind Selbstzufügen von Schnittwunden bzw. Selbstverletzungen und das Manipulieren anderer Menschen. Beide genannten Verhaltensweisen werden kurzfristig belohnt und deshalb mit hoher Wahrscheinlichkeit wiederholt; aber beiden folgen langfristig Schädigungen. (Im nächsten Abschnitt, »Machen Sie sich überwältigenden Emotionen gegenüber unempfindlicher«, werden Sie sich auch mit selbstschädigendem Eßverhalten und mit Drogenkonsum beschäftigen.)

Schnittverletzungen und andere Selbstschädigungen

Viele Menschen, die sich Schnittwunden oder Verbrennungen zufügen oder sich in anderer Form selbst verletzen und verunstalten, sagen, daß sie sich nach solchen selbstschädigenden Handlungen besser fühlen oder daß dadurch ihre Schmerzen gelindert werden. Dies ist nicht von der Hand zu weisen, denn ihr Körper kann durch Schnittverletzungen und andere Arten von Selbstschädigung dazu veranlaßt werden, natürliche Opiate auszuschütten, sogenannte *Endorphine*, die auch die Wundheilung fördern. Diese Stoffe können bewirken, daß sich ein Mensch für kurze Zeit physisch und emotional besser fühlt. Doch da die Wirkung solcher Belohnungen nicht lange anhält, verstärken solche positiveren körperlichen und emotionalen Empfindungen auf längere Sicht die Tendenz zur Selbstschädigung. Außerdem kann ein solches Verhalten auch aus anderen Gründen gefährlich sein, indem es beispielsweise Infektionen hervorruft oder sogar zum Tode führt. Und trotz der zeitweiligen Schmerzlinderung bleiben die Narben, Erinnerungen und Schuldgefühle, die oft mit solchen Aktivitäten verbunden sind.

Falls Sie die Gewohnheit haben, sich Schnittwunden oder andere Selbstverletzungen zuzufügen, möchten wir Sie bitten, diese Verhaltensweisen in den folgenden Leerzeilen zu beschreiben. Anschließend können Sie notieren, worin in Ihrem Fall die temporären Belohnungen bestehen könnten. Beschreiben Sie schließlich auch die langfristigen Kosten und Gefahren, die mit dieser Art von Verhalten verbunden sind.

Ich praktiziere folgende selbstschädigende Verhaltensweisen: ______________________

____

____

____

Diese Verhaltensweisen sind für mich mit folgenden zeitweiligen Belohnungen verbunden: ____

____

____

Die langfristigen Kosten und Gefahren meiner Verhaltensweisen sind: ______________

____

____

____

____

Manipulieren anderer Menschen

In einem Beispiel weiter oben wurde beschrieben, warum Teresa sich mit ihrem Mann stritt, wenn sie sich aufgebracht fühlte. Ihre Handlungen waren zwar für ihre Ehe schädlich, bewirkten aber, daß sie sich für kurze Zeit besser fühlte. Und da ihr Verhalten durch emotionale Wertschätzung belohnt wurde, wiederholte sie es in späteren Situationen. Aufgrund ihrer häufigen Streitigkeiten mit ihrem Mann fühlte sie sich jedoch langfristig noch schlechter als ursprünglich.

Ebenso können auch andere Formen von Manipulation kurzfristige emotionale Belohnungen zur Folge haben, die bewirken, daß das entsprechende Verhalten wiederholt wird. Wenn Sie jemanden zwingen, zu tun, was Sie wollen, empfinden Sie das vielleicht als befriedigend, oder Sie haben das Gefühl, die Situation nach Ihren Vorstellungen gestalten zu können. Dies können sehr starke emotionale Belohnungen sein, insbesondere in Anbetracht dessen, daß viele Menschen mit überwältigenden Emotionen das Gefühl haben, ihr eigenes Leben sei außer Kontrolle. Doch sei noch einmal darauf hingewiesen, daß selbst diese emotionalen Belohnungen nicht von langer Dauer sind.

Hierzu noch einige andere Beispiele: Jedesmal wenn Brandy sich langweilte, machte sie sich einen Spaß daraus, »sich mit Leuten anzulegen«, einfach weil ihr das einen Kick gab. Oft log sie ihre Freunde an und erzählte ihnen selbsterfundene Gerüchte, von denen sie behauptete, sie habe sie gehört. Wenn ihre Freunde sich dann aufregten, tat Brandy so, als wolle sie die anderen trösten. Das gab ihr ein Gefühl der Macht, bis ihre Freunde schließlich die Wahrheit herausfanden und sich von ihr abwandten.

Auch Jason versuchte, seiner Freundin Patricia gegenüber »das Heft in der Hand zu behalten«. Wenn sie irgendwo essen gingen, bestellte er für sie etwas, auch wenn sie eigentlich etwas anderes hatte haben wollen. Außerdem verhinderte er, daß sie sich ungestört mit ihren Freundinnen treffen konnte; er rief sie dann ständig auf dem Handy an, um festzustellen, wo sie sich gerade befand. Weiterhin drohte er ihr, falls sie ihn jemals verlassen würde, werde er sich umbringen. Patricia liebte Jason sehr, und sie wollte nicht, daß er sich etwas antat, doch irgendwann wurden ihr Jasons Manipulationsversuche zuviel, und sie trennte sich trotz der Selbstmorddrohungen von ihm.

Denken Sie stets daran, daß niemand sich gern manipulieren läßt. Die Person, die manipuliert wird, hat irgendwann genug von den Versuchen, sie zu kontrollieren, und entwickelt dann Widerstand. Tritt dies ein, kommt es in der Beziehung zur Konfrontation, sie wird unbefriedigend und endet oft schmerzhaft. Dies ist für Menschen, die mit überwältigenden Emotionen kämpfen, in der Regel das schlimmstmögliche Ergebnis, weil sie sich oft sehr davor fürchten, im Stich gelassen zu werden. Tatsächlich sind manipulative Verhaltensweisen meist Versuche, mit der Angst davor, im Stich gelassen zu werden, fertig zu werden. Die Betreffenden versuchen, andere Menschen zu zwingen, bei ihnen zu bleiben. Doch wenn solche Beziehungen scheitern, wird der Gegenstand der Angst zur Wirklichkeit, was die Tendenz zu selbstschädigendem Verhalten noch weiter verstärken kann.

Falls Sie zu manipulativen Verhaltensweisen neigen, bitten wir Sie, diese in den folgenden Leerzeilen zu beschreiben. Notieren Sie anschließend, welche zeitweiligen Belohnungen damit verbunden sein könnten, und schließlich, welche langfristigen Kosten und Gefahren mit den Manipulationsversuchen einhergehen.

Ich setze folgende manipulative Verhaltensweisen ein: ____________________________

____

____

Die zeitweiligen Belohnungen für diese Verhaltensweisen sind: ____________________

____

____

Die langfristigen Kosten und Gefahren meiner Verhaltensweisen sind: ______________

____

____

Die physische Anfälligkeit für überwältigende Emotionen verringern

Abgesehen davon, daß Sie erkennen müssen, wie Ihre Gedanken und Verhaltensweisen Ihre Emotionen beeinflussen können, müssen Sie auch erkennen, wie andere gesundheitlich relevante Aspekte Ihre Gefühlslage beeinflussen. Hierzu einige Beispiele.

Nahrung

Um seine Funktionen adäquat erfüllen zu können, braucht Ihr Körper die Nährstoffe, die er aus der Nahrung bezieht, genauso wie ein Auto Benzin benötigt, um fahren zu können. Infolgedessen beeinflußt das, was Sie essen, unmittelbar Ihre Gefühle und Empfindungen, sowohl auf der emotionalen als auch auf der körperlichen Ebene.

Unterschiedliche Arten von Nahrung können Ihre Empfindungen und Gefühle ebenso beeinflussen wie die Nahrungsmenge, die Sie aufnehmen. Beispielsweise verschaffen Nahrungsmittel mit einem hohen Fettanteil, etwa Eiscreme und Gebäck, Ihnen zeitweise ein angenehmes und zufriedenes Gefühl. Doch wenn Sie zuviel davon essen, fühlen Sie sich eher schwer und träge. Und wenn Sie länger übermäßig viel Nahrung mit hohem Fett- und Zuckeranteil essen, nehmen Sie zu. Die Folge ist dann oft, daß die Betreffenden sich traurig oder unglücklich fühlen, und es können auch Probleme wie Diabetes und Herzkrankheiten entstehen. Andere Nahrungsmittel mit hohem Zuckeranteil, beispielsweise Süßigkeiten und Limonaden, verschaffen Menschen schnell das Gefühl, sie würden über neue Energie verfügen. Läßt dieser Effekt jedoch nach, fühlen sie sich häufig sehr müde und sogar depressiv.

Ebenso wie uns nach dem zu reichlichen Essen bestimmter Nahrungsmittel schlecht werden kann, ruft auch eine zu geringe Nahrungsaufnahme ungesunde Empfindungen hervor. Wenn Sie zu wenig Nährstoffe aufnehmen, kann dadurch ein Gefühl der Benommenheit oder des Schwindels auftreten, weil Sie dann nicht die Energie bekommen, die Sie brauchen, um Ihren Körper adäquat funktionsfähig zu erhalten.

Es wird allgemein empfohlen, jeden Tag in Maßen eine große Vielfalt gesunder Nahrungsmittel zu essen, darunter Obst, Gemüse, Getreide und Eiweiß. Falls Sie sich fragen, ob Ihre Ernährungsgewohnheiten in Ordnung sind, oder Sie Hilfe bei der Entwicklung einer gesunden Ernährung benötigen, fragen Sie am besten einen Arzt oder einen Ernährungsberater um Rat. Außerdem können Sie sich im Internet nach seriösen Hilfsangeboten dieser Art umschauen.

Notieren Sie in den folgenden Leerzeilen alle Gedanken, die Ihnen zu den Auswirkungen Ihrer Eßgewohnheiten auf Ihr Wohlgefühl einfallen, und beschreiben Sie anschließend mindestens zwei Möglichkeiten, Ihre Eßgewohnheiten so zu verändern, daß Sie sich wohler fühlen.

Meine Eßgewohnheiten wirken sich auf meine Gefühlslage aus, weil ____________________

____

____

____

Ich kann meine Eßgewohnheiten verbessern, indem ich

1. ____

____

____

2. ____

____

____

Zuviel und zu wenig essen

Einige Menschen mit überwältigenden Emotionen benutzen Nahrungsmittel auf selbstschädigende Weisen, entweder indem sie viel zuviel oder deutlich zu wenig essen. Manchmal essen Menschen zuviel, weil Essen sie kurzfristig emotional beruhigt oder sogar betäubt. Auch diese Empfindungen bewirken, daß die Betreffenden ihr Verhalten in Zukunft wiederholen. Ebenso gefährlich ist, wenn man versucht, der Gewohnheit, zuviel zu essen, durch regelmäßiges Einnehmen von Abführmitteln und durch Erbrechen entgegenzuwirken. Geschieht dies häufig und systematisch, kann eine sehr gefährliche Eßstörung mit Namen *Bulimie* entstehen, die verheerende Auswirkungen haben kann.

Auch wenn Menschen deutlich zu wenig essen, fühlen sie sich für kurze Zeit sehr gut. Zu wenig zu essen kann als eine Form von Selbstkontrolle fungieren. Menschen mit überwältigenden Emotionen haben oft das Gefühl, ihr ganzes Leben sei ihrem Einfluß entglitten. Die Entscheidung, ihre Nahrungsaufnahme deutlich einzuschränken, gibt Ihnen das Gefühl, sie könnten ihr Leben beeinflussen, und aufgrund dessen fühlen sie sich besser. Doch dieses Streben nach Kontrolle kann gefährlich sein, weil eine starke Verringerung der Nahrungsaufnahme zu *Anorexie* führen kann, einer extrem ungesunden und möglicherweise sogar lebensbedrohlichen Eßstörung, für die charakteristisch ist, daß die Betroffenen stark an Gewicht verlieren.

Wenn Sie in irgendeiner Form zuviel oder zu wenig essen, dann notieren Sie die entsprechenden Verhaltensweisen in den folgenden Leerzeilen. Identifizieren Sie anschließend die mit diesem Verhalten verbundenen zeitweiligen Belohnungen. Und schreiben Sie schließlich auf, welche langfristigen Kosten und Gefahren mit diesen Verhaltensweisen verbunden sind.

Ich esse in folgender Form regelmäßig zu wenig oder zuviel: ______________________

____

____

Die zeitweiligen Belohnungen, in deren Genuß ich aufgrund dieses Verhaltens komme, sind: ____

____

____

Die langfristigen Kosten und Gefahren meiner Verhaltensweisen sind: ____________

____

____

Medikamente, Drogen und Alkohol

Wie Nahrungsmittel beeinflußt auch alles andere, was Sie Ihrem Körper zuführen, Ihre Gefühlslage. Alkohol, Medikamente und Drogen verschaffen Menschen oft zeitweise ein Gefühl des Glücks, der Betäubung oder der Euphorie, oder sie wirken entlastend, weil die Betreffenden sich einfach anders als sonst fühlen. Natürlich können solche Gefühle zur wiederholten Einnahme solcher Stoffe führen, insbesondere wenn die zeitweiligen angenehmen Gefühle abgeklungen sind. Doch kann der übermäßige Konsum von Alkohol, Drogen und Medikamenten viele gesundheitliche Probleme, Suchtprobleme, Schwierigkeiten mit dem Gesetz, finanzielle Engpässe und Beziehungsprobleme zur Folge haben.

Beispielsweise wirkt Alkohol dämpfend und macht müde, träge und traurig. Viele Menschen glauben dies nicht, weil sie sagen, Alkohol gebe ihnen das Gefühl, mehr Energie zu haben und besser mit anderen Menschen umgehen zu können. In Wahrheit baut der Alkohol ihre Hemmungen ab, weshalb sie bereit sind, Dinge zu tun, die sie normalerweise nicht tun würden. Doch wenn jemand genug Alkohol getrunken hat, fühlt er sich oft traurig und müde. Je weniger ein Mensch wiegt, um so schneller wirkt der Alkohol auf Körper und Gefühle des Betreffenden.

Der Konsum von Drogen und bestimmten verschreibungspflichtigen Medikamenten kann ähnliche Auswirkungen haben. Drogen wie Kokain und Crack bewirken oft, daß Menschen sich zunächst »gut« oder »voller Energie« fühlen. Läßt die Wirkung der Droge jedoch nach, leiden die Konsumenten häufig unter Depression, Angst oder Paranoia. Das gleiche gilt für viele andere Drogen wie Marihuana, Methamphetamine und Heroin. Auch bestimmte verschreibungspflichtige Medikamente können Depressionen und Ängste hervorrufen; deshalb sollten Sie mit Ihrem Arzt sprechen, wenn Sie solche Mittel einnehmen und irgendeine Art von belastenden Nebenwirkungen festgestellt haben.

Nikotin aus Tabakprodukten und Koffein werden ebenfalls als Drogen bezeichnet, obwohl sie legal und in unserer Gesellschaft sehr verbreitet sind. Nikotin ist ein Stimulans, das die Muskeln aktiviert – und zwar unabhängig von der Tatsache, daß einige behaupten, sie fühlten sich entspannter, wenn sie rauchen könnten. In solchen Fällen empfindet die betreffende Person tatsächlich eine zeitweilige Erleichterung des Körpers, der nach Nikotin geschmachtet hatte. Nikotin ist ein stark suchterzeugender Stoff, der bewirkt, daß viele Menschen immer mehr Zigaretten rauchen wollen; wenn das Nikotin dann einmal ausbleibt, fühlen sich Abhängigen sehr gereizt, bis sie wieder rauchen.

Auch Koffein ist ein anregender Stoff, der in Kaffee, Tee, vielen Softdrinks, Sportgetränken und einigen Schmerzmitteln enthalten ist. Wenn Sie zuviel Koffein konsumieren, werden Sie nervös, zittrig und gereizt. Man kann sogar koffeinsüchtig werden, und wenn man dann nicht genug von diesem Stoff zu sich nimmt, wird man leicht gereizt und bekommt manchmal Kopfschmerzen und andere körperliche Symptome.

Beim regelmäßigen Konsum von Alkohol, Drogen und vielen verschreibungspflichtigen Medikamenten kann es passieren, daß man immer größere Mengen des betreffenden

Stoffes benötigt, um die ursprüngliche Wirkung zu reproduzieren oder sich »normal« zu fühlen. Dieser Effekt wird *Toleranz* genannt. Wenn Sie ihn bei sich bezüglich irgendeines Stoffs einschließlich verschreibungspflichtiger Medikamente beobachten, sollten Sie mit einem Arzt darüber sprechen. Das gleiche gilt, wenn Sie schon länger alkohol- oder drogensüchtig sind und mit dieser Gewohnheit brechen wollen. Der Entzug von Alkohol und einigen anderen Drogen kann gefährlich sein.

Notieren Sie in den folgenden Leerzeilen, welche zeitweiligen Belohnungen Ihr bevorzugtes Verhalten zur Folge haben könnte, und identifizieren Sie auch die möglichen langfristigen Kosten und Gefahren. Schreiben Sie anschließend alle Gedanken darüber auf, wie Ihr Alkohol- oder Drogenkonsum sich auf Ihr Allgemeinbefinden auswirkt. Notieren Sie mindestens zwei Möglichkeiten, Ihre Gewohnheiten so zu verändern, daß Sie sich besser fühlen.

Bezüglich des Konsums von Alkohol, Drogen oder Medikamenten bevorzuge ich folgende Verhaltensweisen:

____

____

Die zeitweiligen Belohnungen, die ich aufgrund dieser Verhaltensweisen erlebe, sind:

____

____

Die langfristigen Kosten und Gefahren meiner Verhaltensweisen sind:

____

____

Mein Alkohol-, Drogen- oder Medikamentenkonsum beeinflußt, wie ich mich fühle, weil

____

____

Ich kann meine Gewohnheiten bezüglich des Konsums von Alkohol, Drogen und Medikamenten verbessern, indem ich

1. ____

   ____

2. ____

   ____

Körpertraining

Der menschliche Körper ist für Bewegung und Aktivität geschaffen. Um ihn gesund und funktionsfähig zu erhalten, müssen wir ihn regelmäßig trainieren. Ohne Körpertraining verbrennt unser Körper nicht die Energie, die er aus der aufgenommenen Nahrung bezieht. Das kann zur Folge haben, daß wir uns träge fühlen, zunehmen oder sogar depressiv werden. Jeder Mensch sollte sich an den meisten Tagen einer Woche etwa dreißig Minuten lang einer mäßig bis sehr anstrengenden Aktivität widmen. Das kann Walking, Jogging, Schwimmen, Fahrradfahren, Training mit Gewichten sowie jede andere Aktivität sein, bei welcher der Körper sich stärker anstrengen muß als normalerweise. Regelmäßiges Körpertraining ist besonders wichtig für die Gesunderhaltung des Herzens.

Selbst wenn Ihre Bewegungsfähigkeit eingeschränkt ist oder Sie Ihren Körper bisher noch nie in Ihrem Leben trainiert haben, können Sie auch unter Berücksichtigung von Sicherheitsaspekten in irgendeiner Form Ihren Körper trainieren. Allerdings sollten Sie vor Beginn eines besonders anstrengenden Trainings – wie beispielsweise Gewichtheben – unbedingt mit einem Arzt oder zumindest einem sachkundigen Fitneßtrainer sprechen. Falls Sie beim Training ungewöhnliche Schmerzen bemerken, müssen Sie unbedingt mit Ihrem Arzt sprechen.

Notieren Sie in den folgenden Leerzeilen alle Ihre Gedanken darüber, wie sich Ihre persönlichen Trainingsgewohnheiten (oder deren Fehlen) auf Ihr Wohlbefinden auswirken, und beschreiben Sie anschließend mindestens zwei Möglichkeiten, diese Gewohnheiten zugunsten Ihres Wohlbefindens zu verbessern.

Meine Trainingsgewohnheiten beeinflussen, wie ich mich fühle, weil ________________

____

____

Ich kann meine Trainingsgewohnheiten verbessern, indem ich

1. ____

____

____

2. ____

____

____

Schlaf

Ausreichender Schlaf ist eine der wichtigsten gesundheitsfördernden Maßnahmen. Ein Erwachsener braucht etwa sieben bis acht Stunden Schlaf pro Nacht; Kinder und auch manche Erwachsene brauchen mehr. Wenn Sie nicht genügend schlafen, fühlen Sie sich wahrscheinlich den ganzen Tag über träge und müde, und es fällt Ihnen schwer, klar zu denken. Kein Wunder, daß Schlafmangel oft die Ursache für Unfälle ist und Entscheidungen erschwert.

Sie können soviel Koffein konsumieren, wie Sie wollen, den Schlaf, den Sie in der vergangenen Nacht versäumt haben, können Sie dadurch in keinem Fall ersetzen. Koffein, Alkohol und andere Stoffe erschweren es Ihnen sogar, nachts tief zu schlafen. Ihr Körper braucht genügend Ruhe, weil er die Zeit, in der Sie schlafen, zur Regeneration nutzt. In der Zeit, in der Sie nicht schlafen, kann Ihr Körper sich nicht im erforderlichen Maße selbst heilen.

Häufiges Aufwachen im Laufe der Nacht, starkes Schnarchen und nächtliches Aufwachen aus Atemnot können Zeichen für eine Schlafstörung sein. Sie sollten in solchen Fällen unbedingt einen Arzt aufsuchen.

Bemühen Sie sich um gute Schlafgewohnheiten, weil Sie nur so die Ruhe bekommen, die Sie brauchen. Die Empfehlungen zur Schlafhygiene auf Seite 173 helfen Ihnen dabei. Im folgenden sollen Sie Gedanken über die Auswirkungen Ihrer Schlafgewohnheiten auf Ihr Befinden notieren. Notieren Sie außerdem mindestens zwei Möglichkeiten, Ihre Schlafgewohnheiten zu verbessern, damit Sie sich noch besser fühlen.

Mein Schlaf (oder Schlafmangel) wirkt sich darauf aus, wie ich mich fühle, weil ________

____

____

Ich kann meine Schlafgewohnheiten verbessern, indem ich

1. ____

____

____

2. ____

____

____

Krankheit und körperlicher Schmerz

Wenn Sie unter einer Krankheit oder körperlichen Schmerzen leiden, wirkt sich das natürlich auf Ihre Emotionen aus. Ihre körperlichen Empfindungen und Ihre Emotionen sind unmittelbar miteinander verbunden, und manchmal ist es schwierig oder sogar unmöglich, sich emotional wohlzufühlen, wenn man sich körperlich nicht gesund fühlt. Deshalb ist im Fall einer körperlichen Krankheit oder bei körperlichem Schmerz ein Arztbesuch unbedingt anzuraten. Ebenso wichtig ist, daß Sie dem Rat des behandelnden Arztes folgen und die Medikamente einnehmen, die er Ihnen verschreibt.

Um auch in Zukunft Krankheiten und physische Schmerzen zu vermeiden, falls Sie noch nicht unter solchen Beschwerden leiden, raten wir Ihnen, die in diesem Abschnitt enthaltenen Empfehlungen für ein gesünderes Leben zu beherzigen, wobei eine gute Ernährung, Körpertraining, Vermeiden von Alkohol und rezeptfreien Medikamente sowie viel Schlaf wichtige Rollen spielen.

Notieren Sie in den folgenden Leerzeilen alle Gedanken darüber, wie Ihre Krankheit oder Ihr körperlicher Schmerz Ihre Empfindungen beeinflußt, und geben Sie mindestens zwei Möglichkeiten an, mit Krankheiten und Schmerzen umzugehen, um zu erreichen, daß Sie sich besser fühlen.

Meine Krankheit oder meine Schmerzen beeinflussen, wie ich mich fühle, weil

____

____

____

____

Ich kann meine Krankheit oder meine Schmerzen behandeln, indem ich

1. ____

____

____

2. ____

____

____

____

Empfehlungen zur Schlafhygiene

Gute Schlafgewohnheiten sind für eine gesunde Lebensweise von großer Bedeutung. Falls Sie Schwierigkeiten haben, ein- oder durchzuschlafen, sollten Sie die folgenden Empfehlungen beherzigen.

- Konsumieren Sie mindestens sechs Stunden vor der Schlafenszeit kein Koffein mehr.
- Vermeiden Sie vor dem Zubettgehen und während der ganzen Nacht Alkohol, Nikotin und Drogen.
- Vermeiden Sie vor dem Zubettgehen helles Licht, auch das des Fernsehers, weil es stimulierend wirkt.
- Führen Sie kurz vor dem Zubettgehen kein anstrengendes Training durch, und nehmen Sie zu diesem Zeitpunkt keine schwer verdaulichen Speisen mehr zu sich.
- Vermeiden Sie tagsüber Schlafpausen, weil Sie sonst am Abend weniger müde sind.
- Richten Sie Ihr Schlafzimmer so behaglich wie möglich ein. Halten Sie die Temperatur in diesem Raum relativ niedrig, aber so, daß es noch angenehm ist. Sorgen Sie dafür, daß das Schlafzimmer möglichst dunkel ist (eventuell können Sie auch eine Schlafmaske benutzen), und verringern Sie Lärmeinwirkungen so gut wie möglich (dazu können Sie Ohrenstöpsel verwenden).
- Benutzen Sie Ihr Bett nur zum Schlafen und für sexuelle Aktivität, nicht, um darin zu arbeiten, zu lesen oder fernzusehen. Wenn Sie sich an diese Empfehlung halten, assoziiert Ihr Körper Ihr Bett mit Schlaf, nicht mit Aktivität.
- Wenn Sie Probleme mit dem Einschlafen haben oder wenn Sie oft mitten in der Nacht aufwachen und dann nicht mehr einschlafen können, sollten Sie aufstehen und etwas tun, das beruhigend auf Sie wirkt, bis Sie sich wieder so müde fühlen, daß Sie weiterschlafen können. Bleiben Sie nicht im Bett liegen und denken über andere Dinge nach; das verschlimmert Ihr Problem nur und macht das Einschlafen noch schwieriger.
- Gehen Sie jeden Abend zur gleichen Zeit zu Bett, und stehen Sie jeden Morgen zur gleichen Zeit auf. Entwickeln Sie so ein regelmäßiges Schlaf-und-Wach-Muster, auf das Ihr Körper sich einstellen kann.
- Benutzen Sie irgendeine Art von Entspannungsmethode, bevor Sie sich zum Schlafen hinlegen: Beispielsweise können Sie ein Bad nehmen, meditieren, beten, Ihre Gedanken notieren, Entspannungstechniken anwenden und dergleichen mehr.
- Wenn sich Ihre Schlafprobleme als hartnäckig erweisen, Sie es nicht schaffen, tagsüber wach zu bleiben, oder Sie sich depressiv fühlen, sollten Sie einen Arzt zu Rate ziehen.

Körperliche Anspannung und Streß

Wenn Sie regelmäßig unter körperliche Anspannung geraten, fühlen Sie sich wahrscheinlich auch emotional angespannt, ängstlich, erschöpft oder gereizt. Muskelverspannungen beeinflussen Ihre Emotionen ebenso unmittelbar wie Krankheiten. Umgekehrt können Muskelverspannungen entstehen, wenn Sie sich psychisch angespannt fühlen; dies gilt insbesondere für den Hals- und Schulterbereich sowie für Probleme in den Bereichen des Bauches und der Haut.

In unserer Zeit gibt es viele Situationen, in denen man sich leicht körperlich angespannt und gestreßt fühlen kann: lange Arbeitszeiten; ein Job, den man nicht mag; lange Fahrten zum Arbeitsplatz; schwierige Beziehungen; anstrengende familiäre Pflichten; ständig aufregende Nachrichten aus Politik und Wirtschaft und vieles andere mehr. Angesichts all dieser Gründe für Anspannung ist es sehr wichtig, adäquate Möglichkeiten des Umgangs mit Anspannung und Streß zu finden, um nicht noch häufiger zu erkranken.

In den Kapiteln über Achtsamkeit und Streßtoleranz finden Sie viele Übungen zur Entwicklung von Fertigkeiten für den Umgang mit Streß. Achtsames Atmen ist eine sehr wirksame Entspannungsmethode. Das gleiche gilt für viele Übungen zur Selbstberuhigung. Wenn Sie wollen oder es für nötig halten, können Sie jederzeit zu diesen Kapiteln zurückkehren und sich darin Übungen aussuchen, die Ihnen helfen.

Notieren Sie in den folgenden Leerzeilen Ihre Gedanken darüber, wie Ihre körperliche Anspannung und der Streß, den Sie erleben, Ihr Wohlbefinden beeinflussen. Schreiben Sie außerdem zwei Möglichkeiten auf, mit Ihrem Streß und Ihrer Anspannung so umzugehen, daß Sie sich besser fühlen.

Meine Angespanntheit und mein Streß beeinflussen mein Wohlbefinden, weil

____

____

Ich kann meine Anspannung und meinen Streß behandeln, indem ich

1. ____

2. ____

Übung: Erkennen Sie Ihre selbstschädigenden Verhaltensweisen

Nachdem Sie verschiedene Arten von selbstschädigendem Verhalten und körperlicher Verletzbarkeit kennengelernt haben, können Sie das Arbeitsblatt »Erkennen Sie Ihre selbstschädigenden Verhaltensweisen« auf Seite 176 fotokopieren und während der nächsten beiden Wochen mit seiner Hilfe Ihre selbstschädigenden Handlungen beobachten. Das Arbeitsblatt ähnelt stark dem bereits in diesem Kapitel vorgestellten Arbeitsblatt »Erkennen Sie Ihre Emotionen«. Doch sollen Sie in diesem Fall Ihre selbstschädigenden Verhaltensweisen beobachten und herausfinden, welche emotionalen Belohnungen mit diesem Verhalten jeweils verbunden waren und weshalb diese Belohnungen nur eine gewisse Zeit lang wirksam waren. Schauen Sie sich zunächst das ausgefüllte Beispielarbeitsblatt auf der folgenden Seite an.

BEISPIEL: »ERKENNEN SIE IHRE SELBSTSCHÄDIGENDEN VERHALTENSWEISEN«

Fragen	**Ihre Antworten**
Wann hat die Situation stattgefunden?	*heute Abend*
Was geschah? (Beschreiben Sie das Ereignis.)	*Ich habe mich mit meiner Freundin gestritten. Als ich sie bat, zu mir zu kommen, erwiderte sie, sie hätte zuviel zu tun. Ich habe dann zu ihr gesagt, ich wüßte nicht, was ich mir antun würde, wenn sie nicht zu mir käme, und daraufhin ist sie gekommen.*
Weshalb ist die Situation nach Ihrer Meinung entstanden? (Identifizieren Sie die Ursachen.)	*Sie ist manchmal egoistisch. Aber ich weiß auch, daß sie müde ist, wenn sie von der Arbeit nach Hause kommt. Außerdem besucht sie noch Abendkurse. Wir waren beide ziemlich schlecht gelaunt.*
Wie haben Sie sich aufgrund der Situation emotional und körperlich gefühlt? (Versuchen Sie, sowohl die *primären* als auch die *sekundären* Emotionen zu identifizieren.)	primäre Emotionen: *Wut* sekundäre Emotionen: *hoffnungslos, verärgert, Angst davor, daß sie mich verlassen könnte* körperliche Empfindungen: *Mein Gesicht wurde heiß, und meine Hände verkrampften sich.*
Was wollten Sie aufgrund Ihrer Empfindungen tun? (Wozu fühlten Sie sich gedrängt?)	*Ich wollte sie anbrülle und ihr sagen, wie egoistisch sie ist. Außerdem habe ich darüber nachgedacht, mir am Arm Schnittwunden zuzufügen, so wie ich es schon früher gemacht habe.*
Was haben Sie getan und gesagt? (Welche selbstschädigenden Handlungen haben Sie aufgrund Ihrer Empfindungen benutzt?)	*Ich sagte zu ihr, wenn sie mich wirklich liebte, müßte sie zu mir kommen, sonst wüßte ich nicht, was ich mir antun würde. Dann habe ich den Hörer aufgelegt, ohne auf ihre Antwort zu warten. Ich ging in die Küche, aß eine Familienpackung Eiscreme und wartete auf sie. Ich habe die ganze Nacht nicht geschlafen.*
Welche emotionalen Belohnungen haben Sie für Ihr selbstschädigendes Verhalten bekommen? (Beschreiben Sie, inwiefern die emotionale Belohnung nur zeitweilig wirkte.)	*Durch Manipulation habe ich sie dazu gebracht, zu mir zu kommen, und es erfüllte mich mit Zufriedenheit, daß mir das gelang. Doch als sie dann kam, stritten wir uns. Auch die Eiscreme erzeugte in mir eine Zeitlang ein gutes Gefühl; aber andererseits nehme ich in letzter Zeit zuviel zu, und wenn ich daran denke, verspüre ich Schuldgefühle. Und da ich die ganze Nacht nicht zum Schlafen kam, fühlte ich mich am nächsten Morgen noch schlechter als vorher.*

Arbeitsblatt: »Erkennen Sie Ihre selbstschädigenden Verhaltensweisen«

Fragen	**Ihre Antworten**
Wann hat die Situation stattgefunden?	
Was geschah? (Beschreiben Sie das Ereignis.)	
Weshalb ist die Situation nach Ihrer Meinung entstanden? (Identifizieren Sie die Ursachen.)	
Wie haben Sie sich aufgrund der Situation emotional und körperlich gefühlt? (Versuchen Sie, sowohl die *primären* als auch die *sekundären* Emotionen zu identifizieren.)	primäre Emotionen: sekundäre Emotionen: körperliche Empfindungen:
Was wollten Sie aufgrund Ihrer Empfindungen tun? (Wozu fühlten Sie sich gedrängt?)	
Was haben Sie getan und gesagt? (Welche selbstschädigenden Handlungen haben Sie aufgrund Ihrer Empfindungen benutzt?)	
Welche emotionalen Belohnungen haben Sie für Ihr selbstschädigendes Verhalten bekommen? (Beschreiben Sie, inwiefern die emotionale Belohnung nur zeitweilig wirkte.)	

Wie Sie sich beobachten können, ohne sich zu beurteilen

Wie Sie der vorangegangenen Übung entnehmen können, verschaffen selbstschädigende Verhaltensweisen nur zeitweilig Erleichterung. Langfristig schädigen sie andere Menschen und Sie selbst noch stärker. Deshalb müssen Sie lernen, generell darauf zu achten, welche Belohnungen mit bestimmten Verhaltensweisen verbunden sind; besonders wichtig ist dies bei selbstschädigendem Verhalten.

Andererseits müssen Sie daran denken, daß Sie sich weder kritisieren noch verurteilen sollten, wenn Sie eine Verstärkung Ihres Verhaltens durch dysfunktionale Belohnungen entdecken. Wie bereits erwähnt wurde, basiert die Dialektische Verhaltenstherapie auf dem Prinzip, daß zwei einander scheinbar widersprechende Dinge beide wahr sein können. Dabei besteht die wichtigste Dialektik darin, sich selbst ohne jedes Urteil zu akzeptieren und gleichzeitig destruktive Verhaltensweisen zu verändern, um das eigene Leben gesünder zu gestalten (Linehan 1993a). Es ist nichts dagegen zu sagen, wenn Sie zugeben, daß Sie einige Ihrer Verhaltensweisen verändern müssen; Sie können trotzdem ein guter, freundlicher und liebevoller Mensch sein. Wahrscheinlich verhalten Sie sich deshalb so, wie Sie es tun, weil man Ihnen nie beigebracht hat, mir Ihren überwältigenden und belastenden Emotionen anders umzugehen. Hätten Sie gelernt, auf funktionalere Weise mit Ihren Emotionen umzugehen, hätten Sie diese doch wahrscheinlich benutzt. Dies ist der Sinn und Zweck aller Fertigkeiten, die in diesem Arbeitsbuch vermittelt werden: Ihnen funktionalere Möglichkeiten des Umgangs mit Ihren Gefühlen zu erschließen.

Verringern der kognitiven Verletzbarkeit

Sie wissen bereits, wie Ihre Gedanken Ihr Empfinden beeinflussen. Erinnern Sie sich noch an Jim, der seine Uhr verloren hatte? Er dachte ursprünglich: »Ich bin so geistesabwesend! Ich bin ein Idiot!« Diese Gedanken bewirkten, daß er sich dessen, was er getan hatte, noch mehr schämte. Solche Gedanken werden *Triggergedanken* genannt (McKay, Rogers & McKay 2003), weil sie emotionalen Schmerz und Leiden aktivieren oder verursachen. Wenn Sie häufiger von Triggergedanken heimgesucht werden, erleben Sie wahrscheinlich häufiger als andere Menschen überwältigende Emotionen. Allerdings tauchen bei uns allen hin und wieder Triggergedanken auf. Ziel der Entwicklung von Fertigkeiten zur Verbesserung der Emotionsregulierung ist, daß Sie lernen, mit solchen Gedanken umzugehen, wenn sie auftauchen. Einige Gedanken dieser Art beinhalten eine Kritik, die sie als Kind von Ihren Eltern, Betreuern, Lehrern usw. gehört haben. Hingegen beruhen andere Triggergedanken auf Selbstkritik, mit deren Hilfe wir uns selbst beleidigen oder mit denen wir uns das Leben schwer machen.

Es folgt eine Liste von Triggergedanken, die oft bewirken, daß Menschen sich emotional unwohl oder schlecht fühlen. Haken (✓) Sie diejenigen Beispiele, die Sie benutzen, ab, und notieren Sie weitere Triggergedanken, die Ihnen selbst einfallen, in den dafür vorgesehenen Leerraum. Wenn es Ihnen schwerfällt, sich an einen Triggergedanken, den Sie benutzen, zu erinnern, können Sie an die letzte Situation zurückdenken, in der Sie sich aufgebracht, wütend, traurig, deprimiert, besorgt oder ängstlich fühlten, um sich dann zu vergegenwärtigen, welche Gedanken dieses unangenehme Gefühl bei Ihnen hervorgerufen hat. Dies waren Ihre Triggergedanken. Nun folgen einige Beispiele für solche Gedanken.

____ »Ich bin ein Idiot/Trottel/Depp/ ____________________«

____ »Ich kann einfach nichts richtig machen.«

____ »Ich bin ein Versager.«

____ »Ich bin inkompetent.«

____ »Niemand wird mich jemals lieben.«

____ »Ich bin nicht liebenswert.«

____ »Irgend etwas stimmt nicht mit mir.«

____ »Ich bin am Ende.«

____ »Ich bin niemandem wichtig.

____ »Alle verlassen mich früher oder später.«

____ »Alle anderen Menschen verletzen mich.«

____ »Ich kann niemandem vertrauen.«

____ »Ich werde immer allein bleiben.«

____ »Ich schaffe es im Leben nicht ohne die Hilfe von ____________________«

____ »Ich verdiene es nicht, glücklich/erfolgreich/geliebt/ ________________ zu sein.«

____ Weitere Ideen: ____

____

Offensichtlich kann ein Triggergedanke eine starke negative Wirkung entfalten, wenn er sich ständig Gehör verschafft und belastende Emotionen aktiviert. Denken Sie aber daran, daß Jim außer Triggergedanken auch ermutigende Gedanken benutzte: »Fehler passieren nun einmal; niemand ist vollkommen.« Wenn er dies dachte, fühlte er sich augenblicklich erleichtert. Ermutigende Gedanken können eine ebenso starke Wirkung entfalten, wenn Sie sie zu nutzen wissen. In diesem Abschnitt werden Sie drei kognitive Fertigkeiten kennenlernen, die Ihnen helfen, mit Triggergedanken und überwältigenden Emotionen adäquater umzugehen: »Gedanken- und Emotions-Defusion«; »Ermutigende Gedanken« und »Ein ausgewogeneres Verhältnis zwischen Gedanken und Emotionen schaffen«.

ÜBUNG: Gedanken- und Emotions-Defusion

Die Technik der Gedanken-Defusion (Hayes *et al.* 1999) wurde bereits in Kapitel 3 erläutert; sie ist aber auch für die Emotionsregulierung so wichtig, daß es sinnvoll ist, sich in diesem Zusammenhang noch einmal mit ihr zu beschäftigen. Die Gedanken-Defusion hilft Ihnen, sich von Gedanken und überwältigenden Emotionen zu lösen. Dies erfordert die Nutzung der Vorstellungskraft. Dabei geht es darum, daß Sie sich Ihre Gedanken und Emotionen entweder als Bilder oder als Wörter vorstellen, die davontreiben, ohne Schaden anzurichten und ohne daß Sie sich auf sie fixieren oder sie analysieren.

Die meisten Menschen empfinden es als nützlich, sich das Davontreiben ihrer Gedanken und Emotionen auf eine der weiter unten beschriebenen Weisen vorzustellen. Doch falls Sie bereits eine andere Visualisationsmethode benutzen oder etwas Ähnliches selbst entwickeln wollen, und Sie davon überzeugt sind, daß es für Sie persönlich besser geeignet ist, können Sie das gerne tun. Es folgen einige Beispiele für Möglichkeiten:

- Stellen Sie sich vor, daß Sie auf einem Feld sitzen und beobachten, wie Ihre Gedanken und Emotionen auf Wolken davontreiben.
- Stellen Sie sich vor, daß Sie an einem Bach sitzen und Ihre Gedanken und Emotionen auf Blättern davontreiben sehen, die auf dem Wasser schwimmen.
- Sehen Sie Ihre Gedanken und Emotionen in den Meeressand geschrieben, und beobachten Sie dann, wie sie von Wellen weggewaschen werden.

Vergessen Sie bei der Ausführung dieser Übung nicht, das Konzept des radikalen Akzeptierens anzuwenden. Lassen Sie Ihre Gedanken und die damit verbundenen Emotionen sein, was und wie sie sind, und lassen Sie sich nicht ablenken, indem Sie gegen sie ankämpfen oder sich selbst kritisieren, weil Sie solche Gedanken und Emotionen haben. Lassen Sie die Gedanken und Emotionen einfach kommen und gehen.

Zum Erlernen von Fertigkeiten zur Verbesserung der Emotionsregulierung können Sie eine der folgenden beiden Varianten dieser Übung zur Zerstreuung von Gedanken und Emotionen erlernen: Sie können die Übung ohne Fokussierung auf einen spezifischen Gedanken beginnen, indem Sie einfach beobachten, welche Gedanken und mit diesen zusammenhängende Emotionen auftauchen, und diese dann kommen und gehen lassen, ohne sich darauf zu fixieren. Oder Sie beginnen die Übung, indem Sie zunächst auf einen Ihrer Triggergedanken fokussieren. Vergegenwärtigen Sie sich eine kürzlich aufgetauchte belastende Erinnerung, die Ihre Triggergedanken aktiviert hat. Achten Sie darauf, wie Sie sich emotional und körperlich fühlen, und beginnen Sie dann mit der Gedanken-Defusion. In diesem Fall werden Ihnen automatisch viele der mit dem Ereignis zusammenhängende Erinnerungen einfallen. Während dies geschieht, beobachten Sie wie gewohnt das Kommen und Gehen dieser Gedanken und Emotionen, ohne sie zu analysieren oder sich auf sie zu fixieren.

Lesen Sie vor Beginn der Übung die Anleitung, um sich mit dem Vorgang vertraut zu machen. Wenn Sie sich die Anleitung lieber anhören, können Sie sie langsam und mit gleichmäßiger Stimme aufnehmen und sich diese Aufnahme später bei der Ausführung der Übung anhören. Wenn Sie die Übung der Gedanken-Defusion erstmals ausführen, sollten Sie einen Küchenwecker zunächst auf drei bis fünf Minuten Laufzeit einstellen und das Loslassen Ihrer Gedanken und der mit diesen verbundenen Emotionen bis zum Ertönen des Alarmsignals üben. Wenn Sie mit dieser Technik später vertrauter geworden sind, können Sie die Übungszeit verlängern, etwa auf acht bis zehn Minuten. Aber erwarten Sie nicht, daß Sie schon gleich zu Beginn so lange stillsitzen können.

Führen Sie die Übung so oft wie möglich aus. Wenn Sie dann allmählich das Gefühl bekommen, diese Fertigkeit zu beherrschen, können Sie anfangen, in Ihrem Alltag Triggergedanken und belastende Emotionen loszulassen, indem Sie kurz die Augen schließen und sich das Davontreiben dieser Gedanken und Emotionen vorstellen.

Anleitung

Suche dir einen bequemen Sitzplatz in einem Raum, in dem du ungestört bleibst, bis der Wecker ertönt. Schalte alle ablenkenden Geräusche aus. Atme dann ein paarmal langsam und lange, entspanne dich, und schließe die Augen.

Stelle dir nun vor, du befindest dich in der Szene, die du gewählt hast, um in ihr das Kommen und Gehen deiner Gedanken zu beobachten – ganz gleich, ob es sich dabei um einen Platz an einem Strand oder an einem Bach, auf einem Feld, in einem Raum oder wo auch immer handelt. Bemühe dich nach Kräften, dir vorzustellen, daß du dich in dieser Szene befindest.

Nachdem du dies getan hast, kannst du auch damit beginnen, dir deine Gedanken bewußt zu machen. Beobachte die auftauchenden Gedanken, was immer sie beinhalten mögen. Unterbinde sie nicht, und versuche, dich nicht wegen irgendwelcher Gedanken zu kritisieren. Beobachte einfach ihr Auftauchen, und nutze die gewählte Technik, um sie wieder verschwinden zu lassen.

Wenn sich unter deinen Gedanken ein Triggergedanke befindet, dann werde dir einfach dieser Tatsache bewußt, beobachte infolgedessen auftretende Emotionen, und lasse den Gedanken und die Emotionen dann vorüberziehen, ohne dich auf sie zu fixieren oder sie zu analysieren.

Was immer der Gedanke oder die Emotion charakterisieren mag – ob sie groß oder klein, wichtig oder unwichtig sind –, beobachte ihr Auftauchen, und lasse sie anschließend mit Hilfe der gewählten Methode davontreiben oder verschwinden.

Atme weiter langsam ein und aus, während du beobachtest, wie deine Gedanken und Emotionen davontreiben.

Wenn du bemerkst, daß aufgrund bestimmter Gedanken belastende Emotionen in dir auftauchen, dann lasse Sie in deiner Vorstellung davontreiben.

Fahre fort, das Auftauchen und Verschwinden der Gedanken und Gefühle zu beobachten. Fasse deine Gedanken und Emotionen in Bilder oder Worte, so wie es für dich am besten ist. Tue dein Bestes, um die Gedanken und die damit verbundenen Gefühle auftauchen und verschwinden zu sehen, ohne dich in sie zu verstricken oder dich zu kritisieren.

Wenn mehrere Gedanken oder Gefühle gleichzeitig auftauchen, dann stelle dir vor, daß sie alle auftauchen und wieder verschwinden. Wenn die Gedanken und Gefühle sehr schnell auftauchen, dann bemühe dich zu beobachten, wie sie alle verschwinden, ohne dich auf einzelne zu fixieren.

Fahre fort zu atmen und das Kommen und Gehen der Gedanken und Gefühle zu beobachten, bis das Alarmsignal deines Weckers ertönt.

Nachdem das Alarmsignal ertönt ist, atme ein paarmal langsam und lange, öffne anschließend allmählich die Augen, und richte deine Aufmerksamkeit wieder auf den Raum, in dem du dich befindest.

Ermutigende Gedanken benutzen

Ermutigende Gedanken dienen dazu, in belastenden Situationen Ihre Emotionen zu besänftigen. Es handelt sich um Aussagen, die Ihnen Ihre Stärke, frühere Erfolge und einige allgemein anerkannte Wahrheiten zu Bewußtsein bringen. Erinnern Sie sich noch daran, wie es Jim erging, als er seine Uhr verlor? Ursprünglich dachte er: »Ich bin so geistesabwesend; ich bin ein Idiot«, und aufgrund dessen fühlte er sich deprimiert. Doch dann vergegenwärtigte er sich den ermutigenden Gedanken »Fehler passieren nun einmal; niemand ist vollkommen« und fühlte sich daraufhin besser. Um die Nutzung ermutigender Gedanken ging es schon in Kapitel 2; doch sind diese Gedanken für die Emotionsregulierung so wichtig, daß wir uns im jetzigen Zusammenhang nochmals damit beschäftigen werden. In der folgenden *Liste ermutigender Gedanken* finden Sie viele Gedanken dieser Art, die Sie benutzen können, um sich in einer belastenden Situation an Ihre Stärke und Ihre früheren Erfolge zu erinnern.

Wählen Sie einige ermutigende Gedanken aus, die Ihnen als besonders wirksam und motivierend erscheinen, oder entwickeln Sie selbst solche Gedanken. Schreiben Sie die gewählten oder selbstentwickelten Gedanken auf eine Karteikarte, und tragen Sie diese ständig in der Brieftasche bei sich, damit Sie sie in belastenden Situationen nutzen können. Eine andere Möglichkeit ist, die Sätze auf Post-it-Zettel zu schreiben und diese in Ihrer Wohnung an Stellen anzubringen, wo Sie sie oft sehen, beispielsweise auf dem Kühlschrank oder auf einem Spiegel. Je häufiger Sie diese beruhigend wirkenden und selbstbestätigenden Gedanken sehen, um so schneller werden diese in entsprechenden Situationen automatisch aktiviert.

Es folgt eine Liste von ermutigenden Gedanken, die viele Menschen für nützlich halten (McKay *et al.* 1997).

LISTE VON ERMUTIGENDEN GEDANKEN

____ »Fehler passieren nun einmal; niemand ist vollkommen.«

____ »Auch diese Situation wird einmal enden.«

____ »Ich habe schon viele andere schmerzhafte Situationen erlebt, und ich habe sie alle überlebt.«

____ »Auch das wird vorübergehen.«

____ »Meine Gefühle sind wie eine Welle, die kommt und geht.«

____ »Meine Gefühle bereiten mir zwar im Moment Unbehagen, aber ich kann sie akzeptieren.«

____ »Ich kann besorgt sein und trotzdem versuchen, mit der Situation fertig zu werden.«

____ »Ich bin stark genug, um mit dem, was ich im Augenblick erlebe, fertig zu werden.«

____ Dies ist für mich eine Gelegenheit zu lernen, mit meinen Ängsten fertig zu werden.«

____ »Ich kann das durchstehen, ohne mich dadurch fertig machen zu lassen.«

____ »Ich kann mir soviel Zeit nehmen, wie ich in diesem Augenblick brauche, um loszulassen und mich zu entspannen.«

____ »Ich habe schon andere Situationen dieser Art überlebt und werde auch diese durchstehen.«

____ »Meine Angst/Furcht/Traurigkeit wird mich nicht umbringen; sie fühlt sich im Moment einfach nur nicht gut an.«

____ »Dies sind nur meine Gefühle, und sie werden irgendwann wieder verschwinden.«

____ »Es ist in Ordnung, sich manchmal traurig/ängstlich/furchtsam zu fühlen.«

____ »Nicht meine Gedanken beherrschen mein Leben, sondern ich bestimme, was darin geschieht.«

____ »Wenn ich will, kann ich auch andere Gedanken produzieren.«

____ »Ich bin im Moment nicht in Gefahr.«

____ »Na und?«

____ »Diese Situation ist sehr belastend, aber irgendwann wird sie vorüber sein.«

____ »Ich bin stark und kann damit fertig werden.«

____ Weitere Ideen: ______________________________

____

____

Ein ausgewogeneres Verhältnis zwischen Gedanken und Emotionen schaffen

Wie Sie bereits wissen, können überwältigende Emotionen durch viele Ereignisse entstehen. Sie können aber auch von Ihren Emotionen überwältigt werden, wenn Sie nur auf einen Teil des tatsächlichen Geschehens achten. Diese Art zu denken wird *Filtern* genannt (Beck, Rush, Shaw & Emery 1979). Es folgen einige Beispiele:

- Zeva war eine ausgezeichnete Studentin, stand immer auf der Bestenliste und hatte bereits ein Stipendium für das College ihrer Wahl erhalten. Doch als sie einmal bei einer Mathematikprüfung schlecht abschnitt, brach sie zusammen. »Ich bin so eine Null«, dachte sie und fühlte sich völlig am Boden, aufgebracht und wütend.
- Antonio fragte seine Freundin, ob sie um drei Uhr zu ihm kommen könne. Sie antwortete, sie sei bis sieben beschäftigt und werde danach kommen. Antonio wurde augenblicklich wütend und warf ihr vor, ihn im Stich zu lassen.
- Jennifer wuchs als Kind einer typischen Mittelklassefamilie in einer gehobenen Wohngegend auf. Meist waren ihre Eltern großzügig und unterstützten sie, und immer versuchten sie, für ihre Tochter das Bestmögliche zu tun. Doch eines Tages, als Jennifer fünf Jahre alt war, bestrafte ihr Vater sie, weil sie ihm Widerworte gegeben hatte, und sie bekam eine Woche lang Hausarrest. Wenn sie als Erwachsene an ihre Kindheit dachte, erinnerte sie sich immer nur an jenen einen Vorfall, worauf sie jedesmal sehr aufgebracht reagierte.

Erkennen Sie die Filterung im Denkprozeß dieser drei Personen? Zeva war wegen einer einzigen nicht überragenden Zensur untröstlich, weil sie alle ihre vorherigen Erfolge ausgefiltert hatte. Antonio unterschlug die Tatsache, daß seine Freundin sich bereit erklärt hatte, zu einem späteren, für sie möglichen Zeitpunkt zu ihm zu kommen. Und Jennifer filterte alle ihre positiven Kindheitserlebnisse aus und konzentrierte sich auf eine einzige, sehr unangenehme Situation, die sie als Kind erlebt hatte.

Stellen Sie sich vor, Sie würden ständig eine dunkle Sonnenbrille tragen und sähen die Welt nicht in all ihren Farben. Wie trist Ihr Leben dann wäre! Ebenso verhält es sich, wenn Sie Ihre Erlebnisse so filtern, daß ausschließlich die belastenden Situationen in Ihrem Leben übrig bleiben: Auf diese Weise entscheiden Sie sich, ein sehr eingeschränktes und wenig erfüllendes Leben zu führen.

Um zu einer ausgewogeneren Sichtweise zu gelangen – und das bedeutet, daß Sie sowohl Ihre Gedanken als auch Ihre Emotionen in ihrer jeweiligen Bedeutung verhältnismäßig sehen –, müssen Sie die Belege für beide Seiten [der mannigfaltigen dialektischen Spannungen, Anm. d. Übers.] eines die Emotionen stimulierenden Ereignisses untersuchen:

- Beweise dafür, daß Ihre Selbstkritik berechtigt ist, sowie auch dafür, daß Sie ein guter Mensch sind.
- Beweise dafür, daß Ihnen nur üble Dinge widerfahren, und Beweise dafür, daß Sie auch Gutes erleben.
- Beweise dafür, daß sich niemand um Sie kümmert, und Beweise dafür, daß andere Menschen Sie sehr wohl schätzen und für Sie da sind.
- Beweise dafür, daß Sie nie etwas richtig machen, und Beweise für Ihre früheren Erfolge.
- Beweise dafür, daß die aktuelle Situation schrecklich ist, und Beweise dafür, daß sie nicht so schlecht ist, wie Sie meinen.
- Generell Beweise für das Schlechte und Beweise für das Gute.

Das Gegenteil von Filtern ist, »das große Bild« zu sehen. Dies kann sehr schwierig sein, wenn Sie bisher den größten Teil Ihres Lebens damit verbracht haben, sich engstirnig auf die Beweise für die negativen Seiten Ihres Lebens zu konzentrieren. Das große Bild zu sehen können Sie jedoch lernen, indem Sie untersuchen, was gegen das Zutreffen Ihrer belastenden Gedanken und Gefühle spricht. Diese Tatsachen, die Menschen mit überwältigenden Emotionen oft ignorieren, machen häufig den Rest des großen Bildes aus und können Ihre Gefühle bezüglich einer Situation verändern. Bei entsprechender Übung werden Sie lernen, einen geringeren Anteil Ihrer Erlebnisse herausfiltern und sich weniger stark von Ihren Emotionen überwältigen zu lassen.

Wenn Sie lernen wollen, das große Bild zu sehen, raten wir Ihnen, folgende Empfehlungen zu beherzigen. Stellen Sie sich jedesmal, wenn Sie sich in einer Situation befinden, in der Sie sich von Ihren Emotionen überwältigt fühlen, folgende Fragen:

1. Was ist geschehen?
2. Was habe ich aufgrund dessen gedacht und empfunden? (Formulieren Sie die Antwort möglichst präzise.)
3. Welche Beweise *bestätigen* meine Denkweise und meine Gefühle?
4. Welche Beweise *widersprechen* meiner Denkweise und meinen Gefühlen?
5. Welche Denkweise und welche Gefühle wären dieser Situation angemessener?
6. Was kann ich tun, um mit dieser Situation adäquat umzugehen?

Wenn Sie sich von einer Situation überwältigt fühlen, dann fragen Sie sich *erstens*, was geschehen ist. Dies ist der beste Anfang, den Sie machen können. Finden Sie heraus, weshalb Sie sich so aufgebracht fühlen. Zeva hätte sich in diesem Sinne klargemacht, daß Sie bei einer Mathematikprüfung eine schlechte Zensur bekommen hatte.

Identifizieren Sie *zweitens* Ihre Gedanken und Gefühle. Vergegenwärtigen Sie sich, daß Ihre Gedanken einen starken Einfluß darauf haben, wie Sie sich fühlen. Werden Ihre Gedanken über eine Situation jedoch gefiltert, so daß Sie das große Bild nicht sehen, verursachen die Gedanken wahrscheinlich überwältigende und belastende Emotionen. Zeva dachte: »Ich bin eine Verliererin« und fühlte sich deshalb überfordert, aufgebracht und wütend.

Fragen Sie sich *drittens*, welche Beweise stützen, was Sie bezüglich der Situation denken und fühlen. Diese Frage ist gewöhnlich leicht zu beantworten. Wenn Sie Ihr Leben lang Ihre Erlebnisse so gefiltert haben, daß Sie nur die negativen, belastenden Tatsachen im Blick hatten, fallen Ihnen wahrscheinlich reichlich Gründe dafür ein, daß Sie gar nicht anders können, als sich belastet und überwältigt zu fühlen. Schließlich sind Sie es gewöhnt, die Dinge so zu sehen. Zeva bereitete es keine Schwierigkeiten zu erklären, warum sie sich so aufgebracht fühlte: Wie immer hatte sie sich auf den Test gut vorbereitet, aber diesmal trotzdem eine schlechte Note bekommen, ihre schlechteste im ganzen Jahr.

Die *vierte* Frage ist Menschen, die mit überwältigenden Emotionen kämpfen, gewöhnlich neu und schwer zu verkraften. Sich zu fragen, wie Sie die Beweise identifizieren, die Ihrer Art, angesichts einer Situation zu denken und zu fühlen, widersprechen, erfordert, daß Sie die Situation auf neuartige und tiefere Weise zu sehen vermögen. Stellen Sie sich beispielsweise vor, wie anders die Welt für einen Menschen aussehen muß, der auf einer Straße steht, verglichen mit jemandem, der in einem Flugzeug über sie hinweg fliegt. Beide sehen die gleiche Landschaft, aber derjenige im Flugzeug hat einen besseren Überblick – das große Bild.

Ebenso müssen auch Sie mehr Tatsachen und Beweise untersuchen, die Ihre Situation beeinflussen und die Bestandteile Ihres großen Bildes sind. Wie die obigen Beispiele gezeigt haben, filtern Menschen häufig die positiven Elemente ihres Lebens heraus und ignorieren Tatsachen, durch die sich ihre Art, eine Situation zu empfinden, verändern könnte. Wenn es Ihnen wirklich ernst damit ist, sich von Ihren Emotionen nicht mehr überwältigen zu lassen, müssen Sie sich mit all diesen Tatsachen beschäftigen. Erinnern Sie sich noch daran, was Zeva ausgefiltert hatte? Sie ist eine ausgezeichnete Studentin, schafft es ständig, zur Gruppe der Besten zu gehören, und hat ein Vollstipendium für das College ihrer Wahl bekommen. Nun denken Sie einmal darüber nach, in welchem Widerspruch diese Information zu dem stand, was sie dachte (»Ich bin eine Verliererin«) und wie sie sich fühlte (überwältigt, aufgebracht und wütend). Natürlich hat Zeva einige sehr wichtige Elemente ihres großen Bildes herausgefiltert.

Weil diese Frage Ihnen neu ist, brauchen Sie wahrscheinlich länger, um sie zu beantworten. Lassen Sie sich also ein paar Minuten Zeit, um über Tatsachen nachzudenken, die Ihre eigene Position nicht bestätigen, bevor Sie sagen: »Es gibt keine Gegenbeweise.« Seien Sie sich selbst gegenüber fair und gütig. Es gibt immer Beweise für und gegen eine Sache. Und selbst wenn die Zahl der Beweise des Gegenteils gering ist, fügen sie Ihrem großen Bild trotzdem wichtige Facetten hinzu. Kehren wir zum Beispielfall Zevas zurück: Selbst wenn sie keine besonders gute, sondern eine eher durchschnittliche oder einfach eine sehr hart arbeitende Studentin gewesen wäre, hätten diese Tatsachen ihre Gefühle bezüglich ihres schlechten Abschneidens beim Test trotzdem verändern können.

Keine Tatsache und kein Beweis für das Gegenteil ist so geringfügig, daß man ihn getrost übersehen könnte.

Fragen Sie sich als nächstes unter Berücksichtigung der dem Triggergedanken widersprechenden Beweise, ob es eine richtigere und fairere Möglichkeit gibt, über diese Situation zu denken. Dies ist ein guter Zeitpunkt, um Ihren Emotionen gegenüber Achtsamkeit zu entwickeln und das radikale Akzeptieren zu nutzen. Denken Sie daran, daß diese Übung Ihnen helfen soll, sich Ihre emotionalen Reaktionen auf neuartige Weise anzuschauen; es geht also nicht darum, Sie zu kritisieren. Kritisieren Sie sich deshalb nicht unnötigerweise. Versuchen Sie, sich selbst und Ihre Emotionen zu akzeptieren und sie weiterhin auf neuartige Weise zu sehen. Fügen Sie in diesem Schritt die neuen Beweise Ihrem großen Bild hinzu, und versuchen Sie, im Hinblick auf die Situation adäquater und fairer zu denken und zu fühlen. Dies wird möglicherweise nichts daran ändern, wie Sie sich real im Augenblick fühlen, aber es hilft Ihnen, sich klarzumachen, wie Sie sich in Zukunft hinsichtlich der Situation fühlen könnten. Hätte Zeva diese Fertigkeiten genutzt, wäre ihre Antwort etwa wie folgt ausgefallen: »Es ist in Ordnung, sich enttäuscht zu fühlen, weil ich intensiv für den Test gearbeitet und trotzdem nicht besonders gut dabei abgeschnitten habe. Aber letztendlich ist das nur eine einzige schlechte Note. Meist bekomme ich ausgezeichnete Zensuren und bin generell ziemlich gut.«

Schließlich fragte sich Zeva: »Was kann ich tun, um mit dieser Situation adäquater umzugehen?« Hier sollten Sie alle in diesem Buch beschriebenen Fertigkeiten und Techniken nutzen, um sich abzulenken, sich zu entspannen und mit Ihren Problemen fertig zu werden. Beispielsweise hätte Zeva einige der Fertigkeiten zur Stärkung der Streßtoleranz und zur Selbstberuhigung nutzen können, um ihre Emotionen zu besänftigen, etwa indem sie mit einer Freundin gesprochen oder sich entspannende Musik angehört hätte. Außerdem hätte sie ihre Achtsamkeit nutzen können, z. B. das achtsame Atmen oder die Gedanken-Defusion. Oder sie hätte einen ermutigenden Gedanken wie »Niemand ist vollkommen; jeder macht Fehler« nutzen können.

Natürlich verändert die Nutzung der in dieser Übung erläuterten Fragen nicht wie von Zauberhand sofort Ihre Empfindungen. Doch wenn Sie sich diese Fragen stellen, wird Ihnen das zu erkennen helfen, was Sie bisher ausgefiltert haben, und es wird Ihnen vor Augen führen, wie Sie in einer ähnlichen Situation in Zukunft reagieren können. Bei entsprechender Übung werden Sie dann auf solche ähnlichen Situationen neuartig und adäquater reagieren können.

Der Blick auf das große Bild vermittelt Ihnen auch Hoffnung für die Zukunft. Viele Menschen, die ihre Erlebnisse filtern, fühlen sich hoffnungslos und verzweifelt, weil sie nur Probleme und Schwierigkeiten sehen. Die Suche nach Beweisen für das Gegenteil öffnet ihnen die Augen und zeigt ihnen, daß sie in ihrem Leben durchaus Positives erlebt haben. Nach Beweisen Ausschau zu halten, die der Botschaft der überwältigenden Emotionen entgegengerichtet sind, bedeutet, daß Sie die dunkle Sonnenbrille absetzen und dann eine Vielzahl von Farben sehen – ein Erlebnis, das Hoffnung vermittelt.

Benutzen Sie das Arbeitsblatt auf Seite 189, um sich die Beweise für und gegen Ihre Art, die Dinge zu sehen, und Ihre diesbezüglichen Gefühle zu vergegenwärtigen. Fotokopieren Sie das Arbeitsblatt, und führen Sie stets ein Exemplar davon bei sich. Geraten Sie dann in eine Situation, in der Sie sich vom Geschehen überwältigt fühlen, können Sie sich mit Hilfe des Arbeitsblattes das große Bild vergegenwärtigen. Das folgende Beispiel, in dem es um Zevas Erlebnis geht, hilft Ihnen dabei.

BEISPIEL: ZUSAMMENTRAGEN VON BEWEISEN FÜR DAS GROSSE BILD

Fragen	**Ihre Antworten**
Was ist geschehen?	*Ich habe in meiner Mathematikprüfung eine schlechte Note bekommen.*
Was haben Sie infolgedessen gedacht und empfunden? (Beschreiben Sie möglichst präzise.)	Gedanken: *»Ich bin eine Verliererin.«* Gefühle: *»Überwältigt, aufgebracht und wütend«*
Welche Beweise *stützen* Ihre Denkweise und Ihre Gefühle?	*Ich habe mich so intensiv angestrengt, wie ich konnte, und habe trotzdem eine schlechte Note bekommen. Das ist die schlechteste Zensur, die ich in diesem Jahr in irgendeinem Fach bekommen habe.*
Welche Beweise *widersprechen* Ihrer Denkweise und Ihren Gefühlen?	*Ich bin eine sehr gute Studentin und zähle immer zu den Besten. Und ich habe ein Vollstipendium für das College meiner Wahl bekommen.*
Wenn Sie alle Beweise berücksichtigen würden, wie würden Sie dann *zutreffender und fairer* bezüglich dieser Situation denken und fühlen?	*Es ist in Ordnung, sich enttäuscht zu fühlen, weil ich mir große Mühe gegeben und mein Ziel trotzdem nicht erreicht habe. Aber letztlich ist das nichts weiter als eine einzige schlechte Note. Meist bekomme ich Einsen, und meine Leistungen sind generell sehr gut.*
Was können Sie tun, um adäquater mit dieser Situation umzugehen?	*Mit meinen Freunden reden. Musik hören, die mir gefällt. Die Technik der Gedanken-Defusion benutzen. Achtsames Atmen üben. Den Gedanken »Niemand ist vollkommen; jeder macht Fehler« zur Bewältigung des Problems benutzen.*

Arbeitsblatt: Zusammentragen von Beweisen für das grosse Bild

Fragen	**Ihre Antworten**
Was ist geschehen?	
Was haben Sie infolgedessen gedacht und empfunden? (Beschreiben Sie möglichst präzise.)	Gedanken: Gefühle:
Welche Beweise *stützen* Ihre Denkweise und Ihre Gefühle?	
Welche Beweise *widersprechen* Ihrer Denkweise und Ihren Gefühlen?	
Wenn Sie alle Beweise berücksichtigen würden, wie würden Sie dann *zutreffender und fairer* bezüglich dieser Situation denken und fühlen?	
Was können Sie tun, um adäquater mit dieser Situation umzugehen?	

Wie Sie Ihre positiven Emotionen stärken können

Bevor Sie dieses Arbeitsbuch zum ersten Mal in die Hand nahmen, waren Sie wahrscheinlich Experte für belastende Emotionen, und Ihnen war klar, wie es sein kann, ein von solchen Emotionen geprägtes Leben zu führen. Nun ist Ihnen klar, daß viele Menschen mit überwältigenden Emotionen ihre angenehmen ignorieren, ausfiltern oder nie die Gelegenheit nutzen, sie überhaupt zu erleben. Die Folge ist, daß diese Menschen sich ausschließlich auf ihre belastenden Emotionen, beispielsweise Wut, Angst und Traurigkeit, konzentrieren und ihre angenehmen – wie Glück, Überraschtheit und Liebe – nur selten bemerken.

Vielleicht haben auch Sie sich früher so verhalten, doch nun wissen Sie, daß es sehr wichtig ist, Ihren angenehmen Emotionen Beachtung zu schenken. Wenn Sie die Techniken der dialektischen Verhaltenstherapie weiter nutzen wollen, um Ihr Leben angenehmer zu gestalten, werden Sie wahrscheinlich mehr Möglichkeiten zum Erleben angenehmer Emotionen finden wollen, sofern diese bisher nicht stark genug in Ihrem Leben vertreten waren. Dies bedeutet nicht, daß Sie dann nie mehr ein belastendes Gefühl erleben werden. Das wäre unmöglich. Wir alle haben zu bestimmten Zeitpunkten in unserem Leben belastende Emotionen. Doch braucht Ihr Leben nicht von solchen Emotionen dominiert zu werden.

Eine sehr zuverlässige Art, auf angenehme Emotionen zu fokussieren, besteht darin, sich selbst angenehme Erlebnisse zu verschaffen. Diese Fertigkeit haben Sie bereits in Kapitel 1 erlernt, in dem es um die Verbesserung der Widerstandskraft gegen Streß ging; trotzdem ist es sinnvoll, hier noch einmal darauf zurückzukommen. Wenn Sie danach streben, ein ausgewogeneres und gesünderes Leben zu führen, sollten Sie sich jeden Tag ein wenig Zeit für ein angenehmes Erlebnis reservieren und sich notieren, wie Sie sich dabei gefühlt und was Sie aufgrund des Erlebnisses gedacht haben.

Wenn Sie Hilfe benötigen, um über angenehme Erlebnisse nachzudenken, können Sie die »Große Liste Freude bereitender Aktivitäten« auf den Seiten 22f in Kapitel 1 zu Rate ziehen. Schauen Sie sich das ausgefüllte Beispiel des *Protokolls angenehmer Aktivitäten* an, und benutzen Sie das leere Arbeitsblatt, um selbst aufzuzeichnen, was Sie getan, wie Sie sich dabei gefühlt und was Sie über dieses Erlebnis gedacht haben. Denken Sie unbedingt daran, jeden Tag etwas zu tun, das für Sie persönlich angenehm ist. Sie haben es verdient.

BEISPIEL: PROTOKOLL ANGENEHMER AKTIVITÄTEN

Wann?	**Was hast du getan?**	**Wie hast du dich dabei gefühlt?**	**Was hast du dabei gedacht?**
Dienstag-abend	*Ich habe ein Bad genommen.*	*sehr entspannt und ruhig*	*»Ich sollte das häufiger machen.«*
Donnerstag-nachmittag	*Ich habe mir während der Arbeitszeit einen köstlichen Lunch gegönnt.*	*zufrieden und glücklich*	*»Ich mag es, gut zu essen, auch wenn ich mir das nicht immer leisten kann.«*
Donnerstag-abend	*Ich habe das Telefon abgestellt und mir einen Film angeschaut.*	*sehr gut; habe viel gelacht*	*»Ich schaue mir nicht oft genug lustige Filme an.«*
Freitagabend	*Ich bin mit meinem Freund essen gegangen.*	*aufgeregt, nervös, glücklich*	*»Ich wünschte, wir würden häufiger ausgehen.«*
Samstag-morgen	*Ich bin zur Kirche gegangen, um an einem Gottesdienst teilzunehmen.*	*erhoben, auserwählt, ruhig*	*»Ich sollte die Kirche häufiger besuchen.«*
Samstag-nachmittag	*Ich habe einen Spaziergang am See gemacht.*	*ruhig und friedlich*	*»Der See war wunderschön.«*
Samstag-nachmittag	*Nach dem Spaziergang habe ich mir ein Eis geholt.*	*glücklich – so, wie ich in jüngeren Jahren war*	*»Ich habe es vermißt, so glücklich zu sein.«*
Samstag-abend	*Ich bin zu Hause geblieben und habe gelesen.*	*entspannt und ruhig*	*»Manchmal ist es schön, ganz in Ruhe Dinge zu tun.«*
Sonntag-morgen	*Ich habe lange geschlafen.*	*sehr ausgeruht*	*»Während der Woche schlafe ich nicht genug.«*
Sonntag-abend	*Ich habe nochmals ein Schaumbad genommen.*	*sehr entspannt*	*»Ich sollte das jeden Abend tun.«*

ARBEITSBLATT: PROTOKOLL ANGENEHMER AKTIVITÄTEN

Wann?	Was hast du getan?	Wie hast du dich dabei gefühlt?	Was hast du dabei gedacht?

7 Emotionsregulierung – weiterführende Fertigkeiten

In diesem Kapitel werden Sie vier komplexere Fertigkeiten für die Regulierung von Emotionen kennenlernen:

1. Die Achtsamkeit auf die Emotionen zu richten, ohne zu urteilen;
2. Expositionsexposition – Konfrontation mit der Emotion
3. Das Gegenteil dessen tun, wozu Sie sich durch Ihre Emotionen gedrängt fühlen
4. Probleme lösen

In Kapitel 3, in dem es um die Grundlagen der Achtsamkeit ging, haben Sie gelernt, Ihre Emotionen zu erkennen und zu beschreiben. Im nun folgenden Kapitel wird Ihnen die Konfrontation mit den Emotionen helfen, zwei sehr wichtige Dinge zu üben. Zunächst werden Sie lernen, den natürlichen Lebenszyklus Ihrer Emotionen zu beobachten – wie sie auftauchen und wieder verschwinden, wie sie sich verlagern und verändern, wenn neue Emotionen an ihre Stelle treten. Zweitens lernen Sie, daß Sie starke Gefühle aushalten können – daß Sie sie also nicht zu vermeiden und keinen Widerstand gegen sie zu entwickeln brauchen. Sie werden allmählich geübter darin werden, »in« den Emotionen zu bleiben, auch wenn Sie lieber weglaufen oder das Gefühl in einer Handlung zum Ausdruck bringen würden (Brüllen, Schlagen oder Dinge beschädigen). Sich mit den eigenen Emotionen zu konfrontieren ist sehr wichtig, da Sie dadurch lernen, *Ihre Gefühle nicht zu fürchten.* Außerdem werden durch diesen Prozeß Ihre Fertigkeiten der Emotionsregulierung gestärkt. Je mehr Sie sich in der Konfrontation mit Emotionen üben, um so sicherer werden Sie sich angesichts großer emotionaler Herausforderungen fühlen.

Abgesehen vom achtsamen und nicht-urteilenden Umgang mit Ihren Emotionen werden Sie eine Verhaltenstechnik mit Namen »Das Gegenteil dessen tun, wozu Sie sich durch Ihre Emotionen gedrängt fühlen« erlernen. Eine starke Emotion beeinflußt das Verhalten auf zwei Arten. Erstens verändert sie Ihren Gesichtsausdruck, und Ihre Körpersprache spiegelt, wie Sie sich aufgrund der Emotion fühlen. Wenn Sie wütend sind, blicken Sie möglicherweise finster drein und ballen Ihre Hände zu Fäusten. Haben Sie hingegen Angst, kann es sein, daß sich Ihre Augen weit öffnen und Sie die Schultern hochziehen. Die zweite Verhaltensänderung resultiert aus Handlungsimpulsen, die mit jeder Emotion verbunden sind. Wut beispielsweise kann den Drang, zu brüllen oder zuzuschlagen, erzeugen, wohingegen Angst Sie dazu treiben kann, sich zu verkriechen oder zurückzuziehen. »Das Gegenteil dessen tun, wozu Sie sich durch Ihre Emotionen gedrängt fühlen«, ist eine Strategie, die unwirksame, emotionsgetriebene Reaktionen blokkiert und oft zur Besänftigung der Gefühle selbst beiträgt.

Der nächste Schritt besteht darin, zentrale Fertigkeiten der Verhaltensanalyse und des Lösens von Problemen zu erlernen, weil diese einen effektiveren Umgang mit stark von Emotionen geprägten Situationen ermöglichen. Sie werden feststellen, was Emotionen aktiviert, und lernen, alternative Strategien zum Umgang mit emotionsaktivierenden Ereignissen zu entwickeln.

Zum Schluß werden wir uns in diesem Kapitel mit einer Übung beschäftigen, die wir die »wöchentliche Regulation« nennen. Diese hilft Ihnen, die zentralen Fertigkeiten der Emotionsregulierung, die Sie erlernt haben, regelmäßig zu üben. Wenn Sie lernen, auf Ihre Emotionen zu achten, ohne sie zu beurteilen, wird die Gefahr ihrer Intensivierung und damit noch stärkerer Schmerzen verringert.

Achtsamkeit gegenüber Emotionen entwickeln, ohne sie zu beurteilen

Wenn Sie lernen, Ihren Emotionen gegenüber achtsam zu sein, ohne sie zu beurteilen, verringern Sie dadurch die Gefahr, daß die Intensität der Emotionen weiter zunimmt und sie noch überwältigender oder schmerzhafter werden.

ÜBUNG: Achtsamkeit gegenüber Emotionen entwickeln, ohne sie zu beurteilen

Bei dieser Übung richten Sie Ihre Aufmerksamkeit zunächst auf Ihre Atmung. Konzentrieren Sie sich auf die Empfindung, die entsteht, wenn die Luft durch die Kehle strömt, auf die Dehnung und anschließende Schrumpfung des Brustkorbs sowie auf die Bewegungen Ihres Zwerchfells, seine Ausdehnung und sein späteres Erschlaffen. Nach vier oder fünf langsamen, tiefen Atemzügen können Sie entweder (1) beobachten, welche Emotion Sie im Augenblick spüren, oder, falls Sie keine Emotion identifizieren können, (2) sich eine Situation aus neuester Zeit vorstellen, in der Sie eine emotionale Reaktion erlebt haben. Achten Sie, wenn Sie sich eine Szene vorstellen, auf möglichst viele Details. Versuchen Sie, sich daran zu erinnern, was Sie in jener Situation gesagt und wie Sie und die anderen Beteiligten gehandelt haben.

Lesen Sie die folgende Anleitung, bevor Sie mit der Übung beginnen, und machen Sie sich so mit dem, was auf Sie zukommt, vertraut. Wenn Sie sich die Anleitung lieber anhören, können Sie sie langsam und mit gleichmäßiger Stimme aufnehmen und sie sich dann während der Ausführung der Übung anhören.

Anleitung

Atme langsam und gleichmäßig, und richte deine Aufmerksamkeit auf den Bereich in deinem Körper, wo du die Emotion spürst. Handelt es sich um eine Empfindung in deiner Brust oder im Bauch, in den Schultern oder im Bereich des Gesichts oder des Kopfes? Spürst du die Emotion in deinen Armen oder Beinen? Achte auf alle mit der Emotion verbundenen körperlichen Empfindungen. Werde dir nun der Stärke dieses Gefühls bewußt. Nimmt es zu, oder wird es schwächer? Ist die Emotion angenehm oder schmerzhaft? Versuche, sie zu benennen oder einige ihrer Eigenschaften zu beschreiben.

Versuche nun, deine Gedanken zu registrieren. Hast du Gedanken, die sich auf die Emotion beziehen? Aktiviert die Emotion Urteile über andere Menschen oder über dich selbst? Beobachte die Emotion weiter, und achte darauf, ob in dir Urteile auftauchen.

Stelle dir nun jedes auftauchende Urteil als eines der folgenden Objekte vor:

- *ein Blatt, daß auf einem Bach treibt und um eine Biegung verschwindet,*
- *eine Pop-up-Anzeige im Internet, die kurz aufblinkt und dann wieder verschwindet,*
- *ein Waggon eines langen Güterzuges, der vor dir einen Bahnübergang passiert,*
- *eine Wolke, die der Wind über den Himmel treibt,*
- *eine Botschaft auf einer Anschlagtafel, der du dich näherst und an der du rasch vorübergehst,*
- *ein Wagen in einem langen Konvoi von Lastern oder anderen Fahrzeugen, die sich dir auf einer Wüstenpiste nähern und dann in der Ferne verschwinden.*

Wähle unter diesen Bildern eines, das dir als besonders geeignet erscheint. Es geht darum, daß du dein Urteil erkennst, es auf die Anschlagtafel schreibst, auf das im Wasser treibende Blatt setzt oder in dem Güterwaggon deponierst und dich dann davon löst.

Beobachte weiter deine Emotion. Wenn ein Urteil über dich selbst oder andere Menschen auftaucht, dann verwandle es in eine visuelle Vorstellung (Blatt, Wolke, Anschlag-

tafel usw.), und beobachte, wie es sich von dir entfernt und aus deinem Blickfeld verschwindet.

Nun ist der Zeitpunkt gekommen, dich auf dein Recht zu besinnen, zu fühlen, was immer du fühlst. Emotionen kommen und gehen wie die Meereswellen. Sie erheben sich und weichen wieder zurück. Was immer du empfindest, so stark oder schmerzhaft es auch sein mag, es ist legitim und notwendig. Atme langsam, und akzeptiere die Emotion als etwas, das für kurze Zeit in dir lebt – und dann vorübergeht.

Achte auf deine urteilenden Gedanken. Visualisiere sie, und lasse sie vorüberziehen. Lasse deine Emotionen sein, was Sie sind, wie Wellen auf dem Meer, die anschwellen und wieder verebben. Du wirst eine Weile von deinen Emotionen getragen, bis sie dich wieder verlassen. Das ist natürlich und normal. Es gehört zum Menschsein.

Beende die Übung, indem du drei Minuten lang achtsam atmest und beim Ausatmen mitzählst (1, 2, 3, 4 und dann wieder von vorn 1, 2, 3, 4) und beim Atmen auf das Erleben *jedes Augenblicks fokussierst.*

Im Rückblick wird Ihnen diese Übung vielleicht als besonders schwierig erscheinen. Das Beobachten und Loslassen von Urteilen ist für Sie möglicherweise sehr fremdartig und merkwürdig. Aber was Sie dabei tun, ist sehr wichtig: Sie lernen zu beobachten, statt sich von urteilenden Gedanken beherrschen zu lassen. Wir empfehlen Ihnen, diese Übung drei- bis viermal auszuführen, bevor Sie sich dem nächsten Schritt der Arbeit zuwenden.

Zentral beim nicht-urteilenden Beobachten Ihrer Emotionen sind folgende Elemente:

- Fokussieren auf den Atem
- Fokussieren auf eine (aktuelle oder frühere) Emotion
- Auf mit der Emotion verbundene Körperempfindungen achten
- Benennen der Emotion
- Registrieren von Urteilen (über Sie selbst, andere oder die Emotion) und loslassen derselben mit Hilfe der Vorstellungsbilder – z. B. der auf einem Bach treibenden Blätter.
- Beobachten der Emotion (Ähnlichkeit der Emotionen mit Meereswellen)
- Vergegenwärtigung des eigenen Rechtes auf Gefühle
- Fortsetzung des Registrierens und Loslassens von Urteilen
- Abschluß der Übung mit dreiminütigem achtsamem Atmen

Emotionsexposition

Die Konfrontation mit den eigenen Emotionen statt des gewohnten Vermeidens ist eines der Hauptziele der Dialektischen Verhaltenstherapie. Die Konfrontation mit der Emotion (oder Emotionsexposition) hilft Ihnen, die Fähigkeit zu entwickeln, Gefühle zu akzeptieren und sich weniger vor ihnen zu fürchten.

Der erste Schritt auf dem Weg zu diesem Ziel ist das Führen eines Emotionstagebuches, weil Ihnen dadurch die einzelnen emotionalen Ereignisse und die Art, wie Sie mit diesen umgehen, bewußter werden. Tragen Sie im Laufe einer Woche alle wichtigen Emotionen, die Sie erleben, in dieses Tagebuch ein. Notieren Sie in der Rubrik »Ereignis«, was Ihrem Gefühl vorausging. Emotionen können durch innere Ereignisse (durch einen Gedanken, eine Erinnerung oder ein anderes Gefühl) und durch äußere Ereignisse (durch etwas, das Sie selbst oder jemand anders gesagt oder getan hat) aktiviert werden. Tragen Sie unter der Rubrik »Emotion« ein Wort oder einen Ausdruck ein, der Ihr Gefühl zusammenfaßt. Notieren Sie in der Rubrik »Bewältigungs- oder Blockierungsreaktion«, was Sie getan haben, um sich von der Emotion zu distanzieren. Haben Sie versucht, sie zu unterdrücken oder sie zu verbergen? Haben Sie darauf reagiert, indem Sie einen Streit provoziert haben oder indem Sie etwas, das Sie ängstigte, vermieden haben? Dieses Protokoll Ihrer Bewältigungs- oder Blockierungsreaktionen wird Ihnen helfen, Emotionen für die Expositions- oder Konfrontationsarbeit auszuwählen, mit der Sie sich später in diesem Kapitel beschäftigen werden.

Beispiel: Emotionstagebuch

Linda, die mit Wut und Gefühlen der Zurückweisung gekämpft hatte, trug in der Woche vor Weihnachten folgendes in ihr Emotionstagebuch ein. Ihre geschiedenen Eltern hatten sie über die Feiertage nicht zu sich eingeladen.

LINDAS EMOTIONSTAGEBUCH

Datum	Ereignis	Emotion	Bewältigungs- oder Blockierungsreaktion
18. 12.	*Mein Bruder ruft an und will wissen, ob ich Weihnachten zu Vater fahre. Aber er hat mich nicht eingeladen.*	*verletzt, zurückgewiesen, wütend*	*Habe mit »Laß mich in Frieden!«-Stimme »nein« gesagt. Habe das Thema gewechselt. Habe kritisiert, daß er so dumm sei, sich immer noch um die Familie zu bemühen. Habe ihm gesagt, daß Vater ihn nicht einmal mag.*
18. 12.	*Wortwechsel mit meinem Bruder.*	*schuldig*	*Habe mein Gefühl in Wut verwandelt. Habe meinem Vater eine eMail geschickt und ihm vorgeworfen, er sei ein Idiot, weil er mich nicht eingeladen hätte.*
19. 12.	*Habe meine Mutter angerufen, aber sie hatte zuviel zu tun, um mit mir reden zu können.*	*zurückgewiesen, wütend*	*Habe darüber nachgedacht, was für eine schlechte Mutter sie war. Habe ihr eine eMail geschickt, sie solle keine Umstände machen, mich trotz »ihres randvollen Terminplans« auch noch zurückzurufen.*
20. 12.	*Habe im Schaufenster eines Spielzeugladens eine wunderschöne Burg gesehen. Dabei fielen mir die beschissenen Verlegenheitsgeschenke ein, die ich Weihnachten gewöhnlich bekam.*	*zurückgewiesen, traurig*	*Habe mir ein Eis gegönnt und die »dämlichen Ameisen« beobachtet, die herumlaufen und wie Sklaven ihre Weihnachtseinkäufe machen.*
21. 12.	*Habe für meinen Vater eine Lederbrieftasche gekauft.*	*wütend, schuldig*	*Hoffe, daß er das Geschenk am Weihnachtsabend öffnet und sich beschissen fühlt, weil er mich nicht eingeladen hat. Habe eine scheinheilige Bemerkung dazugeschrieben: »Danke dafür, daß du mir ein so großartiger Vater gewesen bist« und mich wegen meiner eMail entschuldigt.*
22. 12.	*Meine Mutter hat zurückgerufen.*	*zurückgewiesen, wütend*	*War sehr kalt ihr gegenüber. Habe ihr gesagt, ich sei beschäftigt, als sie mich zu einem Vorweihnachtsessen einladen wollte.*

Arbeitsblatt: Emotionstagebuch

Datum	Ereignis	Emotion	Bewältigungs- oder Blockierungsreaktion

Wir empfehlen Ihnen, beim Rückblick auf die Einträge in Ihrem Emotionstagebuch auf zwei Dinge zu achten. Identifizieren Sie *erstens* die immer wieder auftauchenden, sozusagen »chronischen« Emotionen. Und stellen Sie *zweitens* fest, welche Bewältigungs- oder Blockierungsmechanismen Sie meist benutzen und was diese bewirken. Erfüllen sie ihren Zweck? Fühlen Sie sich einige Stunden nach ihrer Anwendung besser oder schlechter?

Emotionen, die wiederholt auftauchen oder auf die Sie mit Blockierungsstrategien reagieren, welche letztendlich mehr Schmerz erzeugen, als sie lindern, sind gute Ziele für die Emotionsexposition. Es ist notwendig, sich mit Emotionen, die mit uneffektiven oder destruktiven Blockierungsstrategien verbunden sind, zu konfrontieren, weil Sie üben müssen, sie zu spüren – ohne Ihre traditionellen Vermeidungsstrategien zu benutzen. Diese erfüllen ihren Zweck nicht und bringen Sie häufig in noch größere Schwierigkeiten.

Nachdem Linda ihre Tagebuchaufzeichnungen noch einmal genau durchgesehen hatte, wurde ihr klar, daß das, was sie tat, um mit Gefühlen der Ablehnung fertig zu werden (andere Menschen angreifen oder kritisieren, sich kalt und abweisend verhalten), sie in noch größere emotionale Schwierigkeiten brachte. Schließlich litt sie unter übermächtigen Schuldgefühlen und Selbsthaß und wirkte von ihrer Familie noch stärker entfremdet.

Linda mußte lernen, mit ihren Gefühlen zu *sein* und sie zu beobachten, ohne ihre gewohnten Vermeidungsstrategien zu benutzen. Die Emotionsexposition erwies sich für sie als eine sehr wichtige Fertigkeit. Wie sie funktioniert, wird im folgenden beschrieben.

ÜBUNG: Emotionsexposition

Sobald Sie die Emotion, an der Sie arbeiten wollen, zu spüren beginnen, verfahren Sie wie im folgenden beschrieben. Sie können die Anleitung entweder lesen oder sie aufnehmen und während des Übens anhören.

Anleitung

Atme drei- oder viermal tief in den Bauch. Achte darauf, wie sich die Atemluft in der Kehle anfühlt, während sie deine Lunge füllt und dein Zwerchfell dehnt. Achte beim langsamen Atmen darauf, welche Empfindungen in deinem Körper auftreten, insbesondere im Bauch und im Brustkorb. Achte auch auf Hals, Schultern und Gesicht. [Im Falle einer Aufnahme sollte eine Pause von einer Minute folgen.]

Und nun achte auf dein emotionales Empfinden. Richte deine Aufmerksamkeit auf deine Gefühle, bis du einen Eindruck davon gewonnen hast. Beschreibe es im Geiste. Gib ihm einen Namen. Achte auf seine Stärke. Suche Wörter, um seine Intensität zu beschreiben. Achte darauf, ob es stärker oder schwächer wird. Wenn es eine Welle wäre, an welchem Punkt der Welle befändest du dich dann in diesem Moment? Auf dem Anstieg, dem Höhepunkt oder der abfallenden Seite? [Im Falle einer Aufnahme sollte eine Pause von einer Minute folgen.]

Achte nun auf eventuelle Veränderungen des Gefühls. Verbinden sich andere Emotionen allmählich mit der ersten? Beschreibe im stillen alle neu aufgetauchten Emotionen. Beobachte, und suche nach Wörtern, um auch die geringsten Veränderungen hinsichtlich Qualität oder Intensität deiner Gefühle zu beschreiben. [Im Falle einer Aufnahme sollte eine Pause von einer Minute folgen.]

Beim weiteren Beobachten fällt dir vielleicht ein Bedürfnis auf, die Emotion zu blokkieren oder dich von ihr zu distanzieren. Das ist normal, aber versuche trotzdem, deine Emotionen noch ein wenig zu beobachten. Beschreibe im Geiste laufend deine Empfindungen, und achte auf eventuelle Veränderungen. [Im Falle einer Aufnahme sollte eine Pause von einer Minute folgen.]

Achte darauf, wie es sich anfühlt, wenn du auf deine Gefühle nicht reagierst, wenn du ihretwegen nicht explodierst, wenn du sie nicht vermeidest und dir keine Verletzungen zufügst. Sei dir deiner Gefühle bewußt, ohne auf sie zu reagieren. Beobachte, ohne etwas zu tun.

Erinnere dich daran, daß ein Gefühl einer Welle gleicht, die wie zahllose andere emotionale Wellen in deinem Leben wieder vergehen wird. Wellen kommen und gehen. Es gab viele Situationen, in denen du dich gut fühltest. Schon bald wird diese Welle verebbt sein, und du wirst wieder eine Zeit der Ruhe erleben. Beobachte die Welle, und lasse sie allmählich vergehen.

Wenn ein Urteil – über dich selbst oder über andere – auftaucht, dann registriere es, und löse dich davon. Wenn du ein Urteil über das Empfinden dieser Emotion entwickelt hast, dann registriere es, und löse dich davon. Versuche, dieses Gefühl zu akzeptieren, soweit dir das möglich ist. Dies ist nur einer der vielen Kämpfe, die du in deinem Leben bewältigen mußt.

Bleibe dir deiner Emotionen noch ein wenig gewahr. Wenn sie sich verändern, dann lasse dies zu. Beschreibe im Geiste, was du empfindest. Beobachte weiter, bis sich die Emotion entweder verändert oder verebbt. [Im Falle einer Aufnahme sollte eine Pause von einer Minute folgen.]

Beende die Übung, indem du einige Minuten lang achtsam atmest – indem du deine Atemzüge zählst und auf das Erleben jedes einzelnen Atemzuges fokussierst.

Wir empfehlen Ihnen, die Emotionsexposition zunächst sehr kurz zu halten – vielleicht am Anfang nur fünf Minuten. Wenn Sie sich dann allmählich daran gewöhnen, auf Gefühle zu fokussieren, können Sie die Exposition auf längere Zeitspannen ausdehnen. Beenden Sie sie jeweils mit achtsamem Atmen, weil dies intensive Gefühle abmildert und Ihnen die Entspannung erleichtert. Außerdem wirkt sich dies positiv auf Ihre Achtsamkeit und auf Ihr Vertrauen zu Ihrer Effektivität aus.

Merken Sie sich die wichtigsten Schritte der Emotionsexposition:

- Fokussieren Sie auf Ihre Atmung.
- Achten Sie darauf, wie Sie sich in Ihrem Körper fühlen.
- Registrieren und beschreiben Sie Ihre Emotion.
- Stellen Sie fest, ob das Gefühl zu- oder abnimmt; sehen Sie es wie eine Welle.
- Beschreiben Sie eventuell neu auftauchende Emotionen oder Veränderungen bezüglich der Qualität der Emotionen.
- Registrieren Sie jedes bei Ihnen auftauchende Bedürfnis, die Emotion zu blockieren, aber beobachten Sie weiter.
- Achten Sie auf Impulse, aufgrund Ihrer Emotion zu *handeln*, aber beobachten Sie weiter, ohne dies zu tun.
- Achten Sie auf Urteile (über Sie selbst, andere oder die Emotion), und lösen Sie sich von ihnen.
- Beobachten Sie weiter, bis sich die Emotion entweder verändert oder schwächer wird.
- Atmen Sie zum Schluß ein paar Minuten lang achtsam.

Beispiel: Wie Sie von der Fokussierung der Achtsamkeit auf die Emotionen und von der Emotionsexposition profitieren können

Adam kämpfte seit über fünf Jahren mit Gefühlen der Verletztheit und der Wut auf seine Ex-Frau. Sie hatten gemeinsam das Sorgerecht über ihr sieben- und ihr zehnjähriges Kind, wobei die beiden jeweils eine Hälfte der Woche im Haus des einen Elternteils und die andere in dem des anderen verbrachten. Praktisch bei jedem ihrer Kontakte sagte Adams Ex-Frau etwas, das ihn wütend machte. Aber damit war es noch nicht ausgestanden, sondern er kochte danach noch tagelang und grübelte darüber, was er sagen oder tun könnte, um sich an ihr zu rächen.

Die Übung »Achtsamkeit gegenüber Emotionen entwickeln, ohne sie zu beurteilen« ängstigte Adam, obwohl er von den ständigen emotionalen Turbulenzen völlig erschöpft war. Sein Arzt hatte ihn gewarnt, er stehe an der Schwelle zum Bluthochdruck. Er fokussierte zunächst auf seine aktuellen Emotionen – also nicht auf Gefühle, die mit seiner Ex-Frau zu tun hatten. Erstaunt stellte er fest, daß er sich oft eher traurig als wütend fühlte.

Während Adam seine Traurigkeit beobachtete, wurde ihm ein Gefühl der Schwere im Bauch- und im Schulterbereich bewußt. Plötzlich sah er ein Bild vor sich, wie er ein großes Gewicht trug. Urteile tauchten auf – daß er stärker sein müßte, daß er kein guter Vater sei, daß er sein Leben verdorben habe. Er registrierte diese Gedanken und ließ sie los, wobei er sich vorstellte, es handele sich um einen Güterzug, der an ihm vorüberführe.

Adam kämpfte nicht gegen die Traurigkeit an – er beobachtete, wie sie einer Meereswelle gleich zunahm und wieder verebbte. Er gestand sich das Recht zu, traurig zu sein. Nachdem er die Übung ein paarmal ausgeführt hatte, fiel es ihm leichter, seine Urteile zu registrieren und sich anschließend von ihnen zu lösen. Und er entwickelte Vertrauen zu seiner Fähigkeit, sich durch achtsames Atmen zu beruhigen.

Mit der Emotionsexposition hatte er größere Schwierigkeiten. Er beschloß, bei dieser Übung an Gefühlen zu arbeiten, die bezüglich seiner Ex-Frau bei ihm auftauchten. Seinen ersten Expositionsversuch hatte er nach einem Telefongespräch gewagt, in dem sie ihm vorgeworfen hatte, er sei »geizig und gebe nie freiwillig etwas für die Kinder aus.«

Adam registrierte zunächst, wie diese Worte auf seinen Körper wirkten. Er fühlte sich erhitzt und empfand einen beunruhigenden Druck im Brustkorb und im Halsbereich. (Er fragte sich, ob dies eine Folge seines erhöhten Blutdrucks war.) Dann beschrieb er im Geiste seine Wut. Sie fühlte sich hart und scharf an und wallte in Verbindung mit tiefem Ekel in ihm auf. Doch da war auch noch etwas anderes – ein Gefühl der Hilflosigkeit, das ihm, wie er bemerkte, fast wie Verzweiflung erschien. Es war das Gefühl, daß sich die Situation nie verbessern würde, daß sie nie anders sein würde als jetzt.

Während die Verzweiflung stärker wurde, bemerkte Adam bei sich einen Impuls, das Gefühl auszublenden, es zu blockieren. Er sehnte sich nach einem Bier und begann, darüber zu grübeln, was er seiner Ex-Frau entgegnen wollte. Mit großer Mühe gelang es Adam, mit der Beobachtung seiner Emotionen fortzufahren, wobei er sich nicht auf ein bestimmtes Gefühl fixierte, sondern seine Aufmerksamkeit auf alle auftauchenden Empfindungen richtete.

Adam bemerkte bei sich auch Impulse, auf seine Verzweiflung zu reagieren. Er wäre statt dessen am liebsten wütend geworden, hätte seine Ex-Frau gern angerufen und ihr brüllend mitgeteilt, sie vergifte seine Beziehung zu seinen Kindern. Dann sah er innere Bilder, auf denen er in sein Auto stieg und gegen einen Baum fuhr – einerseits, um sich zu rächen, und andererseits, um all dem Schmerz, den er empfand, ein Ende zu setzen.

Während Adam seine Gefühle beobachtete, tauchten immer wieder Urteile auf. Seine Ex-Frau war böse; es war dämlich von ihm gewesen, sie zu heiraten; sie hatte sein Leben zerstört, und es war nun so desolat, daß es ihm nicht mehr als sinnvoll erschien weiterzuleben. Obwohl es ihm sehr schwerfiel, gelang es ihm, alle diese Gedanken in seiner Vorstellung in einen Eisenbahnwaggon zu packen und diesen wegrollen zu lassen.

Nach einiger Zeit bemerkte Adam etwas, das ihn überraschte. Wenn er nicht an seinen Urteilen festhielt, verblaßte das Gefühl der Verzweiflung. Es verwandelte sich dann in ein Gefühl, daß dem des Bedauerns näher kam.

Adam richtete seine Aufmerksamkeit anschließend wieder auf seine Atmung und zählte und beobachtete jeden Atemzug. Drei Minuten später empfand er eine Art dunkler Ruhe – sicher nicht das beste Gefühl der Welt, aber eines, mit dem er leben konnte.

Das Gegenteil dessen tun, wozu Ihre Emotionen Sie drängen

Es gibt gute Gründe dafür, daß Sie genau das fühlen, was Sie fühlen, was immer es sein mag. Selbst wenn Ihre Emotionen schmerzhaft sind, sind sie legitim und berechtigt. Das größere Problem ist emotionsgetriebenes Verhalten, weil Handlungen aufgrund von

Emotionen oft zu destruktiven Resultaten führen. Wenn Sie sich durch Wut zu einem verbalen Angriff verleiten lassen, kann Ihre Beziehung dadurch geschädigt werden. Und wenn Sie sich von Ihrer Angst dazu treiben lassen, die Lösung schwieriger Aufgaben und die Konfrontation mit Herausforderungen zu vermeiden, kann Sie das bei Ihrer Arbeit lähmen.

Ein weiteres Problem in Zusammenhang mit dem Handeln aufgrund von emotionsbedingten Impulsen ist, daß diese ihr ursprüngliches Gefühl *intensivieren*. Statt Erleichterung zu finden, werden Sie dann von der Emotion möglicherweise sogar noch stärker beeinträchtigt. In solchen Fällen kann *gegenteiliges Handeln* eine wichtige Rolle spielen.

Beispiel: Gegenteiliges Handeln

Emotion	emotionsgetriebenes Verhalten	gegenteilige Handlung
Wut	angreifen, kritisieren, verletzen, brüllen	Bestätigen, vermeiden oder ablenken; benutzen Sie eine sanfte Stimme.
Angst	vermeiden, gekrümmte Schultern	Nähern Sie sich dem, was Sie fürchten; tun Sie, was Sie bisher vermieden haben; bleiben Sie aufrecht.
Traurigkeit	verstummen, vermeiden, passiv sein, in sich zusammensinken, den Kopf hängen lassen	Seien Sie aktiv, engagieren Sie sich, setzen Sie sich Ziele, stehen Sie aufrecht.
Schuld/ Scham	Selbstbestrafung, bekennen, vermeiden, verstummen	Bei unbegründeten Schuldgefühlen sollten Sie das, was die Schuldgefühle aktiviert, weiterhin tun; falls die Schuldgefühle berechtigt sind, sollten Sie büßen und Ihr Verhalten ändern.

Gegenteiliges Handeln verändert sowohl Ihre Körpersprache (Haltung, Gesichtsausdruck) als auch Ihr tatsächliches Verhalten. Beim gegenteiligen Handeln geht es nicht darum, eine Emotion zu leugnen oder so zu tun, als existiere sie nicht, sondern es geht um *Regulierung*. Sie erkennen die Emotion an, benutzen jedoch das gegenteilige Handeln, um sie zu verringern oder um eine andere Emotion zu stärken.
Die folgenden sechs Schritte führen zur Entwicklung gegenteiligen Handelns:

1. Erkennen Sie zunächst an, was Sie zur Zeit fühlen. Beschreiben Sie die aktuelle Emotion mit Worten.
2. Fragen Sie sich, ob es einen guten Grund dafür gibt, diese Emotion zu regulieren oder ihre Intensität zu verringern. Fühlen Sie sich ihr nicht gewachsen? Treibt sie Sie zu gefährlichen oder destruktiven Aktivitäten?

3. Achten Sie auf mit der Emotion verbundene besondere Ausdrucksformen der Körpersprache und des Verhaltens (siehe hierzu die Spalte »emotionsgetriebenes Verhalten« in der Tabelle auf Seite 204). Was bringen Ihr Gesicht und Ihre Haltung zum Ausdruck? Was sagen Sie, und wie sagen Sie es? Was tun Sie konkret in Reaktion auf die Emotion?
4. Werden Sie sich darüber klar, was in diesem konkreten Fall gegenteiliges Handeln wäre. Wie könnten Sie Ihr Gesicht und Ihren Körper entspannen, so daß sie nicht sozusagen brüllend ausdrücken: »Ich bin wütend« oder: »Ich habe Angst«? Wie können Sie durch eine Veränderung Ihrer Haltung Vertrauen und Lebensfreude vermittelt, statt Depressivität zum Ausdruck zu bringen? Wie können Sie sich auf das, was Sie ängstigt, zubewegen, statt sich davon zu entfernen? Wie könnten Sie, wenn Sie wütend sind, anerkennen oder ignorieren, statt anzugreifen? Entwickeln Sie einen Plan für gegenteiliges Handeln, in dem Sie Ihr neues Verhalten *spezifisch* beschreiben.
5. Engagieren Sie sich völlig für das gegenteilige Handeln, und setzen Sie sich einen Zeitrahmen, in dem Sie daran arbeiten wollen. Wie lange werden Sie das gegenteilige Handeln durchhalten? Wenn Sie sich über eine entsprechende Selbstverpflichtung Gedanken machen, sollten Sie im Blick behalten, *warum* Sie Ihre Emotionen regulieren wollen. Was geschah in der Vergangenheit, wenn Sie emotionsgetriebenen Verhaltensweisen nachgaben? Hatte dies für Sie selbst oder für andere Menschen schwerwiegende negative Folgen?
6. Beobachten Sie Ihre Emotionen. Achten Sie, während Sie sich dem gegenteiligen Handeln widmen, darauf, ob und wie sich die ursprüngliche Emotion verändert oder entwickelt. Das gegenteilige Handeln übermittelt dem Gehirn buchstäblich die Botschaft, daß die alte Emotion nicht mehr angemessen ist – und außerdem hilft es Ihnen, zu einer weniger schmerzhaften Emotion zu wechseln.

Nun ist es an der Zeit, die Planung ein wenig zu perfektionieren. Sie werden im folgenden einige »Vielflieger«-Emotionen identifizieren und zu ihrer Regulierung Strategien »gegenteiligen Handelns« nutzen.

Das Arbeitsblatt »Planen gegenteiliger Handlungen« auszufüllen ist einfach, aber eventuell sehr wichtig. Sie werden dadurch Emotionen identifizieren, mit denen Sie in Zukunft rechnen müssen, und sich auf eine radikal andere Art zu reagieren einstellen, als Sie in der Vergangenheit gewöhnt waren.

Ein Beispiel: Erinnern Sie sich noch an Linda und das Emotionstagebuch, das sie unmittelbar vor Weihnachten ausfüllte? Als sie anfing, mit ihrem Arbeitsblatt »Planen gegenteiligen Handelns« zu arbeiten, identifizierte sie mehrere gegenteilige Handlungen, von denen Sie glaubte, sie könnten ihr bei der Bewältigung ihrer Wut, ihrer Gefühle, zurückgewiesen zu werden, und ihrer Schuldgefühle helfen. Es folgt eine Beschreibung dessen, wozu sie sich entschied.

Beispiel: Lindas Arbeitsblatt – Planung gegenteiliger Handlungen

Emotion	**emotionsgetriebenes Verhalten**	**gegenteiliges Verhalten**	**Zeitspanne**	**Resultate**
Gefühl der Zurückweisung, Wut	*1. Rückzug* *2. Angriff* *3. kleine Racheakte*	*Was mich verletzt hat, mit sanfter, nicht aggressiver Stimme sagen. Höflich sein; das Gespräch schnell beenden. Etwas für mich tun, statt auf Rache zu sinnen.*	*So lange, wie das Gespräch dauert*	*Meine Gespräche wurden ruhiger, sie arteten nicht mehr in Streit aus. Ich habe meine Gefühle auf höfliche Weise ausgedrückt.*
Schuldgefühle	*1. Auf unechte Weise »nett« sein* *2. Angreifen*	*Mich unumwunden entschuldigen, aber mitteilen, daß es mir nicht gefällt, wie ich behandelt wurde.*	*So lange, wie das Gespräch dauert*	*Andere Menschen wußten meine Ehrlichkeit zu schätzen. Ich habe meine Gefühle ehrlich zum Ausdruck gebracht.*

Im Laufe mehrerer Wochen verfolgte Linda die Resultate ihrer gegenteiligen Handlungen, um festzustellen, wie sich ihr neues Verhalten auswirkte. Sie stellte fest, daß ihre Wut schneller abklang, wenn sie ihre geplante gegenteilige Handlung in die Tat umsetzte. Wenn sie mit ruhiger Stimme aussprach, was sie verletzte, wirkte das beruhigend auf sie selbst. Zunächst hatte sie Angst davor gehabt, sich ihr Gefühl, zurückgewiesen zu werden, einzugestehen, weil sie das verletzlicher machte. Doch nach mehreren Versuchen (beispielsweise hatte sie zu ihrem Vater gesagt, sie sei traurig, weil sie Weihnachten nicht mit ihm zusammen sein könne) stellte sie fest, daß ihre Wut sich oft in ein weniger scharfes und weniger schmerzhaftes Gefühl verwandelte. Sie grübelte auch nicht mehr so lange und so oft darüber nach, in welcher Hinsicht sie sich als Opfer fühlte.

Den eigenen Gefühlen entgegengesetzte Handlungen auszuführen ist nicht leicht. Wir wollen keinesfalls den Eindruck erwecken, dies sei anders. Allerdings wirkt sich diese Strategie schnell günstig auf die Schärfe überwältigender Emotionen aus. Angst verwandelt sich oft in Wirkkraft, Traurigkeit in Entschlossenheit, Wut in Distanz und Scham und Vermeiden in Bereitschaft. Die Planung von Strategien gegenteiligen Handelns kann ein hochwirksames Werkzeug der Emotionsregulierung sein.

Arbeitsblatt: Planung gegenteiliger Handlungen

Emotion	emotionsgetriebenes Verhalten	gegenteiliges Verhalten	Zeitspanne	Resultate

Probleme lösen

Manchmal muß die Emotionsregulierung *vor* dem Auftreten der überwältigenden Gefühle beginnen. Die Fertigkeit des Problemlösens konzentriert sich auf das auslösende Ereignis und auf die Suche nach neuen, effektiveren Arten zu reagieren.

Verhaltensanalyse

Problemlösen beginnt mit einer sogenannten *Verhaltensanalyse*. Dabei geht es im Grunde darum, die Ereignisfolge zu rekonstruieren, die zu einer problematischen Emotion geführt hat. Das »Arbeitsblatt Verhaltensanalyse« geleitet Sie Schritt für Schritt durch diesen Prozeß.

Als Sam eine Verhaltensanalyse seiner Wutreaktionen durchführte, stieß er auf zahlreiche innere Trigger, die er nicht erwartet hatte.

BEISPIEL: SAMS ARBEITSBLATT VERHALTENSANALYSE

1. Problematische Emotion: *starke Wut auf Schwiegermutter*

2. Auslösendes Ereignis

   - Äußeres Ereignis: *Besuch der Schwiegermutter. Sie reagiert auf den Anblick meines Hauses angewidert.*
   - Gedanken: *Haus muß gestrichen werden. Garten ist voller Unkraut und wirkt sehr heruntergekommen, wie eine Müllkippe.*

3. Sekundäre Ereignisse

   a. Emotion: *Traurigkeit*

   Gedanke: *Ich hasse diesen Ort.*

   b. Emotion: *Scham*

   Gedanken: *Warum verbringe ich mein Leben in Müllhalden wie dieser? Warum gelingt es mir nie, etwas Besseres zustande zu bringen? Ich weiß warum – weil ich ein Verlierer bin, der es nie schafft, zu Geld zu kommen.*

   c. Verhalten: *Habe meiner Schwiegermutter vorgeworfen, daß sie uns nicht geholfen hat, als wir es brauchten, daß ihr unsere Probleme völlig egal sind; und als sie dem widersprach, bin ich aus der Haut gefahren.*

Beachten Sie, daß das äußere Ereignis – der Besuch der Schwiegermutter – nur ein Schritt in einer Folge ist und daß die meisten der Schritte, die schließlich zur Rage führen, innere Vorgänge sind – sowohl Gedanken als auch andere schmerzhafte Gefühle. Wenn Sam es schaffen will, mit seiner Wut besser umzugehen, muß er herausfinden, welche Aspekte des auslösenden Prozesses er verändern will; und anschließend muß er Problemlösungsfertigkeiten nutzen, um eine andere Reaktionsweise zu entwickeln.

Entscheidend ist hier, daß man überwältigende Emotionen verändern oder abmildern *kann*, indem man sein eigenes Tun *vor* Wirksamwerden der Emotion verändert. Der erste Schritt nach Abschluß der Verhaltensanalyse besteht in der Entscheidung darüber, welches auslösende oder sekundäre Ereignis man verändern will. Es muß sich (1) um ein Ereignis handeln, auf das Sie Einfluß haben (beispielsweise Ihre eigenen Gedanken oder Ihr Verhalten), und (2) um ein Ereignis, dessen Veränderung Ihre problematische Emotion wahrscheinlich verringern wird.

Sam beschloß, seine schamerzeugenden Gedanken und seinen Hang zu verbalen Angriffen zu verändern. Ihm war klar, daß sich dieses Muster im Laufe der Jahre vor Ausbruch seiner Wut nur zu oft wiederholt hatte. Zunächst hatte er ihn selbst beschämende Gedanken entwickelt, die er schon bald als unerträglich schmerzhaft empfand. Dann hatte er versucht, seine Schamgefühle zu verbergen, indem er an anderen herumnörgelte, wodurch bei ihm Wut entstand und er schließlich zu einem Angriff angestachelt wurde.

Nachdem Sie sich darüber klargeworden sind, welches auslösende oder sekundäre Ereignis Sie mit Hilfe Ihres Arbeitsblattes Verhaltensanalyse verändern wollen, müssen Sie die ABC-Problemlösungstechnik anwenden.

Arbeitsblatt Verhaltensanalyse

1. Problematische Emotion: ______________________________

2. Auslösendes Ereignis (was vor der Emotion geschah)

   - Äußeres Ereignis: Ist irgend etwas geschehen, worauf Sie keinen Einfluß hatten (Verlust des Arbeitsplatzes, Krankheit, beunruhigende Nachrichten usw.)?

     ____

   - Gedanken: Welche Gedanken, die vor der Emotion aufgetaucht sind, könnten Ihre Reaktion ausgelöst oder intensiviert haben?

     ____

   - Emotion: War vorher eine andere Emotion aufgetreten, die Ihre Reaktion ausgelöst hat?

     ____

   - Verhalten: Hat etwas, das Sie oder jemand anders getan haben, als Auslöser für Ihre Reaktion fungiert?

     ____

3. Sekundäre Ereignisse: Finden Sie heraus, was unmittelbar nach dem auslösenden Ereignis (aber vor Auftreten der problematischen Emotion) geschehen ist. Unterteilen Sie dieses Ereignis in eine Schrittfolge (a, b, c).

   a. Gedanken: ______________________________

   Emotion: ______________________________

   Verhalten: ______________________________

   b. Gedanken: ______________________________

   Emotion: ______________________________

   Verhalten: ______________________________

   c. Gedanken: ______________________________

   Emotion: ______________________________

   Verhalten: ______________________________

Wenn Sie ein Arbeitsblatt »Verhaltensanalyse« ausgefüllt haben, sehen Sie, wie Emotionen entstehen. Irgend etwas löst sie stets aus. Manchmal stammt dieser auslösende Faktor aus Ihrem Inneren – z. B. handelt es sich um Gedanken oder Gefühle –, und manchmal gibt es verschiedene Ursachen, die alle erkannt und untersucht werden müssen.

ABC-Problemlösen

Dies ist der zweite Schritt des Prozesses der Problemlösung nach dem Ausfüllen des Arbeitsblattes Verhaltensanalyse. Sie werden darin lernen, mit dem ABC des Lösens von Problemen zu arbeiten:

A. *Alternativen.* Tragen Sie Ideen für alternative Reaktionsmöglichkeiten zusammen. Wie könnten Sie auslösende oder sekundäre Gedanken bzw. Verhaltensweisen verändern?
B. ***B**este Ideen.* Untersuchen Sie Ihre Liste, und wählen Sie eine oder zwei Ihrer besten Ideen aus, um sie umzusetzen.
C. *Engagement (Commitment) für die Umsetzung.* Legen Sie fest, zu welchem Zeitpunkt und an welchem Ort Sie Ihre neuen Reaktionen ausprobieren werden. Notieren Sie, welche neuen Gedanken oder Verhaltensweisen Sie benutzen werden.

Alternativen: Brainstorming

Wir werden nun die Problemlösungsschritte anhand von Sams Beispiel durchgehen. Sam verfügte über zwei Brainstorming-Listen – eine für die Ersetzung seiner Scham aktivierenden Gedanken und eine andere für die Veränderung seines Angriffsverhaltens.

Sams durch Brainstorming gewonnene Ideen

Schamgedanken	Angriffsverhalten
▪ *An Dinge denken, die ich richtig mache.* ▪ *Mich daran erinnern, wie verrückt mich dies macht und wie ich dadurch letztlich wütend werde.* ▪ *Mich ablenken; Musik hören.* ▪ *Millie [seine Frau] um Unterstützung bitten.* ▪ *Eine Autofahrt machen; ein paar Fotos schießen.*	▪ *Der anderen Person meine Wertschätzung versichern, bevor ich etwas Negatives sage.* ▪ *Nie etwas Kritisches sagen, wenn ich mich aufgebracht oder beschämt fühle.* ▪ *Schriftliches, kein verbales Feedback geben. Ich werde sonst zu aufgebracht und sage dann gemeine Dinge.* ▪ *Sich klarmachen, wie sich die andere Person wahrscheinlich fühlen wird, bevor Sie etwas sagen.* ▪ *Mit Millie darüber sprechen, ob ich mich unüberlegt in etwas stürze, bevor ich jemanden kritisiere.*

Die besten Ideen: Einschätzung

Sam schätzte die verschiedenen Ideen ein, die er entwickelt hatte, und beschloß dann, folgendes zu versuchen:

1. Ich werde mich mit Musik ablenken oder mich mit meiner Fotografie beschäftigen.
2. Ich werde die Sache mit Millie besprechen, bevor ich mich mit jemand anderem beschäftige; und ich werde wohldurchdachtes schriftliches Feedback geben, falls ich mich entscheiden sollte, irgend etwas Kritisches zu sagen.

Selbstverpflichtung zur Umsetzung

Schließlich beschloß Sam, sich im Umgang mit seiner Schwiegermutter während der restlichen Zeit ihres Besuches an seinen Plan zu halten, insbesondere wenn er mit ihr allein war und sie etwas sagte, das ihn irritierte.

Man beachte, daß Sam spezifische alternative Verhaltensweisen entwickelte, um zentrale Handlungen zu ersetzen, die stattfanden, bevor er wütend wurde, und daß er eine Situation identifizierte, in der er sich dazu verpflichtete, seinen neuen Plan umzusetzen.

Das wichtigste beim Lösen von Problemen ist, daß man *genau* weiß, was man in Zukunft anders machen will – und wann und wo man das tun wird. Je konkreter und spezifischer Sie dies formulieren, um so besser. Gehen Sie nun anhand Ihres eigenen Beispiels aus dem Arbeitsblatt Verhaltensanalyse die genannten Schritte noch einmal durch, schreiben Sie Ihre Ideen auf ein leeres Blatt Papier, und entwickeln Sie so einen Plan, zu dessen Umsetzung Sie sich verpflichten.

Wöchentliche Regulation

Sie können Ihre Emotionen am besten regulieren, wenn Sie Ihre neuen Fertigkeiten regelmäßig anwenden. Das Tagebuchblatt »Wöchentliche Regulation« ist im Grunde eine Methode, Sie daran zu erinnern, daß Sie genau dies tun sollen. Konzentrieren Sie sich dabei auf folgende Fertigkeiten:

- Umgang mit körperlicher Verletzbarkeit
- Umgang mit kognitiver Verletzbarkeit
- Registrieren und Erinnern positiver Ereignisse
- Beobachten und Akzeptieren von Emotionen
- gegenteiliges Handeln
- Problemlösung

Das Arbeitsblatt »Wöchentliche Regulation« sollte jeden Sonntagabend ausgefüllt werden. Stellen Sie viele Kopien davon her, und vergegenwärtigen Sie sich jeweils, welche Fertigkeiten Sie im Laufe der letzten sieben Tage benutzt haben. Markieren Sie die entsprechenden Zellen der Tabelle mit einem Häkchen, um zu dokumentieren, wann Sie Ihre Fertigkeiten genutzt haben.

Tagebuchblatt »Wöchentliche Regulation«

Körperliche Verletzbarkeit

	Mo	Di	Mi	Do	Fr	Sa	So
Proaktive Schritte gegen körperliche Krankheit/ Schmerzen unternommen.							
Verpflichtung, ausgewogener zu essen.							
Keine(n) Drogen/ Alkohol konsumiert.							
Genug geschlafen.							
Trainiert.							
Entspannung oder Achtsamkeit benutzt, um mit Streß/Anspannung fertig zu werden.							

Kognitive Verletzbarkeit

	Mo	Di	Mi	Do	Fr	Sa	So
Beobachtung von Triggergedanken							
Nutzung von Bewältigungsgedanken							
Beobachtung mindestens eines positiven Ereignisses							

Positive Ereignisse in dieser Woche

Montag

1. ____

2. ____

3. ____

Dienstag

1. ____

2. ____

3. ____

Mittwoch

1. ____

2. ____

3. ____

Donnerstag

1. ____

2. ____

3. ____

Freitag

1. ____

2. ____

3. ____

Samstag

1. ____

2. ____

3. ____

Sonntag

1. ____

2. ____

3. ____

Beobachten und Akzeptieren von Emotionen

	Mo	Di	Mi	Do	Fr	Sa	So
Habe die Emotion beobachtet.							
Habe nicht auf die Emotion reagiert.							
Habe die Emotion nicht beurteilt.							

Mit Emotionen umgehen

	Mo	Di	Mi	Do	Fr	Sa	So
Gegenteiliges Handeln benutzt.							
Verhaltensanalyse benutzt.							
Problemlösen benutzt.							

8 Interpersonale Effektivität – grundlegende Fertigkeiten

Fertigkeiten zur Verbesserung der interpersonalen Kommunikation sind unterschiedlichen Ursprungs. Sie entstammen unter anderem dem Training sozialer Fertigkeiten (McKay, Davis & Fanning 1983), dem Selbstsicherheitstraining (Alberti & Emmons 1990; Bower & Bower 1991) sowie den Fähigkeiten im Zuhören (Barker 1990; Rogers 1951). Alle diese Ressourcen wurden von Linehan (1993a) für die Dialektische Verhaltenstherapie verbunden. Zur Abrundung des Programms haben wir noch die Verhandlungsfertigkeiten (Fisher & Ury 1991) einbezogen.

Beziehungen sind so kostbar wie empfindlich. Sie geben Menschen Liebe, Gesellschaft und Unterstützung. Doch manchmal zerbrechen sie in wenigen Augenblicken unwiderruflich. Beziehungen zu pflegen und sie gesund und lebendig zu erhalten erfordert interpersonale Fertigkeiten, die Sie in diesem und im folgenden Kapitel erlernen können. Die wichtigste und notwendigste dieser Fertigkeiten ist Selbstsicherheit (Assertivität), was die Fähigkeit beinhaltet, (1) um das zu bitten, was Sie wollen, (2) nein zu sagen und (3) in Konfliktfällen zu verhandeln, *ohne die Beziehung zu schädigen*. Doch bevor Sie lernen, selbstsicher aufzutreten, müssen Sie einige zentrale Dinge wissen.

Achtsamer Umgang

Beziehungen erfordern Aufmerksamkeit. Ganz gleich, ob es sich um eine Beziehung zu einem Liebespartner, zu einem Freund, zu einem Arbeitskollegen oder nur zu einem Mitglied der Fahrgemeinschaft, mit dem man jeden Morgen zur Arbeit fährt, handelt: Eine gute Beziehung aufrechtzuerhalten setzt voraus, daß Sie die Gefühle und Reaktionen der anderen Person *beachten* und dann den Prozeß beobachten, an dem Sie beide beteiligt sind. Mit Hilfe der Fertigkeiten zur Stärkung der Achtsamkeit, die Sie in den Kapiteln 3 bis 5 kennengelernt und geübt haben, können Sie den Gesichtsausdruck des anderen, seine Körpersprache, seine Stimmcharakteristik und seine Wortwahl während eines Gesprächs beobachten, um Anhaltspunkte über seine Stimmung und den Zustand Ihrer gemeinsamen Beziehung zu erhalten.

Aufmerksam zu sein bedeutet, im Hier und Jetzt zu bleiben – nicht über das nachzudenken, was Sie als nächstes sagen wollen, und sich nicht einer Erinnerung hinzugeben. Es bedeutet, daß Sie gegenüber dem, was Sie sehen, hören und emotional spüren, präsent bleiben. Ebenso wie Sie achtsam atmen, gehen oder sogar Geschirr spülen können, können Sie auch mit ungeteiltem Gewahrsein zum gegenwärtigen Augenblick in Beziehung treten. Wenn Sie aufmerksam sind, sehen Sie Probleme schon kommen, bevor Sie von ihnen überwältigt werden, und Sie gewinnen Zeit, um klärende Fragen zu stellen, die Ihnen helfen können, falsche Vorstellungen zu korrigieren.

Unaufmerksam zu sein – den Fokus nicht auf das zu richten, was im gegenwärtigen Augenblick zwischen Ihnen und Ihrem Kommunikationspartner geschieht – hat einen hohen Preis. Sie verhalten sich dann wahrscheinlich so, wie es in einem oder mehreren der folgenden Punkte beschrieben wird:

- Sie nehmen wichtige Hinweise bezüglich der Bedürfnisse und Reaktionen der anderen Person nicht wahr.
- Sie projizieren Ihre Ängste und Gefühle ungerechtfertigterweise auf die andere Person.
- Sie fahren aus der Haut oder laufen weg, wenn Sie von einer negativen Reaktion »überrascht« werden, die Sie eigentlich hätten kommen sehen können.

Achtsamer Umgang mit anderen beinhaltet auch, daß Sie Ihr eigenes Erleben in Beziehung zum anderen beobachten. Brauchen Sie von der anderen Person etwas (beispielsweise mehr Aufmerksamkeit oder Hilfe)? Müssen Sie den Prozeß, der zwischen Ihnen und der anderen Person stattfindet, verändern (beispielsweise indem Sie kritische Bemerkungen unterlassen, Forderungen nicht stellen oder von zudringlichen Fragen absehen)? Haben Sie Gefühle, die etwas Wichtiges über das, was vor sich geht, signalisieren (Verletztheit, Traurigkeit, Verlustgefühle, Scham, Angst)? Indem Sie auf Ihre Gefühle achten, können Sie herausfinden, was sich in einer Beziehung ändern muß – bevor Sie aus der Haut fahren oder weglaufen.

Somit ist die erste interpersonale Fertigkeit, die Sie entwickeln müssen, die des achtsamen Umgangs mit anderen, weil sie Ihnen hilft, den Zustand der Beziehung betreffende wichtige Signale zu lesen.

ÜBUNG: Achtsamer Umgang mit anderen

Üben Sie in Ihrem nächsten Gespräch, den gegenwärtigen Augenblick zu beobachten, indem Sie das körperliche und verbale Verhalten der anderen Person registrieren. Falls Sie auf irgend etwas Uneindeutiges oder schwer zu Deutendes stoßen, können Sie klärende Fragen stellen. Beispiele für solche Fragen sind:

- Wie fühlst du dich? Ist alles in Ordnung mit dir?
- Wie geht es uns miteinander? Ist unser Verhältnis okay?
- Wie sieht es zwischen uns aus?
- Mir ist aufgefallen, ______________________________; siehst du das auch so?
- Ist alles in Ordnung mit dir? Mit uns?

Achten Sie auch auf Ihre eigenen Bedürfnisse und Gefühle in der Interaktion – muß über einige davon gesprochen werden? Wie könnten Sie dies sagen, ohne die Beziehung zu gefährden?

Bill hatte bemerkt, daß seine Freundin Gina ihn während des Essens nicht anschaute. Als er fragte: »Wie steht es mit uns?«, sagte sie, es habe sie verletzt, daß er sie nicht zur Sonnenwend-Party in seinem Büro eingeladen habe. Dadurch erhielt er die Möglichkeit, ihr zu erklären, daß er Partys in der Firma hasse und daß er wohl nicht länger als zehn Minuten dort bleiben werde.

Passives im Gegensatz zu aggressivem Verhalten

Diese interpersonalen Muster haben starke Auswirkungen auf Beziehungen. Passivität erscheint als ungefährlicher. Sie fügen sich in das, was die andere Person von Ihnen erwartet. Langfristig hingegen ist Passivität der sicherste Weg zu interpersonalen Katastrophen. Wenn Sie anderen nachgeben und Ihre eigenen Bedürfnisse mißachten, entstehen in Ihnen Frustration und Groll und werden allmählich immer stärker. Schließlich wird die Beziehung so schmerzhaft, daß Sie entweder aus der Haut fahren oder in eine Depression versinken oder davonlaufen. Das Paradox der Passivität ist, daß Nachgeben die Beziehung kurzfristig zu schützen scheint. Langfristig jedoch wird sie dadurch unerträglich für Sie, und Sie müssen sie dann zerstören, um Ihrem Schmerz Einhalt zu gebieten.

Natürlich können Sie eine Beziehung auch durch aggressive Verhaltensweisen zerstören, indem Sie andere Menschen von sich stoßen. Ein aggressiver interpersonaler Verhaltensstil hat zwei Ursachen. Die erste ist eine sehr ausgeprägte Vorstellung davon, wie die Dinge sein *sollten*. Insbesondere steht Ihnen sehr klar vor Augen, wie andere Menschen sich verhalten sollten. Sie glauben genau zu wissen, was in jeder Situation das richtige und was das falsche Verhalten, ist. Wenn die Handlungen anderer gegen Ihre Auffassung darüber, was adäquat oder richtig ist, verstoßen, verspüren Sie möglicherweise ein starkes Bedürfnis, die Betreffenden zu bestrafen.

Die zweite Ursache für Aggression ist das Bedürfnis, in zwischenmenschlichen Situationen zu sagen, »wo's lang geht«. Dinge haben auf eine ganz bestimmte Weise zu geschehen, und Sie erwarten, daß sich bestimmte Resultate einstellen oder daß sie ausbleiben. Mißachtet die andere Person dann entweder Ihre Vorstellungen darüber, was richtig ist, oder tut sie nicht, was Sie erwarten, werden Sie wütend. Sie verstärken dann den Druck, durch den Sie das Geschehen nach Ihren Vorstellungen zu steuern versuchen. Manchmal sind Sie sich Ihrer Sache so sicher, daß Sie explodieren – und damit treiben Sie andere von sich weg.

Passivität und Aggression zerstören Beziehungen. Beide Muster erweisen sich für Sie und für die Menschen, die Ihnen wichtig sind, letztendlich als sehr schmerzhaft. Die Fertigkeiten zur Verbesserung der Selbstsicherheit oder Assertivität, die Sie im folgenden Kapitel kennenlernen werden, ermöglichen es, eine Art Mittelweg einzuschlagen. Mit Hilfe dieser Werkzeuge können Sie suchen, was Sie in einer Beziehung brauchen, Grenzen setzen und in Konfliktfällen verhandeln – und all dies, ohne wütend zu werden, ohne Zwang anzuwenden und ohne zu versuchen, die Situation zu dominieren.

Übung: Identifizieren Sie Ihren Stil

Vergegenwärtigen Sie sich die neuesten Interaktionen in Ihren fünf wichtigsten Beziehungen. Markieren Sie unter den folgenden Aussagen diejenigen, die Ihr typisches Verhalten spiegeln, mit einem Häkchen (✓).

____ 1. Ich erkläre mich stets mit allem einverstanden, auch wenn mir etwas nicht gefällt.

____ 2. Ich treibe andere Menschen dazu an, das Richtige zu tun, auch wenn das bei ihnen Ärger hervorruft.

____ 3. Ich versuche, freundlich und umgänglich zu sein, ganz gleich, was die anderen Menschen tun oder sagen.

____ 4. Ich sage Menschen die Meinung, wenn sie das verdienen.

____ 5. Ich bemühe mich stets, gegenüber den Bedürfnissen und Empfindungen anderer sensibel zu sein, selbst wenn meine eigenen Bedürfnisse dabei zu kurz kommen.

____ 6. Ich weiß, was ich will, und bestehe darauf, es zu bekommen, selbst wenn ich wütend werden muß, um dies zu erreichen.

____ 7. In Konfliktfällen neige ich zum Nachgeben und dazu, der anderen Person ihren Willen zu lassen.

____ 8. Wenn Menschen sich nicht adäquat und vernünftig verhalten, lasse ich nicht zu, daß es dabei bleibt.

____ 9. Ich ziehe mich eher aus einer Beziehung zurück, als daß ich etwas sage, das die andere Person aufbringen könnte.

____ 10. Man kann nicht zulassen, daß andere Menschen sich ständig egoistisch oder dumm verhalten; man muß sie wachrütteln, damit sie merken, was sie tun.

____ 11. Ich lasse Menschen so, wie sie sind, wie auch immer sie sein mögen.

____ 12. Wenn Menschen meine Bedürfnisse ignorieren oder auf Dingen bestehen, die ich für falsch halte, werde ich immer aufgebrachter, bis sie mir und meinem Anliegen Beachtung schenken.

Falls Sie hauptsächlich Sätze mit *ungeraden* Ordnungsziffern markiert haben, herrscht bei Ihnen der passive Stil vor; haben Sie hingegen hauptsächlich Sätze mit geraden Ordnungsziffern abgehakt, könnten Sie zu aggressivem Problemlösungsverhalten neigen.

Das Verhältnis zwischen »Ich will« und »Sie wollen«

Jede Beziehung besteht aus zwei Menschen, die zu bekommen versuchen, was sie brauchen. Manchmal brauchen sie das gleiche – Gesellschaft, Erholung, Ruhe und Gelassenheit –, und es ist leicht, die Erfüllung dieser Bedürfnisse zu erreichen. Doch wenn sie zum gleichen Zeitpunkt verschiedene Dinge brauchen oder wenn einer von ihnen etwas braucht, das der andere nicht geben will, entstehen Schwierigkeiten. Beziehungen können nur erfolgreich sein, wenn Sie zu folgendem in der Lage sind:

- Sie müssen wissen und sagen, was Sie sich wünschen.
- Sie müssen darauf achten oder herausfinden, was die andere Person sich wünscht.
- Sie müssen verhandeln und sich auf Kompromisse einlassen können, damit Sie zumindest einen Teil von dem, was Sie wollen, bekommen können.
- Sie müssen bereit sein, der anderen Person von dem, was sie will, so viel wie möglich zu geben.

Wenn das Verhältnis zwischen »Ich will« und »Sie wollen« nicht ausgewogen ist, wird Ihre Beziehung instabil. Darauf zu achten, was die andere Person sich wünscht, und Fertigkeiten zu nutzen, dies es Ihnen ermöglichen, in Konfliktfällen einen Kompromiß auszuhandeln, ist für die Gesunderhaltung von Beziehungen unverzichtbar.

Übung: »Ich will/Sie wollen«

Die folgende Übung wird Ihnen helfen, das »Ich will/Sie wollen«-Verhältnis einzuschätzen. Entscheiden Sie, welche Beziehung Sie untersuchen wollen. Tragen Sie in der linken Spalte der folgenden Tabelle ein, was Sie selbst in dieser Beziehung wollen und brauchen.

Schätzen Sie unter «Ergebnis« ein, wie gut diese Bedürfnisse in der Beziehung erfüllt werden. Verfahren Sie in den beiden Spalten auf der rechten Seite genauso im Hinblick auf die andere Person. Werden mehr Bedürfnisse des einen Partners als des anderen erfüllt? Wie wird in der Beziehung mit diesen unerfüllten Bedürfnissen umgegangen? Führen die unerfüllten Bedürfnisse zu Schuldzuweisungen oder zum Rückzug einer Seite?

»Ich will/Sie wollen«-Einschätzung

Ich will	Ergebnis	Sie wollen	Ergebnis

»Ich will/Ich sollte«-Verhältnis

In jeder Beziehung muß man darauf achten, daß ein ziemlich ausgewogenes Verhältnis zwischen der Erfüllung dessen, was man selbst will, und dessen, was man glaubt, (zum Besten der Beziehung oder des Partners) tun zu sollen, besteht. Wenn Ihre Aufmerksamkeit hauptsächlich darauf konzentriert ist, daß Sie selbst bekommen und tun können, was Sie wollen, und wenn Sie dem, was die andere Person sich wünscht, nur wenig Beachtung schenken, ernten Sie bald Groll. Fühlen Sie sich hingegen zu stark von Forderungen des Partners belastet – davon, wie Sie in verschiedenster Hinsicht handeln *sollten* und was Sie für die andere Person tun *sollten* –, empfinden Sie die Beziehung über kurz oder lang als freudlose Last, und Sie beginnen, davon zu träumen, ihr zu entfliehen.

Für viele Menschen werden Forderungen des Partners zu einer Tyrannei, die sie zwingt, wichtige eigene Bedürfnisse zu ignorieren. Sie sind so damit beschäftigt, gut zu sein und zu geben, daß ihnen gar nicht auffällt, wie depressiv und verzweifelt sie geworden sind. Früher oder später wird dann der durch die Selbstverleugnung entstehende Schmerz zu stark, und Sie müssen aus der Beziehung fliehen oder sie beenden.

ÜBUNG: Was Menschen in einer Beziehung »sollen« können

Markieren Sie die Sätze, die Ihre Überzeugungen oder Gefühle treffend beschreiben, mit einem Häkchen (✓).

____ Sie sollten versuchen, in einer Beziehung dem Partner alles zu geben, worum dieser Sie bittet, selbst wenn Sie dann Ihre eigenen Bedürfnisse zurückstellen müssen.

____ Wenn jemand unter Schmerzen leidet, sollten Sie alles Erforderliche tun, um ihm zu helfen.

____ Sie sollten immer liebevoll und aufmerksam sein.

____ Sie sollten nicht um etwas bitten, wenn Ihnen klar ist, daß die andere Person es Ihnen nicht geben will.

____ Es gibt eine richtige Art, mit anderen Menschen umzugehen, an die man sich auch dann halten sollte, wenn man deshalb eigene Gefühle und Bedürfnisse verschweigen muß.

____ Sie sollten zu anderen Menschen niemals nein sagen; das ist unhöflich.

____ Sie sollten Gefühle, die einen anderen Menschen beunruhigen könnten, nicht ausdrücken; das zu tun wäre falsch.

____ Sie sollten auf die Bedürfnisse anderer Menschen grundsätzlich eingehen, weil es vorrangig ist, ihre Bedürfnisse zu erfüllen.

____ Sie sollten einen anderen Menschen nie verletzen oder angreifen.

____ Sie sollten sich bemühen, andere nicht zu enttäuschen.

Je mehr dieser Aussagen Sie mit einem Häkchen markiert haben, um so ausgeprägtere Vorstellungen haben Sie darüber, was die richtige und die falsche Art ist, zu anderen Menschen in Beziehung zu treten, und um so wahrscheinlicher verleugnen Sie in einer Beziehung Ihre eigenen Bedürfnisse. Wenn Sie bestimmte Vorstellungen darüber haben, wie andere Menschen behandelt werden sollten, ist dagegen nichts einzuwenden, doch wenn diese Vorstellungen es Ihnen selbst unmöglich machen, um Dinge zu bitten, die Sie wollen, wird die Folge sein, daß Sie sich in jeder Beziehung hilflos fühlen.

Das Entwickeln interpersonaler Fertigkeiten

Die Verbesserung ihrer interpersonalen Fertigkeiten erfordert harte Arbeit. Niemand wird Ihnen erklären müssen, wie schwierig es ist, Beziehungsmuster zu verändern. Aber Sie wissen, warum dies notwendig ist – einige Beziehungen, die Ihnen wichtig waren, sind gescheitert, weil Sie nicht in der Lage waren, katastrophale Entwicklungen abzuwenden. In diesem und im folgenden Kapitel werden Sie neue Möglichkeiten kennenlernen, Ihr Verhalten in Beziehungen zu verändern. Diese Hilfsmittel werden ihren Zweck manchmal erfüllen, in anderen Fällen nicht, und gelegentlich werden Sie vielleicht einfach vergessen, sie anzuwenden. Aber Sie werden staunen, in welchem Maße sie dazu beitragen können, ein Gespräch zu verbessern oder ein Problem zu lösen.

Wahrscheinlich werden Ihre Bemühungen nicht sofort fruchten. Es wird Ihnen nicht sofort gelingen, jeden Wutanfall zu vermeiden, und Sie werden sich auch weiter gelegentlich in den Rückzug flüchten; solche gelegentlichen Rückschläge sind zwar unangenehm, aber nicht weiter tragisch. Ein neues Verhalten zu erlernen kostet nun einmal Zeit. Doch wenn Sie diese für Sie neuen interpersonalen Fertigkeiten üben, können Sie mit folgenden Resultaten rechnen:

- Sie werden lernen, besser mit anderen Menschen umzugehen.
- Sie werden besser in der Lage sein, für die Erfüllung Ihrer eigenen Bedürfnisse zu sorgen.
- Sie werden lernen, mit Konflikten so umzugehen, daß Ihre Beziehung nicht geschädigt wird.
- Ihre Selbstachtung wird stärker werden, weil Sie andere Verhaltensweisen als die alten schädigenden Verhaltensmuster des Wutausbruchs und des Rückzugs erlernen.

Zentrale interpersonale Fertigkeiten

Die folgenden sechs zentralen interpersonalen Fertigkeiten werden Ihr Erleben von Beziehungen völlig verändern.

1. *Wissen, was Sie wollen.* Woran erkennen Sie, was Sie in einer Beziehung wollen? Manchmal spüren Sie ein Verlangen. Oder Ihnen wird bewußt, daß Sie Unbehagen empfinden. Entscheidend ist hier, aufmerksam zu sein und nach einer Möglichkeit zu suchen, das Empfundene im Geiste zu beschreiben.
2. *Um das, was Sie wollen, so bitten, daß die Beziehung nicht darunter leidet.* Im nächsten Kapitel lernen Sie eine wirksame Methode und Form, dies zu erreichen, kennen. Zunächst jedoch geht es einfach darum, daß Sie Ihre Bedürfnisse klar in Worte fassen, ohne anzugreifen, und daß Sie um eine konkrete Verhaltensveränderung bitten.
3. *Über konträre Bedürfnisse verhandeln.* Die Bereitschaft zu verhandeln beginnt mit der prinzipiellen Anerkennung des Grundsatzes, daß es keinen Gewinner und keinen Verlierer geben wird. Man geht davon aus, daß die Bedürfnisse beider Beteiligter berechtigt und verständlich sind, und unterstellt die Bereitschaft, einen Kompromiß zu finden, so daß beide Seiten etwas von dem bekommen, was Sie wollen. Ein einfaches Verfahren für Verhandlungen über konträre Bedürfnisse wird im nächsten Kapitel vorgestellt.
4. *Informationen sammeln.* Eine der wichtigsten interpersonalen Fertigkeiten besteht im Herausfinden dessen, was die andere Person braucht, fürchtet, erhofft usw. Die wichtigsten Faktoren, die die Beschaffung wichtiger Informationen verhindern, sind (1) die fälschliche Annahme, Sie wüßten, was die andere Person will; (2) das Projizieren der eigenen Ängste, Bedürfnisse und Gefühle auf die andere Person; (3) die Angst davor, als zu neugierig angesehen zu werden; (4) die Angst vor der schlimmstmöglichen Antwort; und (5) nicht zu wissen, wie man nach etwas fragen oder nach was man Ausschau halten soll. Im nächsten Kapitel werden einige wichtige Strategien für die Informationsbeschaffung erläutert.
5. *Nein sagen – ohne daß die Beziehung gefährdet wird.* Man kann auf drei Arten nein sagen: (1) auf kraftlose Weise – wobei die Gefahr besteht, daß das Nein schlicht ignoriert wird; (2) auf harte, aggressive Weise, wodurch man andere Menschen verprellt; oder (3) auf selbstsichere Weise, wobei die Bedürfnisse und Wünsche der anderen Person anerkannt werden und gleichzeitig klar wird, was Sie zu tun bereit sind und was nicht. Die beiden erstgenannten Strategien unterminieren Beziehungen, weil einer der beiden Beteiligten sich infolgedessen kontrolliert fühlt und darüber verärgert ist. Wie man die dritte Möglichkeit in die Tat umsetzt, wird im nächsten Kapitel beschrieben.
6. *Ihren Werten entsprechend handeln.* In einer Beziehung passiv oder aggressiv zu sein schwächt sowohl Ihre Selbstachtung als auch die Selbstachtung anderer, weil einer der Partner zu kurz kommt – die Bedürfnisse und Gefühle der einen Seite werden ignoriert. Eine klare Vorstellung davon zu haben, wie Sie andere behandeln wollen, ist ein

wichtiger Schritt auf dem Weg zu einem adäquaten Verhalten in Beziehungen. Fragen Sie sich: »Welche Art von Beziehung zu anderen Menschen wünsche ich mir?« Wünschen Sie sich eine liebevolle Beziehung, eine Vertrauensbeziehung oder eine vom Gefühl der Verpflichtung geprägte Beziehung? Wenn Sie mit der Ausführung der in diesem Buch erläuterten Übungen und der Entwicklung der entsprechenden Fertigkeiten begonnen haben, haben Sie wahrscheinlich mittlerweile schon einmal darüber nachgedacht, welchen Wert Ihre Beziehungen für Sie besitzen. Sich in Beziehungen so zu verhalten, wie es Ihren Wertvorstellungen entspricht, ist ein weiterer wichtiger Schritt, der über den gesamten Charakter Ihrer Beziehungen entscheidet. Seien Sie nicht erstaunt, wenn Beziehungen, die nicht von konkreten Wertvorstellungen geprägt sind, nicht gut funktionieren. Versuchen Sie, für jede Ihrer Beziehungen positive Absichten und Werte zu definieren, und handeln Sie dann im Sinne Ihrer Ziele.

ÜBUNG: Identifizieren Sie Ihre interpersonalen Wertvorstellungen

Notieren Sie in den folgenden Leerzeilen Ihre die Selbstachtung schädigenden interpersonalen Verhaltensweisen. Führen Sie alles auf, was Sie oder einen anderen Menschen emotional schädigt. Vermerken Sie auch Dinge, die Sie eigentlich tun müßten, aber nicht tun.

Beispiel: *Ich werde wütend, sobald mich jemand kritisiert.*

____

____

____

____

Führen Sie in den folgenden Leerzeilen Ihre Vorstellungen darüber, wie andere Menschen behandelt werden sollten, auf. Dies sind Ihre grundlegenden Regeln darüber, was Sie und andere in einer Beziehungen tun dürfen.

Beispiel: *Für mich ist es wichtig, zu hören, daß jemand, den ich liebe, sich verletzt fühlt.*

____

____

____

____

Durch den Vergleich beider Listen können Sie herausfinden, ob Sie im Umgang mit anderen Menschen Strategien benutzen, die gegen Ihre eigenen Regeln verstoßen. Welche zentralen Werte mißachten Sie am häufigsten? Wie wirken sich Verstöße gegen Ihre eigenen Wertvorstellungen auf Ihre Beziehungen aus?

Im nächsten Kapitel werden Sie interpersonale Strategien kennenlernen, die Ihnen helfen, effektiver zu sein und gleichzeitig Ihre Selbstachtung zu erhalten.

Was Sie an der Nutzung interpersonaler Fertigkeiten hindern kann

So gut Sie Ihre neu erworbenen interpersonalen Fertigkeiten auch nutzen mögen, Sie werden immer wieder mit Hindernissen konfrontiert werden, die Ihren Beziehungen zeitweise gefährlich werden können. Aber keine Sorge, sobald Sie die Hindernisse identifiziert haben, ist die Schlacht schon halb gewonnen. Wenn Sie sie kennen, können Sie etwas unternehmen, um sie zu überwinden. Die Nutzung interpersonaler Fertigkeiten wird durch folgende Hindernisse am häufigsten erschwert:

- alte Gewohnheiten aggressiver Art
- alte Gewohnheiten passiver Art
- überwältigende Emotionen
- Nichterkennen Ihrer eigenen Bedürfnisse
- Angst
- schädliche Beziehungen
- Mythen

Alte Gewohnheiten aggressiver Art

Sie haben in Ihrer Ursprungsfamilie beobachtet, wie Menschen interpersonale Probleme lösten, und aufgrund dessen, was Sie dort gesehen haben, haben Sie Ihr eigenes Verhalten entwickelt. Falls Mitglieder Ihrer Familie mit Konflikten fertig zu werden versuchten, indem Sie wütend wurden, andere beschuldigten oder sich zurückzogen, haben auch Sie gelernt, in Beziehungen diese Strategien zu benutzen.

Techniken zur Beeinflussung anderer, die Angst, Scham oder schmerzhaften psychischen Druck benutzen, werden *aversive Strategien* genannt. Davon gibt es acht:

1. *Geringschätzen:* Der anderen Person wird die Botschaft übermittelt, daß ihre Bedürfnisse oder Gefühle keinerlei Bedeutung haben und daß diese weder legitim noch wichtig sind. Beispiel: »Du hast den ganzen Tag ferngesehen; weshalb erwartest du von mir, daß ich, wenn ich von der Arbeit nach Hause komme, die Rechnungen bezahle?«

2. *Rückzug/Verlassen:* Die Botschaft lautet: »Entweder tust du, was ich will, oder ich gehe.« Die Angst davor, verlassen zu werden, ist so stark, daß Menschen auf vieles zu verzichten bereit sind, um dies nicht zu erleben.
3. *Bedrohen:* Die Botschaft lautet hier: »Entweder tust du, was ich will, oder ich verletze dich.« Zu den am häufigsten benutzten Bedrohungen zählen, wütend zu werden oder der anderen Person das Leben zur Hölle zu machen. Beispiel: »Also gut, ich werde dich nicht mehr um Hilfe bitten. Vielleicht bitte ich ja besser jemand anderen.«
4. *Beschuldigen:* Das Problem, was immer es sein mag, wird der anderen Person angelastet. Und weil sie es angeblich verursacht hat, wird sie dazu verpflichtet, es zu lösen. Beispiel: »Wir überziehen jeden Monat unsere Kreditkarten, weil du noch nie einen Laden gefunden hast, an dem du vorbeigehen konntest.«
5. *Herabsetzen/Schlechtmachen:* Diese Strategie spricht der anderen Person das Recht ab, ein bestimmtes Bedürfnis, eine Meinung oder ein Gefühl zu haben. Ein Beispiel: »Warum willst du eigentlich immer zum See? Du bekommst dort doch sowieso ständig allergische Anfälle!«
6. *Schuldgefühle erzeugen:* Diese Strategie übermittelt der anderen Person die Botschaft, daß sie moralisch völlig unzulänglich ist, daß ihre Bedürfnisse inakzeptabel sind und daß sie diese am besten schnellstens aufgibt. Beispiel: »Wenn du mir nicht vertraust, dann weiß ich, daß irgend etwas mit unserer Beziehung absolut nicht in Ordnung ist.«
7. *Ablenken/Themenwechsel:* Diese Strategie lenkt die Aufmerksamkeit von den Gefühlen und Bedürfnissen der anderen Person ab. Das geschieht, indem man nicht mehr darüber spricht und statt dessen anfängt, über sich selbst zu reden. Beispiel: »Mir ist völlig egal, was du tun willst; im Moment fühle ich mich verletzt.«
8. *Wegnehmen/Entziehen:* Die Strategie besteht darin, der anderen Person irgendeine Form von Unterstützung, Vergnügen oder Verstärkung zu versagen, um sie für etwas, das sie gesagt, getan oder gewollt hat, zu bestrafen. Beispiel: Nachdem sich Johns Partnerin nicht mit dem Kauf einer neuen Kamera einverstanden erklärt hatte, sagte er: »Ich bin eigentlich nicht dazu aufgelegt zu wandern; im Grunde finde ich es langweilig« (adaptiert aus McKay, Fanning & Paleg 1994).

Erkennen Sie auf dieser Liste Strategien wieder, die Sie selbst benutzen? Besinnen Sie sich auf Situationen, in denen Sie aversive Strategien benutzt haben. Wie hat sich das auf Ihre Beziehungen ausgewirkt? Möchten Sie es verändern? Die beste Art, aversives Verhalten zu unterbinden, besteht darin, es genau zu beobachten.

Übung: Konflikttagebuch

Das folgende Konflikttagebuch wird Ihnen helfen.

KONFLIKTTAGEBUCH

Datum	mein Bedürfnis	mein Verhalten	aversive Strategie	Konsequenzen

Alte Gewohnheiten passiver Art

Einige alte Gewohnheiten sind eher passiver als aggressiver Art. Vielleicht haben Sie in Ihrer Ursprungsfamilie gelernt, bei Konflikten zu verstummen oder Ihre eigene Position aufzugeben. Sie können das Konflikttagebuch auch benutzen, wenn Sie zum Rückzug oder zum Verstummen neigen. Ersetzen Sie in diesem Fall einfach die Rubrik »aversive Strategie« durch »passive Strategie«.

Stellen Sie sich jeweils nach einem Tagebucheintrag folgende Fragen:

- Welche Art von Bedürfnissen oder Situationen bringt Sie dazu, aversive oder passive Strategien zu benutzen?
- Auf welche Strategien verlassen Sie sich am häufigsten?
- Bekommen Sie, was Sie wollen, wenn Sie aversive oder passive Strategien benutzen?
- Zu welchen emotionalen Konsequenzen führt die Anwendung dieser Strategien am häufigsten?

Die Fertigkeiten zur Stärkung der Selbstsicherheit, die im nächsten Kapitel erläutert werden, sind effektiver als die aversiven oder passiven Reaktionsweisen, die Sie in der Vergangenheit meist benutzt haben.

Überwältigende Emotionen

Eine dritte wichtige Blockierung, die Sie daran hindert, interpersonale Fertigkeiten zu nutzen, sind starke Emotionen. Manchmal scheitern Ihre besten Absichten und Ihre mit größter Sorgfalt entwickelten Pläne, wenn Sie aufgebracht sind. Bei einigen Menschen – und das gilt besonders für jene, in deren Ursprungsfamilie Mißhandlungen üblich waren – ruft Wütendwerden eine *dissoziative Fugue* hervor. In dieser Verfassung tun oder sagen sie Dinge, von denen die Betreffenden später glauben, jemand anders sei es gewesen. »Es fühlte sich nicht so an, als ob ich meine Frau aufgefordert hätte, das Haus zu verlassen«, erklärte ein Mann bestimmt. »Es war für mich so, als wäre ich besessen, in der Gewalt einer äußeren Macht.«

Es gibt gute Gründe für die Annahme, daß emotionale und sogar körperliche Gewaltakte in vielen Fällen in von Wut geprägten dissoziativen Zuständen stattfinden. Was können Sie tun, wenn eine überwältigende Emotion Ihre mühsam erworbenen interpersonalen Fertigkeiten unwirksam zu machen droht? Es gibt zwei Dinge, die Sie jetzt sofort lernen können. Zum einen müssen Sie lernen, auf Warnzeichen zu achten, die den drohenden Kontrollverlust anzeigen. Diese Signale können unterschiedlich ausfallen. Typische Beispiele sind:

- ein Gefühl der Hitze oder des Errötens
- Herzpochen
- Kurzatmigkeit
- Anspannung in Händen und Armen, auf der Stirn oder im Schulterbereich
- schnelleres und lauteres Sprechen als gewöhnlich
- ein starkes Bedürfnis zu gewinnen, jemanden zu vernichten oder dafür zu sorgen, daß es jemandem schlecht geht

ÜBUNG: Gefühle und Verhaltensweisen, die als Warnzeichen fungieren

Notieren Sie in den folgenden Leerzeilen die Emotionen oder Verhaltensweisen, die bei Ihnen in der Vergangenheit einen Kontrollverlust angekündigt haben.

Wenn nun Konflikte entstehen, dann achten Sie auf solche Warnzeichen. Sobald Sie eines bemerken, können Sie eine zweite Technik anwenden, die Sie bereits erlernt haben: Sobald Sie die Gefahr bemerken, daß Sie von Ihren Emotionen überwältigt zu werden drohen, können Sie das achtsame Atmen (siehe Seite 57f) nutzen. Atmen Sie langsam und tief in den Bauch, und richten Sie Ihre Aufmerksamkeit vollständig auf das körperliche Erleben des Atmens. Dies wirkt beruhigend und fördert den Abbau der alten neuronalen Verbindungen, die bei Ihnen das Gefühl, überwältigt zu werden, haben entstehen lassen.

Nichterkennen der eigenen Bedürfnisse

Interpersonale Fertigkeiten helfen Ihnen nicht sonderlich, wenn Sie nicht wissen, was Sie in einer Situation wollen. Wenn Sie Ihre Bedürfnisse nicht klar artikulieren können, bleibt Ihnen nichts als Frustration. Im ersten Teil des nächsten Kapitels werden Strategien vorgestellt, mit deren Hilfe sie herausfinden können, welche konkreten Verhaltensveränderungen Sie sich von anderen Menschen wünschen. Nachdem Sie gelernt haben, sich selbst ein Bedürfnis einzugestehen, werden Sie im Abschnitt über Selbstsicherheit und das Vortragen einfacher Bitten Möglichkeiten kennenlernen, das im Geiste Formulierte auch tatsächlich auszusprechen.

Angst

Wenn Sie vor etwas Angst haben, können Sie sich auf Ihre interpersonalen Fertigkeiten oft nicht mehr verlassen. Sie sind einfach zu sehr mit ängstlichen »Was ist wenn?«-Fragen beschäftigt, als daß Sie klar denken könnten. »Was ist, wenn ich zurückgewiesen werde? Was ist, wenn ich meine Arbeit verliere? Was ist, wenn ich das nicht aushalte?« Katastrophengedanken können so verängstigend wirken, daß die Betroffenen sich in aggressive und aversive Strategien flüchten. Sie können aber auch bewirken, daß Sie eine Situation völlig vermeiden. Dies hat zur Folge, daß Sie die Fertigkeiten, über die Sie verfügen, nicht nutzen können.

Die Meditation über innere Weisheit (siehe Seite 106f) hilft Ihnen, trotz Ihrer Angst mit Situationen fertig zu werden, und auch achtsames Atmen kann in dieser Hinsicht von Nutzen sein. Des weiteren können Sie sich direkt mit Ihren Katastrophengedanken konfrontieren. Dazu müssen Sie zwei Schritte ausführen.

Übung 1: Einschätzung von Gefahren

Das Arbeitsblatt für die Einschätzung von Gefahren und die Planung für den Fall des Eintretens einer Gefahr auf der nächsten Seite ist in vier Spalten unterteilt. Schreiben Sie in Spalte 1, was Sie fürchten, und führen Sie in Spalte 2 alle Beweise dafür auf, daß diese Befürchtung Wirklichkeit werden wird. Notieren Sie in Spalte 3 alle Anhaltspunkte dafür, daß die Katastrophe nicht eintreten wird. Nachdem Sie alle Beweise für und gegen das Zutreffen Ihrer Befürchtung aufgelistet haben, vermerken Sie in Spalte 4 Ihre Schätzung der prozentualen Wahrscheinlichkeit des Eintreffens der befürchteten Katastrophe.

Übung 2: Planung für den Fall des Eintretens einer Gefahr

Im zweiten Teil des Arbeitsblattes geht es um die Planung für den Fall, daß die befürchtete Katastrophe tatsächlich eingetreten ist. Wie würden Sie mit der Situation umzugehen versuchen? Verfügen Sie über Ressourcen, eine Familie oder Freunde, die Ihnen in solchen Situationen helfen würden? Haben Sie einen Plan für den bestmöglichen Umgang mit einer solchen Situation? Welche Fertigkeiten, über die Sie verfügen, würden Ihnen helfen, so etwas durchzustehen?

Wenn Sie wollen, können Sie dieses Arbeitsblatt fotokopieren und immer wieder benutzen, sobald eine Angst Ihre Beziehungsfertigkeiten zu torpedieren droht.

Einschätzung von Gefahren

meine Angst	was dafür spricht	was dagegen spricht	prozentuale Wahrscheinlichkeit

Planung für den Fall des Eintretens einer Gefahr

Planen Sie, wie Sie Ihre Fertigkeiten und Ressourcen nutzen wollen, falls das befürchtete Szenario tatsächlich eintritt.

1. ______________________________

2. ______________________________

3. ______________________________

4. ______________________________

5. ______________________________

6. ______________________________

Schädliche Beziehungen

Beziehungen, in denen Ihre Partner Ihnen gegenüber aversive Strategien benutzen, können es Ihnen sehr erschweren, Ihre interpersonalen Fertigkeiten zu nutzen. Ganz gleich, wie entschlossen Sie sein mögen, sich nicht aggressiv oder passiv, sondern selbstsicher zu verhalten – Menschen, die Sie beschuldigen, bedrohen oder herabsetzen, können Sie leicht aus dem Konzept bringen und in Ihnen den Wunsch wecken, aus der Haut zu fahren oder davonzulaufen.

Die beste Lösung besteht darin, sich von solchen Menschen fernzuhalten. Die Betreffenden werden sich nie verändern, und Sie selbst werden ihren Angriffen gegenüber immer anfällig bleiben. Falls es sich jedoch um Personen handelt, die Sie nicht völlig meiden können – beispielsweise Ihren Chef oder ein Mitglied Ihrer Familie – *müssen* Sie zwei Dinge tun, um mit dem Problem fertig zu werden. Erstens müssen Sie sich beruhigen, bevor Sie sich mit den Betreffenden auseinandersetzen. Versetzen Sie sich durch achtsames Atmen oder mit Hilfe Ihrer inneren Weisheit in einen zentrierten Zustand. Und zweitens müssen Sie sich aufgrund früherer Erfahrungen genau vergegenwärtigen, wie sich jene andere Person wahrscheinlich verhalten wird. Sodann müssen Sie einen konkreten Plan – oder sogar ein Skript (ein regelrechtes »Kochrezept«) – entwickeln, um damit umzugehen. Für den Katastrophenfall vorzuplanen und eine detaillierte Reaktion darauf zu entwickeln, hält Sie davon ab, in alte unwirksame Muster zurückzufallen. Im nächsten Kapitel finden Sie im Teil über Selbstsicherheit die Werkzeuge, die Sie brauchen, um sich durch verbale Äußerungen aversiven Fallen zu entziehen.

Mythen

Die letzte der typischen Blockierungen, die häufig die Nutzung interpersonaler Fertigkeiten verhindern, besteht in den vier lähmend wirkenden Beziehungsmythen:

1. Wenn ich etwas brauche, muß an mir etwas nicht in Ordnung oder schlecht sein.
2. Ich könnte es nicht ertragen, wenn mein Partner wütend würde oder nein sagen würde.
3. Es ist egoistisch, nein zu sagen oder um Dinge zu bitten.
4. Ich habe keinen Einfluß auf irgend etwas.

Alle diese Mythen hindern Sie daran, zu sagen, was Sie brauchen, und Grenzen zu setzen. Schauen wir sie uns einmal genauer an.

- *Mythos 1.* Jeder Mensch braucht Dinge von anderen Menschen – dabei kann es sich um Aufmerksamkeit, Unterstützung, Liebe, Hilfe oder schlicht und einfach Freundlichkeit handeln. Wir sind nicht dafür geschaffen, selbstgenügsam zu sein, und wir verhandeln unser Leben lang mit anderen über Dinge, die wir brauchen, um körperlich und emotional überleben zu können. Somit kann es kein beschämender Umstand und nicht falsch sein, wenn man Dinge braucht; dies ist vielmehr eine der Grundeigenschaften des menschlichen Daseins. Im Gegensatz zu diesem Mythos würde ein Gedanke, der uns hilft, mit Problemen fertig zu werden, lauten: *»Ich habe das Recht, Dinge zu brauchen.«*

- *Mythos 2.* Eine wütende Zurückweisung zu hören tut weh. Manchmal ist das ein so harter und plötzlicher Schlag, daß es einem buchstäblich den Atem verschlägt. Aber stimmt es wirklich, daß Sie so etwas nicht aushalten können? Denken Sie an die Zurückweisungen, die Sie in Ihrem Leben erlitten haben – sicher waren das schwierige Situationen, aber immerhin haben Sie sie überlebt. Zurückweisungen tun weh, daran besteht kein Zweifel; aber das Schlimmste ist, wenn Menschen jahrelang unter Schmerzen leiden, weil sie nie um Dinge gebeten haben, die sie selbst brauchten. Ein gutes Gegenmittel zu diesem Mythos ist der Gedanke *»Ich habe das Recht, um Dinge zu bitten – auch wenn die andere Person mir nicht gibt, was ich brauche.«*
- *Mythos 3.* Vielleicht empfinden Sie es als egoistisch, um Dinge zu bitten, weil Sie in Ihrer Ursprungsfamilie immer wieder gehört haben, Ihre Bedürfnisse seien nicht wichtig oder zumindest weniger wichtig als die Bedürfnisse anderer. Untersuchen Sie diese Auffassung einmal genau, und fragen Sie sich, ob Sie sie tatsächlich noch für zutreffend halten. Gibt es irgendeinen plausiblen Grund für die Ansicht, daß Ihre Bedürfnisse relativ unwichtig sind? In Wahrheit sind die Bedürfnisse aller Menschen berechtigt und gleich wichtig. Es ist keineswegs egoistisch, um Dinge zu bitten oder Grenzen zu setzen – dies ist normal. Es ist gesund und notwendig. Unser Überleben hängt davon ab, daß wir wissen und sagen, was wir wollen. Denn wenn wir das nicht tun, kümmern sich die anderen Menschen nicht darum. Ein nützlicher Gedanken, der diese Auffassung bestärkt, lautet: *»Es ist normal und gesund, um Dinge zu bitten.«*
- *Mythos 4.* Kontrolle ist relativ. Wir können das Verhalten anderer nicht nach unserem Belieben steuern, auch wenn einige dies um jeden Preis versuchen. Wir können nur *unser eigenes* Verhalten beeinflussen. Passive oder aggressive Verhaltensstile führen häufig zu negativen Resultaten. Andere Menschen ignorieren dann Ihre Bedürfnisse, oder Sie werden wütend und entwickeln Ihnen gegenüber Widerstand. Deshalb fühlen Sie sich hilflos – die Strategien, die Sie benutzen, sind nicht wirksam. Durch selbstsicheres Verhalten erzielt man bessere Resultate. Andere Menschen hören dann eher zu und reagieren mit größerer Wahrscheinlichkeit positiv. Eine Gegenposition zu diesem Mythos könnte lauten: »Ich kann mich dafür entscheiden, mich effektiver zu verhalten.«

9 Interpersonale Effektivität – weiterführende Fertigkeiten

Dieses Kapitel enthält alle für den adäquaten Umgang mit interpersonalen Beziehungen wichtigen Fertigkeiten. Wenn Sie diese erlernen und anwenden, wird sich Ihr Leben verändern. Es wird dann in Ihren Beziehungen wesentlich weniger Konflikte geben, und Sie werden mehr Freude am Zusammensein mit anderen Menschen haben. Ihre Verbindungen zu Menschen werden eher befriedigend als frustrierend und eher förderlich als aufreibend sein. Das Kapitel setzt sich mit folgende Fertigkeiten auseinander:

- Wissen, was Sie wollen
- Intensität regulieren
- Ohne Umschweife um etwas bitten
- Assertives Zuhören nutzen
- Nein sagen
- Mit Widerstand und Konflikten umgehen
- Verhandeln
- Problematische Interaktionen analysieren

Wissen, was Sie wollen

Die Grundlage interpersonaler Effektivität ist die Selbstkenntnis. Sie müssen sich darüber im klaren sein, was Sie empfinden und was Sie wollen. In den Kapiteln 6 und 7, in denen es um die Regulierung von Emotionen geht, finden Sie Bezeichnungen für Nuancen Ihres Empfindens und Techniken zur Klassifizierung von Emotionen. Für die Zwecke, die wir in diesem Kapitel verfolgen, können Sie Emotionen mit Hilfe eines einfachen

Entscheidungsprozesses identifizieren, des sogenannten *Entscheidungsbaums*. Am Anfang steht dabei die grundlegende Frage: Ist das Gefühl gut oder schlecht, schmerzhaft oder angenehm? Ist es gut, handelt es sich dann eher um Befriedigung, positive Erregung, sexuelle Anziehung, Liebe/Zuneigung, Zufriedenheit, Freude, Erwartung einer angenehmen Situation, Interesse oder Sättigung? Ist das Gefühl schlecht, ähnelt es dann Angst, Furcht, Wut, Groll, Traurigkeit, Trauer/Verlust, Verletztheit, Wut auf oder Ekel vor sich selbst, Peinlichkeit/Scham, Schuld, Sehnsucht/Mangel oder Einsamkeit/Leere? Der Entscheidungsbaum sieht wie folgt aus:

EMOTIONEN

gut	**schlecht**
Befriedigung	Angst (vor der Zukunft)
positive Erregung	Furcht (vor etwas Gegenwärtigem)
sexuelle Anziehung	Wut
Liebe/Zuneigung	Groll
Zufriedenheit	Traurigkeit
Freude	Trauer/Verlust
freudige Erwartung	Verletztheit
Interesse	Wut auf oder Ekel vor sich selbst
Sättigung	Peinlichkeit/Scham
	Schuld
	Sehnsucht/Mangel
	Einsamkeit/Leere

Allan beispielsweise war klar, daß mit seiner Beziehung zu seinem Vater irgend etwas nicht stimmte. Als er sich die Liste der Gefühle anschaute, erschien ihm Verletztheit als das treffendste Gefühl – verbunden mit einem gewissen Groll. Allan wußte, daß dieses Gefühl auf irgendeine Weise mit dem bevorstehenden Besuch seines Vaters zusammenhing. Er wollte zusammen mit seiner neuen Frau kommen. Doch während der fünf Tage, die er sich in der Stadt aufhalten wollte, hatte er sich mit Allan nur zu einem einzigen Abendessen verabredet. Wenn man mit Worten ausdrücken kann, was man empfindet, stellt sich als nächstes die Frage, welchen Wunsch nach Veränderung diese Emotion weckt. Oder genauer gesagt: Welches Verhalten des Kommunikationspartners wollen Sie verändern? Wünschen Sie sich, daß die andere Person irgend etwas in stärkerem oder geringerem Maße tut? Möchten Sie, daß sie aufhört, etwas zu tun? Wünschen Sie sich ein neues Verhalten, das Ihr Gefühl verändern könnte?

Denken Sie nun konkreter über die gewünschte Verhaltensänderung nach. Wann und wo wünschen Sie sich diese Veränderung? Wie oft? Wie genau würde das neue Verhalten aussehen?

Nun werden wir diesen Prozeß in Form einer Folge von Schritten darstellen.

Übung: Wissen, was Sie wollen

Denken Sie an ein Erlebnis aus neuerer Zeit, bei dem Sie während einer Interaktion ein schlechtes Gefühl hatten. Um von diesem Gefühl zu einer klaren Aussage über das, was Sie sich wünschen, zu gelangen, müssen Sie wie folgt vorgehen:

1. Beschreiben Sie das Gefühl: ______________________________

____

____

2. Was sollte die andere Person Ihrem Wunsch nach verändern?
   - Sie sollte mehr ______________________________
   - Sie sollte weniger ______________________________
   - Sie sollte aufhören, zu ______________________________
   - Sie sollte anfangen, zu ______________________________
   - Wann ______________________________
   - Wo ______________________________
   - Wie oft ______________________________

Fassen Sie alle diese Informationen nun in einem oder mehreren klaren Sätzen zusammen:

____

____

____

Eine Frau, die von ihrer Schwester häufig wegen ihrer Bemühungen, ihr schwieriges Kind zu erziehen, kritisiert wurde, beschrieb die Veränderung, die sie sich wünschte, wie folgt: »Ich wünsche mir, daß Brenda aufhört, über Mike [meinen Sohn] zu reden und nicht mehr zu mir sagt, ich müßte ihm gegenüber ›mehr Rückgrat‹ zeigen. Insbesondere möchte ich, daß sie so etwas nicht mehr in Gegenwart von Bekannten sagt. Lieber wäre mir, wenn sie mich stattdessen nach anderen Dingen fragen würde, beispielsweise nach meiner Arbeit, meinen Fotos und meinen schriftstellerischen Arbeiten.«

Das Problem ist, daß das klare und konkrete Formulieren von Wünschen Ängste aktiviert. Haben Sie es verdient, um Dinge zu bitten? Können Sie es wagen, andere Menschen mit Ihren Bedürfnissen zu belästigen? Haben Sie das Recht, andere zu enttäuschen, zu belästigen oder sie zu drängen, Ihretwegen Anstrengungen zu unternehmen? Die Antwort lautet ja. Und der Grund für dieses Ja ist, daß Sie ein Mensch sind, der Gefühle hat, der sich nach Dingen sehnt, der unter Schmerzen leidet, der mit Augenblicken, in denen er leidet, kämpft. All dies gibt Ihnen das Recht, angehört zu werden.

Leider sind viele Menschen in Familien aufgewachsen, in denen ihre Bedürfnisse entwertet wurden. Die Folge ist, daß sie ihr Leben lang Angst haben, um Dinge zu bitten – als ob sie schlecht oder unwürdig wären, als ob ihre Gefühle und ihr Schmerz ohne Bedeutung wären.

Um Sie an Ihren Wert und Ihre Bedeutung als menschliches Wesen zu erinnern, möchten wir Sie bitten, sich die folgende Liste ureigener Rechte anzuschauen (adaptiert aus McKay *et al.* 1983).

Ihre ureigenen Rechte

1. Sie haben das Recht, Dinge von anderen zu brauchen.
2. Sie haben das Recht, manchmal zuerst für sich selbst zu sorgen.
3. Sie haben das Recht, Ihre Emotionen und Ihren Schmerz zu fühlen und zum Ausdruck zu bringen.
4. Sie haben das Recht, letztendlich über Ihre eigenen Überzeugungen zu entscheiden und sie als legitim zu akzeptieren.
5. Sie haben das Recht auf eigene Meinungen und Überzeugungen.
6. Sie haben ein Recht auf Ihre Art, Dinge zu erleben – auch wenn diese sich von der Art anderer Menschen unterscheidet.
7. Sie haben das Recht gegen jede Behandlung oder Kritik zu protestieren, die Sie als schlecht empfinden.
8. Sie haben das Recht, zu verhandeln, um Veränderungen zu erreichen.
9. Sie haben das Recht, um Hilfe, emotionale Unterstützung sowie um alles andere, was sie brauchen, zu bitten (auch wenn Sie es nicht immer bekommen).
10. Sie haben das Recht, nein zu sagen; wenn Sie dies tun, sind Sie deshalb nicht automatisch schlecht oder egoistisch.

11. Sie haben das Recht, sich anderen gegenüber nicht zu rechtfertigen.
12. Sie haben das Recht, nicht die Verantwortung für das Problem eines anderen Menschen zu übernehmen.
13. Sie haben das Recht, sich zu entscheiden, auf eine Situation nicht zu reagieren.
14. Sie haben das Recht, anderen manchmal lästig zu sein oder sie zu enttäuschen.

Schreiben Sie diejenigen unter diesen Rechten, die für Sie persönlich am wichtigsten sind oder die Sie als besonders befreiend empfinden, auf eine Karteikarte, und deponieren Sie diese an einem Platz, wo Sie sie häufig sehen, beispielsweise am Badezimmerspiegel, damit Sie sich diese Sätze immer wieder vergegenwärtigen können.

Intensität regulieren

Wie Sie um Dinge bitten, hängt von der Situation ab. Intensität und Beharrlichkeit Ihres Bittens können in Abhängigkeit von zwei wichtigen Faktoren variieren:

1. Wie dringend ist die Erfüllung meines Bedürfnisses?
   geringe Dringlichkeit 1 2 3 4 5 6 7 8 9 10 hohe Dringlichkeit
2. Wie verletzbar ist die andere Person oder die Beziehung?
   sehr verletzbar 1 2 3 4 5 6 7 8 9 10 nicht verletzbar

Beachten Sie, daß sich diese beiden Variablen mit Hilfe einer zehnteiligen Skala einschätzen lassen. Je höher die Summe der beiden Zahlen ausfällt, um so energischer können Sie im konkreten Fall ihr Recht einfordern. Je niedriger die Summe der Werte für beide Variablen, um so gemäßigter und sanfter sollten Sie Ihre Bedürfnisse vortragen.

Übung: Intensität regulieren

Denken Sie an einige Situationen aus neuerer Zeit, in denen es für Sie wichtig war, daß eine andere Person sich veränderte. Schätzen Sie diese Personen mit Hilfe der beiden obigen Schlüsselfragen und der damit verbundenen Bewertungsmethode ein. Was finden Sie auf diese Weise über das adäquate Intensitäts- und Druckniveau heraus? Haben Sie in bestimmten Situationen zuviel oder zu wenig Intensität und Druck aufgewendet? Versuchen Sie sich vorzustellen, was vielleicht geschehen wäre, wenn Sie die Intensität Ihrer Bitte (1) der Dringlichkeit des Bedürfnisses und (2) dem Niveau der Verletzbarkeitskriterien angepaßt hätten.

Stellen Sie sich diese beiden Fragen in jeder Situation, in der Sie Ihre Bedürfnisse oder Gefühle zum Ausdruck bringen müssen. Sie werden vielleicht nicht immer die Zeit oder Lust haben, das Bewertungssystem zu benutzen, doch sich einfach nur »wie dringend?« und »wie verletzbar?« zu vergegenwärtigen, hilft Ihnen, in Sekundenbruchteilen darüber zu entscheiden, wieviel Stärke, Härte und Volumen Sie Ihrer Stimme geben.

Im Rahmen dieser Übung beurteilte Rachel einige problematische Diskussionen mit Ihrem Mann. Insbesondere eine unter diesen war für sie besonders frustrierend gewesen, weil sie ihn dazu hatte bringen wollen, an einer um 15.00 Uhr stattfindenden Eltern-Lehrer-Konferenz teilzunehmen – was bedeutet hätte, daß er sich von seiner Arbeit früher hätte frei nehmen müssen. Ihr Mann hatte sich geweigert, dies zu tun. Doch ihr gemeinsamer Sohn hatte Leseschwierigkeiten, und Rachel beurteilte die Dringlichkeit dieses Problems mit 8, wohingegen sie die Verletzbarkeit ihres Mannes mit 7 bewertete – also nicht als besonders hoch. Rachel merkte, daß es ein Fehler gewesen war, ihrem Mann ihr Anliegen so sanft vorzutragen, wie sie es getan hatte.

Eine einfache Bitte vortragen

Eine Bitte vortragen zu können ist eine wichtige Voraussetzung für die Erfüllung der eigenen Bedürfnisse. Nach dem Weg zu fragen, in einem Restaurant um einen anderen Tisch zu bitten, Ihren Automechaniker zu bitten, Ihnen die Teile zu zeigen, die er ausgetauscht hat, jemanden zu bitten, in Ihrem Haus nicht zu rauchen – alle diese Bitten sind wichtig für den Selbstschutz und für die Lebensqualität. Wenn es Ihnen schwerfällt, solche Bitten vorzubringen, kann es leicht passieren, daß Sie sich hilflos fühlen und Groll aufbauen.

Eine einfache Bitte besteht aus vier Elementen:

1. *Einer kurzen Rechtfertigung (nicht zwingend erforderlich).* Erklären Sie in einem Satz, worin das Problem besteht. »Hier drinnen ist es ziemlich warm ... Diese Taschen sind sehr schwer ... Das ist ein ziemlich langer Weg zu gehen ... Dies scheint mir ein wenig zu knapp zu sein.« In vielen Situationen ist eine derartige Rechtfertigung nicht erforderlich; wenn sie doch einmal angebracht sein sollte, dann halten Sie die Erklärung so einfach wie möglich.

2. *Einer abmildernden Äußerung.* Dieses Element ist deshalb sehr wichtig, weil es demonstriert, daß Sie ein vernünftiger Mensch sind, der höflich ist und keine unangebrachten Forderungen stellt. Abmildernde Äußerungen beginnen oft wie folgt:

- »Würde es Ihnen etwas ausmachen, wenn ...«
- »Es wäre sehr hilfreich, wenn Sie ...«
- »Ich würde mich sehr freuen, wenn Sie ...«
- (mit einem Lächeln vorgetragen) »Könnten Sie mir ...«
- »Hallo, mir ist durch den Kopf gegangen, ob ...«

Achten Sie darauf, daß diese Anfänge allesamt entwaffnend wirken. Daß sie Widerstand wecken, ist wesentlich unwahrscheinlicher, als dies bei einer hart vorgetragenen Forderung der Fall ist.

3. *Einer direkten, spezifischen Frage.* Sie sagen klar und genau, was Sie wollen. Vermeiden Sie dabei, in Ihrer Stimme auch nur die Spur einer Emotion anklingen zu lassen. Tragen Sie Ihr Anliegen möglichst sachlich vor. Werfen Sie nichts vor, und implizieren Sie auch nicht, daß die andere Person in irgendeiner Weise falsch liegt. Stellen Sie Ihre Bitte als völlig normal und vernünftig dar – als etwas, das jeder gern erfüllen würde. Beschränken Sie die Frage möglichst auf einen Satz. Je ausführlicher Sie Ihr Anliegen erklären, um so mehr Widerstand wecken Sie meist.

4. *Einer wertschätzenden Aussage.* Dadurch wird die Tendenz der anderen Person, Ihr Anliegen mit einem Ja zu beantworten, verstärkt. Eine solche Äußerung gibt dem anderen das Gefühl, daß Sie schätzen, was er oder sie tut. Hier einige Beispiele:

- »Das wird mir wirklich weiterhelfen.«
- »Danke für Ihre Bemühungen in dieser Angelegenheit.«
- »Das gibt der ganzen Sache den entscheidenden Dreh.«
- »Ich weiß das sehr zu schätzen.«

Wenn die genannten Elemente zusammengefügt werden, können einfache Bitten wie folgt aussehen:

- *In einem Restaurant:* »Die Sonne scheint wirklich sehr hell. Würde es Ihnen etwas ausmachen, die Jalousie ein wenig weiter herunterzuziehen? Herzlichen Dank!«
- *In der U-Bahn:* »Es ist ein bißchen eng hier. Würden Sie bitte so freundlich sein, Ihre Aktenmappe von diesem Sitz zu nehmen, damit wir alle etwas mehr Platz haben? Das ist wirklich sehr freundlich von Ihnen.«
- *Während einer Autofahrt mit einem Freund:* »Es macht mich nervös, so nah aufzufahren, besonders bei dieser Geschwindigkeit. Wäre es okay für dich, ein bißchen mehr Abstand zu dem Auto vor uns zu halten? Danke, daß du mir gegenüber so nachsichtig bist.«

ÜBUNG: Eine einfache Bitte vortragen

Falls es Ihnen schwerfällt, Bitten vorzutragen, können Sie dies in vielen Alltagssituationen üben. Probieren Sie einige der folgenden Vorschläge aus:

- *Auf der Straße:* Nach der Uhrzeit fragen; nach dem Weg zu einem Ort fragen; danach, wo jemand ein bestimmtes Kleidungsstück gekauft hat; bitten, Geld zu wechseln.
- *In Geschäften:* Bitten, eine bestimmte Ware zu prüfen; um Informationen bitten (beispielsweise über Rückgaberegelungen); darum bitten, ein weniger teures Produkt anschauen zu können oder eines in einer anderen Farbe; um Rat bezüglich eines Kaufes bitten (beispielsweise: »Passen diese Farben zusammen?«); um Wechselgeld bitten.
- *Im Beruf:* Um Informationen bitten; um ein wenig Hilfe bitten; um die Verlängerung eines Abschlußtermins bitten; jemanden bitten, kurz mit ihm zu reden; jemanden nach seiner Meinung fragen.
- *Zu Hause:* Um die Veränderung eines Plans bitten; um Hilfe bitten; jemanden um Zeit für eine gemeinsame Aktivität bitten; jemanden um Hilfe bei der Veränderung der Umgebung bitten (»Hättest du etwas dagegen, wenn wir diesen Stuhl in die Küche stellen würden?«)
- *Im Umgang mit Freunden und Familienmitgliedern:* Um einen Gefallen bitten; um eine Mitfahrt bitten; jemanden bitten, etwas zu unterlassen, das man als unangenehm empfindet.
- *Im Umgang mit einem Lehrer oder Therapeuten:* Um Informationen bitten; um Hilfe bei der Lösung eines Problems bitten; um Rat bitten.

Falls Sie vorhaben, an der Entwicklung dieser Fertigkeit zu arbeiten, sollten Sie *eine* der obigen Optionen auswählen (oder eine eigene entwickeln), an der Sie dann *jeden Tag* arbeiten. Legen Sie entweder beim Frühstück oder unmittelbar vor dem Zubettgehen fest, welcher Herausforderung Sie sich am folgenden Tag stellen wollen. Bestimmen Sie den Zeitpunkt und die Situation, zu dem und in der Sie den Plan ausführen wollen. Notieren Sie das Vorhaben in Ihrem Kalender, damit Sie wirklich daran denken. Und vor allem: Tun Sie, was Sie sich vorgenommen haben.

Selbstsicherheit fördernde Skripts

Wie Sie im vorigen Kapitel gelesen haben, ist Selbstsicherheit für die Gesunderhaltung von Beziehungen sehr wichtig. Ohne Selbstsicherheit sind Sie gezwungen, passive oder aggressive Muster anzuwenden, die Vertrauen und Vertraulichkeit zerstören.

Selbstsicherheit läßt sich am leichtesten mit Hilfe eines einfachen Skripts erlernen. Es hilft Ihnen, dem, was Sie sagen wollen, eine Struktur zu geben, und zu fokussieren. Ein Skript hat außerdem den Vorteil, daß es Ihnen ermöglicht, im voraus eine Aussage zu entwickeln, die Sie dann allein oder unter Mitwirkung eines Menschen, dem Sie vertrauen, üben können, um sie schließlich (Sie selbst entscheiden über den Zeitpunkt) mit gestärktem Selbstvertrauen anwenden zu können.

Eine Selbstsicherheit ausdrückende Aussage umfaßt drei unverzichtbare Grundkomponenten und eine optionale Komponente.

1. *»Ich denke.«* Dieser Bestandteil konzentriert sich auf die Tatsachen und Ihr Verständnis dessen, was vor sich geht. Er sollte *keine* Urteile oder Annahmen über die Motive der anderen Person enthalten. Auch sollte er in *keiner* Hinsicht ein Angriff sein. »Ich denke« ist eine klare Beschreibung der Ereignisse und Erlebnisse, über die Sie reden müssen – und die Sie eventuell verändern müssen. Hier einige Beispiele:

   - »Ich denke, daß wir im Moment nicht viel Zeit miteinander verbringen – letzte Woche waren es zwei Abende, die Woche davor nur einer.«
   - »Sie haben mir eine Reparatur berechnet, die ich nicht genehmigt hatte.«
   - »Wenn ich mir die jüngste Vergangenheit vor Augen führe, denke ich, daß Sie zu den meisten unserer Besprechungen zu spät gekommen sind.«
   - »Ich werde spät vom Flughafen zurückkommen – gegen 23.00 Uhr – und …«

   Beachten Sie, daß diese Äußerungen praktisch keine Hinweise auf Emotionen enthalten und daß die Faktenbeschreibungen keine Mißbilligung zum Ausdruck bringen.

2. *»Ich fühle.«* Dies ist eine optionale Komponente, die Sie wahrscheinlich gegenüber einem Freund oder einem Familienmitglied benutzen werden, jedoch nicht im Umgang mit dem Besitzer Ihrer Autowerkstatt. In diesem Fall geht es darum, eine kurze, nicht herabsetzende oder abwertende Beschreibung einer durch die Situation ausgelösten Emotion zu formulieren. Kommunikationsspezialisten bezeichnen diese Komponente assertiver bzw. die Selbstsicherheit fördernder Äußerungen als »Ich«-Aussage, weil es dabei um Sie und Ihre spezifischen Gefühle geht. Deshalb ist es angemessen, wenn jeder Satz über Ihre Emotionen mit »Ich« beginnt.

   - »Ich habe Angst.«
   - »Ich fühle mich einsam.«
   - »Ich fühle mich in letzter Zeit traurig, wenn ich über uns nachdenke.«
   - »Ich fühle mich verletzt und spüre einen Anflug des Bedürfnisses aufzugeben.«

- »Ich fühle mich ziemlich verloren, nicht gesehen und immer weniger verbunden.«
- »Ich fühle mich zurückgewiesen.«
- »Ich fühle mich hoffnungsvoller, aber auch nervös.«

In den obigen Beispielen werden Gefühle von unterschiedlicher Komplexität benannt, doch in keinem Fall wird die andere beteiligte Person als schlecht oder im Unrecht dargestellt. Dies hätte keinen Sinn, weil es die Kommunikationspartner nur in die Defensive drängt und ihre Bereitschaft, Ihnen etwas zu geben, verringert. Anklagen und Schuldzuweisungen beginnen oft mit dem Wort »Sie« oder »Du« – weshalb sie »Du«-Aussagen genannt werden.

- »Du tust mir weh.«
- »Du findest unwichtig, wie es um uns steht.«
- »Du kommst immer zu spät.«
- »Du machst unser Geschäft kaputt.«

Einige Menschen verkleiden »Du«-Aussagen so, daß sie wie »Ich«-Aussagen *aussehen*. Allerdings fällt das meist sofort auf, weil der entsprechende Satz mit »Ich habe das Gefühl, daß du ...« beginnt.

- »Ich habe das Gefühl, daß du egoistisch bist.«
- »Ich habe das Gefühl, daß du nie zu Hause bist.«
- »Ich habe das Gefühl, daß du mich manipulierst.«

Beachten Sie, daß kein Gefühl, sondern ein Urteil den Kern solcher Kommunikationen bildet. Natürlich ist es ungefährlicher, eine solche Aussage zu formulieren, als sich an eine »Ich«-Aussage heranzuwagen – weil sich der Sprecher dadurch weniger verletzbar macht –, doch geben Sie dadurch nichts über Ihr emotionales Erleben preis.

3. *»Ich will.«* Dies ist die entscheidende Komponente der Assertivität, über die Sie sehr gründlich nachdenken müssen. Dabei können Ihnen folgende Empfehlungen helfen:

   - *Bitten Sie um eine Änderung des Verhaltens, nicht der Einstellung.* Vernünftigerweise können Sie von niemandem erwarten, daß er seine Überzeugung oder Gefühle verändert, nur weil Sie diese nicht mögen. Überzeugungen und Gefühle unterliegen in der Regel nicht dem Einfluß des Willens. Aber Sie können jemanden bitten, sein Verhalten und was er tut zu verändern.
   - *Bitten Sie immer nur um eine Veränderung.* Geben Sie keinen kompletten »Waschzettel« ab, weil sich die Angesprochenen dann oft unter Druck gesetzt fühlen.

- *Bitten Sie um etwas, das jetzt verändert werden kann.* »Wenn wir das nächste Mal Urlaub machen, möchte ich, daß du ...« ist eine schlechte »Ich will«-Aussage, weil das, worum es Ihnen dabei geht, zum Zeitpunkt des nächsten Urlaubs längst vergessen sein wird.
- *Äußern Sie sich spezifisch und konkret.* Vage Bitten wie »Sei netter« führen zu nichts, weil niemand eine besonders klare Vorstellung davon hat, was sie bedeuten. Beschreiben Sie, welches neue Verhalten Sie erwarten, und sagen Sie, wann und wo Sie es sich wünschen. Jemanden zu bitten, Ihnen zwanzig Minuten bei einer Internet-Recherche zu helfen, ist effektiver, als den Betreffenden um »technische Unterstützung« zu bitten.

4. *Selbstfürsorge-Lösung (optional):* Nur um Dinge zu bitten reicht nicht immer aus. Manchmal müssen Sie andere Menschen zunächst ermutigen (bestärken), um sie zu motivieren, etwas für Sie zu tun. Die Ermutigung, die ihren Zweck am besten erfüllt, ist eine vierte (optionale) Komponente Ihres Assertivitätsskripts namens *Selbstfürsorge-Lösung*. Das beinhaltet nichts weiter, als der anderen Person zu erklären, was Sie tun werden, um selbst für die Erfüllung Ihrer Bedürfnisse zu sorgen, wenn sie Ihrer Bitte nicht nachkommen will. Die Selbstfürsorge-Lösung ist nicht das gleiche wie eine Drohung oder Strafe. Ihr Sinn und Zweck ist, Informationen zu übermitteln und zu demonstrieren, daß Sie keineswegs hilflos sind und einen Plan zur Lösung des Problems entwickelt haben. Es folgen einige Beispiele.

- »Wenn du es nichts schaffst, rechtzeitig zu der Party aufzubrechen, fahre ich mit meinem eigenen Auto.«
- »Wenn du beim Saubermachen nicht helfen kannst, lasse ich eine Putzhilfe kommen, und wir teilen uns die Kosten.«
- »Wenn Sie keine Möglichkeit sehen, den Partylärm zu verringern, werde ich die Polizei bitten, Ihnen dabei zu helfen.«
- »Wenn du ohne Versicherung fahren willst, lasse ich die Police auf deinen Namen überschreiben, und du kannst sie dann auch bezahlen.«

Bei keinem dieser Beispiele für die Selbstfürsorge-Lösung geht es darum, die andere Person zu verletzen; Ziel ist vielmehr, Ihre Rechte zu schützen und für die Erfüllung Ihrer eigenen Bedürfnisse zu sorgen.

Integration der Komponenten selbststärkender bzw. assertiver Äußerungen

Nun werden wir die soeben erläuterten Komponenten integrieren, damit Sie sehen, wie sie zusammenpassen. Es folgen einige Beispiele:

Beispiel 1

Ich denke: *Es ist nun schon drei Jahre her, seit wir das letzte Mal einen Inflationsausgleich erhalten haben, und in der Zwischenzeit sind die Preise um über zehn Prozent gestiegen.*

Ich fühle: *Ich fühle mich übergangen, weil es dem Unternehmen gut geht und ich daran keinen Anteil habe.*

Ich will: *Ich hätte gerne möglichst bald einen zehnprozentigen Inflationsausgleich, damit mein Einkommen mit der Inflation Schritt hält.*

Selbstfürsorge: *Wenn wir uns darüber nicht einigen können, werde ich mich nach einer anderen Stelle umschauen müssen, damit ich besser in der Lage bin, meine Familie zu unterstützen.*

Beispiel 2

Ich denke: *Weil ich heute abend wegen eines Abgabetermins Überstunden gemacht habe, konnten wir nicht zusammen kochen.*

Ich fühle: *Ich habe ziemliche Angst und fühle mich sehr besorgt, weil ich befürchte, daß ich diese Sache nicht termingerecht abschließen kann.*

Ich will: *Könntest du nicht etwas aus Resten zaubern, damit ich weiterarbeiten kann?*

Selbstfürsorge: *Wenn du meinst, daß das nicht geht, kann ich auch eine Pizza bestellen.*

Eine Möglichkeit des Umgangs mit Ihrer Selbstfürsorge-Lösung besteht darin, sie in Reserve zu halten – sie nur zu benutzen, wenn die andere Person sich absolut weigert, sich auf die von Ihnen bevorzugte Lösung einzulassen. Die »großen Geschütze« für später aufzubewahren ist oft eine sehr wirksame Strategie.

Übung: Wie Sie selbst Assertivitätsskripts entwickeln können

Nun ist für Sie der Zeitpunkt gekommen, die Entwicklung eigener Skripts zu üben. Identifizieren Sie zunächst drei Situationen, in denen Sie sich bei etwas nicht wohlfühlen und in denen Sie Dinge verändern wollen. Schreiben Sie die Informationen in die dafür vorgesehenen Leerräume.

Problem 1

1. Das Problem: ______________________________

____

____

2. Welche Veränderung ich mir wünsche: ______________________________

____

____

Problem 2

1. Das Problem: ______________________________

____

____

2. Welche Veränderung ich mir wünsche: ______________________________

____

____

Problem 3

1. Das Problem: ______________________________

____

____

2. Welche Veränderung ich mir wünsche: ______________________________

____

____

Nun werden wir dieses Wissen in tatsächliche Skripts umwandeln:

Problem 1

Ich denke: ______________________________

____

Ich fühle: ______________________________

____

Ich will: ______________________________

____

Selbstfürsorge: ______________________________

____

Problem 2

Ich denke: ______________________________

____

Ich fühle: ______________________________

____

Ich will: ______________________________

____

Selbstfürsorge: ______________________________

____

Problem 3

Ich denke: ______________________________

____

Ich fühle: ____

____

Ich will: ____

____

Selbstfürsorge: ____

____

Assertives Zuhören

Jeder weiß, daß gute Kommunikation von beiden Beteiligten abhängt. Doch wissen viele Menschen nicht, daß Zuhören eher ein aktiver als ein passiver Prozeß ist. Zuhören erfordert den unbedingten Willen, zu verstehen, was die andere Person über ein Problem denkt, was sie in Anbetracht dessen fühlt und was sie zu tun bereit ist, um die betreffende Situation zu verändern. Mit anderen Worten: Die gleichen drei Dinge, die Sie lernen müssen, um sich assertiv auszudrücken, benötigen Sie auch, um adäquat zuzuhören und Ihren Kommunikationspartner durch Fragen zum Reden zu bringen.

Wenn Sie sich beim Zuhören über die Gefühle oder Wünsche der anderen Person in irgendeiner Hinsicht nicht im klaren sind, können Sie eine direkte Frage stellen. »Ich bin mir nicht ganz sicher, wie Sie das empfinden – könnten Sie mir mehr darüber berichten?« – »Was meinen Sie, was wir in dieser Situation zu verändern versuchen sollten?«

Je aktiver Ihre Fragen sind, um so besser lernen Sie und um so besser sind Sie in der Lage, Lösungen und Kompromisse zu finden, die den Bedürfnissen beider Beteiligter gerecht werden. Zentrale Fragen, die Sie anderen stellen können, sind:

- »Was ist nach Ihrer Meinung das zentrale Problem?«
- »Wie verstehen Sie die Situation? Was meinen Sie, ist im Gange?«
- »Wenn Sie mit *(Bezeichnung des Problems)* ______________________ kämpfen, wie fühlen Sie sich dann?«
- »Wenn Sie sich mit *(Bezeichnung des Problems)* ______________________ herumschlagen, was würden Sie dann am liebsten auf der Stelle tun?«
- »Was meinen Sie, müßte verändert werden?«
- »Was könnte ich Ihrer Meinung nach tun, um dies zu unterstützen?«

Zum Beispiel bemerkte Ron, daß einer seiner Arbeitskollegen auf das neue Auftragsbearbeitungssystem, das Ron gerade installiert hatte, gereizt reagierte. Als Ron den Kollegen fragte: »Was daran müßte nach Ihrer Auffassung verändert werden?« erhielt er viel nützliches Feedback, und das emotionale Klima veränderte sich vollständig.

Assertives Zuhören ist sehr wertvoll; aber denken Sie daran: Die bloße Tatsache, daß jemand herausgefunden hat, was jemand anderes braucht, beinhaltet nicht automatisch, daß der Zuhörer dem Betreffenden dies auch geben muß.

Blockierungen des Zuhörens

Im folgenden werden zehn Arten beschrieben, auf die Menschen ihre Fähigkeit, gut zuzuhören, sabotieren können (adaptiert nach McKay *et al.* 1983). Markieren Sie diejenigen unter diesen Blockierungsmöglichkeiten, die Sie bei sich selbst wiedererkennen, mit einem Häkchen (✓). Aber verurteilen Sie sich deswegen nicht – jeder benutzt diese Methoden gelegentlich.

____ *Gedankenlesen:* Annehmen, daß Sie wissen, was die andere Person fühlt und denkt – ohne sich durch eine entsprechende Frage zu vergewissern, ob das tatsächlich zutrifft.

____ *Proben:* Planen, was Sie als nächstes sagen wollen, und darüber versäumen, was im Augenblick gesagt wird.

____ *Filtern:* Nur Dinge hören, die für Sie persönlich relevant sind, und alles andere ignorieren (auch wenn es für die andere Person wichtig ist).

____ *Urteilen:* Die andere Person und das, was sie sagt, beurteilen, statt wirklich zu versuchen zu verstehen, wie sie die Welt sieht.

____ *Tagträumen:* Sich in Erinnerungen oder Phantasien verstricken, während jemand mit Ihnen spricht.

____ *Beraten:* Nach Vorschlägen und Lösungen suchen, statt zuzuhören und zu verstehen zu versuchen.

____ *Streiten als Selbstzweck:* Die andere Person durch Vorbringen von Einwänden und Diskutieren schwächen.

____ *Recht haben wollen:* Sich gegen jede Kommunikation zur Wehr setzen (oder sie ignorieren), die darauf hindeutet, daß Sie im Unrecht sind und sich verändern sollten.

____ *Ablenken:* Schlicht und einfach das Thema wechseln, sobald Sie etwas hören, das Sie beunruhigt oder das Sie als bedrohlich empfinden.

____ *Beschwichtigen:* Zu schnell einer Ansicht zustimmen (»Ich weiß ... Du hast ja recht ... Es tut mir schrecklich leid«), ohne sich wirklich angehört zu haben, was die andere Person empfindet oder worüber sie sich Sorgen macht.

ÜBUNG: Blockierungen des Zuhörens

Beschreiben Sie in der linken Spalte der folgenden Tabelle drei Situationen, in denen Kommunikationen zwischen Ihnen und einem anderen Menschen gescheitert sind. Versuchen Sie, mindestens eine Blockierung des Zuhörens zu identifizieren, die Sie davon abgehalten hat, alles, was gesagt wurde, zu hören oder zu verstehen.

BLOCKIERUNGEN DES ZUHÖRENS

Situation	Blockierungen des Zuhörens
1.	
2.	
3.	

Achten Sie im Laufe der nächsten Woche darauf, wie oft Sie Ihre bevorzugten Blockierungen des Zuhörens benutzen. Nehmen Sie sich fest vor, diese durch assertives Zuhören zu ersetzen (zentrale Fragen für das assertive Zuhören finden Sie auf Seite 249).

Nein sagen

Die Fähigkeit nein zu sagen ist ein unverzichtbarer Bestandteil gesunder Kommunikation. Ohne sie ist jede Beziehung in Gefahr – das wäre so, als bekäme man ein Auto, das zwar ein Gaspedal, aber keine Bremse hat: Sie hätten dann keinerlei Einfluß darauf, wie andere Menschen sich Ihnen gegenüber verhalten.

Nein zu sagen ist sowohl einfach als auch schwierig. Das Wort auszusprechen ist einfach, aber es erfordert oft erheblichen Mut, es zu benutzen. Beginnen wir mit dem »Wie« des Neinsagens. Dazu sind nur zwei Schritte erforderlich:

1. Bestätigen der Bedürfnisse oder Wünsche der anderen Person.
2. Klar die *Präferenz* zum Ausdruck bringen, es nicht zu tun.

Hierzu einige Beispiele:

- »Action-Filme mit vielen Toten anzuschauen ist sicher sehr unterhaltsam, aber ich würde heute etwas Ruhigeres vorziehen.«
- »Ich habe die Farbe Gelbgrün schon sehr vorteilhaft eingesetzt gesehen – die Farbe ist sehr energiegeladen –, aber ich würde für das Schlafzimmer etwas Pastellfarbenes vorziehen.«
- »Ich verstehe, daß du Ian (unseren Sohn) konfrontieren willst, aber *ich fühle mich nicht wohl* dabei, einen Ansatz zu benutzen, der das Risiko mit sich bringt, daß er uns völlig den Rücken zuwendet.«
- »Ich verstehe, daß du gern lange aufbleibst, weil tagsüber die Sonne zu heiß ist, aber *mir ist nicht wohl* dabei, wesentlich länger aufzubleiben, als ich es normalerweise tue.«

Beachten Sie, daß die entscheidenden Formulierungen »Ich würde vorziehen« und »Ich fühle mich nicht wohl« lauten. Sie bieten keine Rechtfertigung für Ihre Sichtweise an; Sie diskutieren nicht über Ihre Auffassung. Sie bestätigen einfach oder lehnen ab. Entscheidend ist, daß Sie der anderen Person *nichts* an die Hand geben, was sie gegen Sie benutzen könnte. Wenn es um Präferenzen oder Gefühle geht, ist es sinnlos zu streiten.

ÜBUNG:
Eine Hierarchie Assertivität erfordernder Situationen entwickeln

Assertives Auftreten zu erlernen (was die Fähigkeit, nein zu sagen, einschließt) erfordert Übung und die Bereitschaft, einige Risiken einzugehen. Sie müssen zunächst in weniger riskanten Situationen üben und sich dann allmählich an Begegnungen heranwagen, die stärkere Ängste hervorrufen.

Stellen Sie eine Liste von Situationen zusammen, in denen Sie eine Veränderung erreichen, nein sagen oder Grenzen setzen wollen. Beziehen Sie dabei Probleme mit Ihrer Familie, mit Freunden, mit Arbeitskollegen oder Mitarbeitern, mit Behörden usw. ein. Ordnen Sie die Punkte auf der Liste dann im Sinne einer von 1 bis 10 reichenden Rangfolge, was Risiken und Schwierigkeiten angeht, wobei der mit der Ziffer 1 bezeichnete Punkt die am wenigsten schwierige und der mit 10 bezeichnete die schwierigste Situation markiert.

Hierarchie Assertivität erfordernder Situationen

Rang	**Situation**

Tun Sie nun, beginnend mit den Situationen mit der niedrigsten Rangordnung, folgende vier Dinge:

1. Schreiben Sie Ihr Skript (»Ich denke … ich fühle … ich will«).
2. Proben Sie Ihr Skript.
3. Legen Sie fest, zu welchem Zeitpunkt und an welchem Ort Sie das Skript benutzen wollen.
4. Verpflichten Sie sich, Ihre assertive Aussage an einem bestimmten Tag vorzutragen.

Wenn Sie Ihr erstes assertives Ziel erreicht haben, dann prüfen Sie, was seinen Zweck erfüllt hat und was Sie noch verbessern müssen. Ist es beispielsweise besser, wenn Sie selbstsicherer auftreten und sich weniger auf Diskussionen einlassen oder Entschuldigungen vorbringen? Was auch immer Sie durch Ihren ersten Schritt gelernt haben, berücksichtigen Sie bei der Vorbereitung auf den Umgang mit der zweitrangigen Situation. Bewegen Sie sich auf diese Weise in der Hierarchie allmählich nach oben. Sie werden feststellen, daß Ihr Selbstvertrauen im Laufe dieses Prozesses zunimmt und Ihre Fertigkeiten besser werden. Ihre Beziehungen werden allmählich erfreulicher werden.

Umgang mit Widerstand und Konflikten

Wir haben uns bereits damit beschäftigt, wie Sie Ihre Fähigkeit, anderen zuzuhören, verbessern können. Doch was ist, wenn jemand anders *Ihnen* nicht zuhört? Die Antwort besteht in der Anwendung der folgenden fünf Fertigkeiten für den Umgang mit Konflikten:

1. Ausdrücken beidseitiger Wertschätzung
2. Sprung in der Schallplatte
3. Hartnäckiges Fragen
4. Verschleierndes (teilweises) Zustimmen
5. Verzögerung mittels Bestätigung

Ausdrücken beidseitiger Wertschätzung

Wenn andere Menschen Ihnen nicht zuhören, ist einer der häufigsten Gründe dafür, daß sie sich nicht geschätzt fühlen. Sie haben nicht das Gefühl gehört zu werden und überhäufen Sie deshalb unablässig mit immer neuen Argumenten und Äußerungen. Dieses Problem können Sie durch gegenseitige Wertschätzung aus der Welt schaffen. Jemandem gegenüber Wertschätzung zum Ausdruck zu bringen bedeutet nicht, daß Sie unbedingt der gleichen Meinung wie er sein müssen. Vielmehr zeigen Sie, daß Sie die *Bedürfnisse*, *Gefühle* und *Motivationen* des Betreffenden verstehen. Sie verstehen den anderen – Ihnen ist klar, weshalb er genau so denkt und fühlt.

Somit beinhaltet gegenseitige Wertschätzung, daß Sie die Ausgangssituation des anderen verstehen und ihm dies zu erkennen geben und daß Sie ihm, nachdem Sie dies getan haben, erklären, weshalb Ihnen Ihre eigene Auffassung ebenfalls wichtig ist. Hier einige Beispiele:

- »*Ich verstehe*, daß es beängstigend ist, solch ein finanzielles Risiko einzugehen; es ist absolut berechtigt, daß du vorsichtig bist. *Was mich betrifft*, so empfinde ich es als notwendig, ein wenig mehr zu wagen, damit wir etwas besser dastehen, wenn wir nicht mehr arbeiten. Deine wie meine Sicht ist plausibel und vernünftig, nur sehen wir die Dinge unterschiedlich.«
- »*Ich verstehe*, daß du dich verletzt fühlst, weil ich gesagt habe, daß du dich nicht genug anstrengst. So etwas zu hören wäre für jeden hart, auch für mich. *Was mich betrifft*, steht allerdings etwas anderes im Vordergrund: Ich fürchte, dieses Projekt könnte das Budget sprengen, und wenn das passiert, muß ich dafür geradestehen. Es ist wichtig, daß wir alle an einem Strang ziehen.«
- »*Ich verstehe*, daß Sie um meine Sicherheit besorgt waren und deshalb das Ersatzteil eingebaut haben. Das weiß ich sehr wohl zu schätzen. *Was mich betrifft*, steht aller-

dings etwas anderes im Vordergrund: Mein Budget ist so knapp, daß ich es mir nicht leisten kann, Reparaturen vornehmen zu lassen, die nicht unbedingt notwendig sind, um das Auto betriebsbereit zu halten. Sicherheit ist im Moment nicht meine oberste Priorität.«

Wie Sie bemerkt haben werden, enthält jedes dieser Beispiele für beidseitige Wertschätzung einen Satz, der mit »Ich verstehe« und einen zweiten, der mit »Was mich betrifft« beginnt. Diese beiden Formulierungen drücken aus, daß Sie *beide* Sichtweisen zu schätzen wissen.

Sprung in der Schallplatte

Diese Technik können Sie benutzen, wenn jemand Ihre Botschaft nicht versteht. Formulieren Sie eine kurze, spezifische und leichtverständliche Aussage darüber, was Sie wollen. Im Idealfall ist das nur ein Satz. Bieten Sie weder Entschuldigungen noch Erklärungen an. Stellen oder setzen Sie sich sehr aufrecht, und sprechen Sie mit deutlich hörbarer und fester Stimme. Wiederholen Sie Ihre Aussage dann so oft wie nötig, wobei Sie hin und wieder da und dort ein Wort (aber nicht viel mehr!) variieren können.

Lassen Sie sich nicht auf eine Diskussion ein, werden Sie nicht wütend, und versuchen Sie nicht, über etwas, das die andere Person vorbringt, zu debattieren oder es zurückzuweisen. Antworten Sie auf keine »Warum«-Fragen (»Warum willst du denn …«), denn dadurch liefern Sie der anderen Person nur Munition, um ihre Auffassung zu bekräftigen. Antworten Sie beispielsweise: »Das ziehe ich eben vor« oder: »So fühle ich mich nun einmal.« Lassen Sie sich keinesfalls dazu erweichen, weitere Informationen zu geben oder Beweise für die Richtigkeit Ihrer Sichtweise anzuführen. Wiederholen Sie einfach höflich und klar Ihre Aussage – als liefe eine Schallplatte, die einen Sprung hat. Hier ein Beispiel:

Sam: Über dem Dach meines Hauses hängt ein großer Ast Ihres Baumes. Ich fürchte, daß er beim nächsten starken Sturm auf mein Haus fallen könnte. Ich möchte, daß Sie einen Baumpfleger kommen lassen, der den Ast absägt.

Bill: Das ist doch schon seit Jahren so; darüber würde ich mir keine Sorgen machen.

Sam: Ich meine, daß dieser Ast eine Gefahr für mein Haus ist, und ich möchte, daß Sie ihn entfernen lassen.

Bill: Immer mit der Ruhe; der Ast wird noch da oben sein, wenn Sie schon längst die Gänseblümchen von unten anschauen.

Sam: Er hängt über dem Dach meines Hauses, und das macht mir ziemliche Sorgen. Ich bitte Sie, ihn zu entfernen, bevor er herunterfällt, Bill.

Bill: Warum sind Sie plötzlich so nervös deswegen?

Sam: Der Zweig hängt direkt über meinem Dach, Bill, und er muß da weg.

Bohrendes Fragen

Der zentrale Satz lautet hier:

- »Was an *(der Situation, um die es geht)* ____________________________ macht Ihnen Sorgen?«

Fragen Sie einfach so lange weiter, bis etwas Nützliches zutage kommt.

Wenden wir uns noch einmal dem Beispiel der Person zu, der vorgeworfen wird, sie habe sich nicht mit ganzer Kraft engagiert. Stellen Sie sich vor, Sie selbst hätten diese Kritik gehört. Im folgenden wird demonstriert, wie bohrendes Fragen Ihnen in solch einer Situation helfen kann.

Kritiker: Du engagierst dich nicht genug.
Sie: Was an meiner Art zu arbeiten gefällt dir nicht?
Kritiker: Alle anderen machen Überstunden. Du hingegen verschwindest jeden Abend um Punkt fünf Uhr.
Sie: Was hast du dagegen, daß ich das Büro zum regulären Dienstschluß verlasse?
Kritiker: Die Arbeit muß erledigt werden. Ich bin verantwortlich dafür, daß das geschieht. Und du richtest dich nur nach der Uhr.
Sie: Was gefällt dir nicht daran, daß ich mich genau nach der Uhr richte?
Kritiker: Daß dann jemand anders die Arbeit erledigen muß – und oft bin ich das. Ich möchte, daß du im Büro bleibst, bis die Arbeit getan ist.
Sie: Ich freue mich, daß du mir das jetzt erklärt hast.

Wenn Sie beim Fragen mehr Varianten benutzen wollen, können Sie sich die Beispiele aus dem Abschnitt über assertives Zuhören noch einmal genau anschauen.

Verschleierndes (teilweises) Zustimmen

Diese Technik ermöglicht es Ihnen, jemandem »teilweise zuzustimmen«, auch wenn Sie nicht alles, was der Betreffende sagt, als wahr akzeptieren. Dies wirkt beruhigend auf den Kommunikationspartner und gebietet dem »Gewinne oder verliere«-Streitspiel Einhalt.

Es geht darum, daß Sie einen Teil des Gesagten finden, den Sie akzeptieren können, und daß Sie dem Kommunikationspartner bestätigen, daß er in dieser Hinsicht recht hat. Was er sonst noch gesagt hat, ignorieren Sie einfach. Einen Aussageteil, dem Sie zustimmen können, finden Sie unter Umständen, indem Sie Wörter, die Übertreibungen beinhalten – beispielsweise »immer« und »nie« – verändern.

Beispiel 1

Kritiker: Du regst dich ständig über Kleinigkeiten auf.
Sie: Das stimmt, in manchen Situationen werde ich ziemlich gereizt.

Beispiel 2

Kritiker: Du unterstützt mich nie, wenn ich etwas brauche.

Sie: Das stimmt, es gab mehrere Situationen, in denen ich dir nicht alles geben konnte, worum du mich gebeten hast.

Beachten Sie, wie die verschleiernde Zustimmung Ihrem Kritiker den Wind aus den Segeln nimmt und seine Kritik ins Leere laufen läßt. Anschließend ist die Tür offen für eine echte Verhandlung über legitime, aber sehr unterschiedliche Bedürfnisse.

Verzögerung mittels Bestätigung

Diese Technik verschafft Ihnen einen zeitlichen Puffer, insbesondere wenn eine hitzige und wütende Atmosphäre entstehen könnte. Häufig drängen andere Menschen uns, eine Entscheidung zu treffen oder einem Plan auf der Stelle zuzustimmen. Verzögerung mittels Bestätigung ermöglicht Ihnen, eine Weile Abstand zu nehmen – das können ein paar Minuten oder ein paar Stunden sein. In der Zwischenzeit können Sie sich beruhigen, gründlich über das Gesagte nachdenken und sich auf eine gute Antwort vorbereiten. »Sie haben mir eine Menge gesagt, und ich brauche Zeit, um mir dies alles noch einmal durch den Kopf gehen zu lassen und zu überlegen, was ich darüber denke.« – »Lassen Sie mir eine Stunde Zeit. Diese Sache ist wichtig, und ich möchte sorgfältig darüber nachdenken, bevor ich etwas dazu sage.«

Wie man verhandelt

Wenn ein Konflikt entsteht, der eine Verhandlung zwischen Ihnen und jemand anderem erforderlich macht, müssen Sie davon ausgehen, *daß beide Seiten legitime Bedürfnisse haben.* Bei solch einer Verhandlung hilft Ihnen die RAVEN-Checkliste.

RAVEN steht für:

Entspannen (**R**elax). Akzeptieren Sie den Konflikt ruhig. Atmen Sie tief, bevor Sie das nächste Mal sprechen. Lassen Sie beim Ausatmen alle Anspannung los.

Vermeiden Sie **A**version. Behalten Sie im Blick, zu welchen aversiven Strategien Sie neigen, und beobachten Sie, was Sie sagen, um dies zu vermeiden.

Erkennen Sie an (**V**alidate), daß das Bedürfnis oder die Sorge des anderen berechtigt ist.

Untersuchen (**E**xamine) Sie Ihre Wertvorstellungen. Wie möchten Sie in einer Beziehung behandelt werden – und wie möchten Sie andere Menschen behandeln? Was wollen Sie nicht nur im aktuellen Konflikt, sondern generell in dieser Beziehung erreichen?

N*eutrale* Stimme. Zeigen Sie Wut und Geringschätzung nicht im Stimmausdruck.

Sobald Sie sich entschlossen haben, sich an den RAVEN-Prinzipien zu orientieren, ist der Zeitpunkt gekommen, mit dem eigentlichen Verhandlungsprozeß zu beginnen. Zunächst unterbreiten die Beteiligten abwechselnd Lösungsvorschläge. Eine Lösung, die Sie anbieten, sollte zumindest auf einen Teil der Bedürfnisse der anderen Person eingehen. Wenn Sie sich nicht sicher sind, was diese Bedürfnisse beinhalten, dann fragen Sie danach.

Nachdem sowohl Sie als auch die andere Person einige Alternativlösungen angeboten haben, ohne daß sich beide Seiten auf eine dieser Lösungen einigen konnten, ist es an der Zeit, nach einem Kompromiß zu suchen. Hier einige klassische Kompromißlösungen:

- *Ich schneide den Kuchen, und du suchst dir das erste Stück aus.* Nach der Scheidung teilte Sharon die Bilder in zwei Gruppen auf – aber Lawrence durfte sich eine auswählen.
- *Abwechseln.* Linda und Moe reisten in ihren Urlauben abwechselnd in die Berge und ans Meer.
- *Beides tun; alles genießen.* Für die gleichzeitige Erfüllung der Bedürfnisse beider Beteiligter sorgen.
- *Probezeit.* Stimmen Sie einer Lösung nur für eine bestimmte Zeitspanne zu, und beurteilen Sie die Situation danach erneut. Wenn dann eine Partei das Gefühl hat, die Lösung eigne sich nicht, wird erneut verhandelt.
- *Wenn ich es tue, mache ich es so, wie ich es will; wenn du es tust, machst du es nach deinen Vorstellungen.* Jeder, der sich mit einem Problem auseinandersetzt, wendet seine eigene Methode an. Sam und Katrina betrieben als Geschäftspartner gemeinsam eine kleine Boutique. Sam hielt das große »Come on in«-Schild, das Katrina angefertigt hatte, für geschmacklos. Sie vereinbarten, daß er es an Tagen, an denen er den Laden betreute, nicht heraushängen würde.
- *Wie du mir, so ich dir.* Die Zimmergenossinnen Jill und Denise vereinbarten, daß Jill einmal wöchentlich das Badezimmer reinigen und Denise dafür einmal wöchentlich Staub putzen und saugen würde.
- *Ein Teil von dem, was ich will, und ein Teil von dem, was du willst.* Zwei Freunde und Kollegen planten, gemeinsam zu einer Tagung zu fahren. Der eine wollte sich im Zug entspannen, der andere den Veranstaltungsort möglichst schnell erreichen und lieber fliegen. Sie kamen überein, eine Strecke zu fliegen und eine mit dem Zug zu fahren.
- *Die Differenz teilen.* Dies funktioniert oft beim Feilschen um einen Preis oder darüber, wieviel Zeit man mit etwas verbringen sollte.

ÜBUNG: Wie man verhandelt

Erinnern Sie sich an drei Konflikte aus neuerer Zeit, in denen Sie andere Bedürfnisse hatten als jemand anders. Erarbeiten Sie für jeden Konflikt mit Hilfe der obigen Liste zwei potentielle Kompromisse. Beschreiben Sie, wie Sie diese Möglichkeit umsetzen würden.

Konflikt	**Kompromiß**
1.	a. b.
2.	a. b.
3.	a. b.

Bei der Suche nach einem Kompromiß muß man flexibel bleiben. Wenn eine Seite starr auf einem bestimmten Standpunkt verharrt, läßt sich schwer verhandeln. Seien Sie offen für kreative, unerwartete Lösungen. Seien Sie bereit, etwas aufzugeben, um etwas, das Sie wollen, zu bekommen.

Wie man problematische Interaktionen analysiert

Sie brauchen eine Methode, die Ihnen herauszufinden hilft, warum eine Kommunikation fehlgeschlagen ist. In Ihren Beziehungen wird es früher oder später zu Problemen und Konflikten kommen. Sie werden manchmal aus der Haut fahren oder verstummen. Entscheidend ist, daß Sie aus dem, was geschehen ist, etwas lernen und dieses neu erworbene Wissen nutzen, um Ihre Fertigkeiten zu verbessern. Kein Rückschlag ist ausschließlich negativ, wenn er Ihnen hilft, in der nächsten Situation dieser Art effektiver zu handeln.

Die folgende Checkliste wird Ihnen helfen, sich mit interpersonalen Problemen auseinanderzusetzen und deren Ursachen klarer zu erkennen.

Checkliste für Effektivität in der Kommunikation

1. Waren Sie sich über Ihre Ziele im klaren?
   ____ Haben Sie gewußt, was Sie wollten?
   ____ Haben Sie gewußt, was Sie *nicht* wollten – so daß Sie nein sagen konnten?
   ____ Waren Sie sich über Ihre Werte im klaren, darüber, wie Sie andere behandeln wollten und wie Sie gern von ihnen behandelt werden wollten?

2. Haben Sie aversive Strategien benutzt?
   ____ Herabwürdigen
   ____ Rückzug/Verlassen
   ____ Drohungen
   ____ Schuldzuweisungen
   ____ Herabsetzen/Verunglimpfen
   ____ Schuldgefühle wecken
   ____ Ablenken
   ____ Wegnehmen

3. Haben Sie passive Strategien benutzt?
   ____ Vermeiden/Zurückhalten
   ____ Verstummen/Mauern

4. Welche Faktoren wirkten blockierend?
   ____ starke Emotionen (siehe Seite 229)
   ____ Angst und »Was wenn«-Fragen (siehe Seite 231)
   ____ schädliche Beziehungen (siehe Seite 233)
   ____ Mythen (siehe Seite 233f)
   - Wenn ich etwas brauche, bedeutet dies, daß irgend etwas an mir nicht in Ordnung oder schlecht ist.
   - Ich würde es nicht ertragen, wenn die andere Person wütend würde oder nein sagen würde.
   - Es ist egoistisch, nein zu sagen oder um Dinge zu bitten.
   - Ich habe keinen Einfluß auf irgend etwas.

5. Intensitätsniveau
   ____ zu hoch?
   ____ zu niedrig?

Checkliste für Effektivität in der Kommunikation *(Fortsetzung)*

6. Assertivitätsprobleme?

____ Urteile statt Fakten (siehe Seite 244)

____ »Du«-Aussagen statt »Ich«-Aussagen (siehe Seite 244)

____ Keine spezifische verhaltensbezogene Beschreibung dessen, was Sie wollen (siehe Seite 244f)

7. Blockierungen des Zuhörens? (Siehe Seite 250)

____ Gedankenlesen

____ Proben

____ Filtern

____ Urteilen

____ Tagträumen

____ Beraten

____ Streitsucht

____ Recht haben wollen

____ Ablenken

____ Beschwichtigen

8. Haben Sie die Konfliktmanagementstrategien vergessen?

____ beidseitige Wertschätzung (siehe Seite 254)

____ Sprung in der Schallplatte (siehe Seite 255)

____ Bohrendes Fragen (Siehe Seite 256)

____ Verschleierndes (teilweises) Zustimmen (siehe Seite 256)

____ Verzögerung mittels Bestätigung (siehe Seite 257)

9. Scheitern der Verhandlung?

____ Haben Sie vergessen, die RAVEN-Prinzipien anzuwenden?

- Entspannen *(**R**elax)*
- Vermeiden aversiver Strategien *(**A**void)*
- Bestätigen, daß die Bedürfnisse oder Sorgen der anderen Person berechtigt sind *(**V**alidate)*
- Untersuchung Ihrer Wertvorstellungen *(**E**xamine)*
- **N**eutrale Stimme

____ Haben Sie nicht nach einer Kompromißlösung gesucht?

Die Checkliste für Effektivität in der Kommunikation ist ein Punkt, an dem Sie mit der Evaluierung von Interaktionen beginnen können, von denen Sie sich wünschen, sie wären besser verlaufen. Identifizieren Sie zunächst die Probleme, und entscheiden Sie anschließend, an welchen Sie arbeiten wollen. Schauen Sie sich in diesem und im vorigen Kapitel noch einmal die Abschnitte an, in denen die Fertigkeiten beschrieben werden, die Sie verbessern wollen. Entwickeln Sie schließlich einen spezifischen Plan dafür, wie Sie Ihr Verhalten *das nächste Mal* verändern wollen. Versuchen Sie nicht, zu viele Dinge gleichzeitig zu verbessern, denn dann werden Sie ganz bestimmt nicht an alle denken. Konzentrieren Sie sich auf einige Veränderungen, die zu großen Verbesserungen führen könnten. Notieren Sie insbesondere, was Sie in welchen Situationen anders machen werden.

Es folgt ein Beispiel: Laura hatte die Checkliste für Effektivität in der Kommunikation benutzt, um eine von Wut gekennzeichnete Interaktion mit ihrem Chef zu untersuchen. Sie hatte um weniger anstrengende Aufgaben gebeten, weil sie sich ein Handgelenk verstaucht hatte. Folgende Punkte markierte sie als Probleme.

- Herabwürdigen *(Ich habe zu ihm gesagt, daß das Unternehmen nicht besonders gut für seine Angestellten sorge.)*
- Starke Emotionen *(Ich habe mich sehr schnell aufgeregt und deshalb einige meiner Fertigkeiten vergessen.)*
- Mythen *(Ich habe das Gefühl, daß mit mir irgend etwas nicht in Ordnung ist, wenn ich um etwas Besonderes bitte.)*
- »Du«-Aussagen *(Ich habe gesagt: »Ich habe das Gefühl, daß Ihnen im Grunde egal ist, wie es anderen Menschen ergeht.«)*
- Keine Verhaltensbeschreibung des Bedürnisses *(Ich habe nicht genau beschrieben, um welche »leichte Aufgabe« ich gebeten habe.)*
- Blockierungen des Zuhörens *(Ich habe ständig geurteilt und Streit gesucht.)*
- Gegenseitige Wertschätzung *(Ich habe seine Sorgen nicht gewürdigt.)*
- Bohrendes Fragen *(Ich habe nie herausgefunden, worüber er sich Sorgen machte.)*

Laura wurde klar, daß sie sich nicht mit allen Punkten ihrer Liste auseinandersetzen konnte und konzentrierte sich deshalb auf einige wenige Dinge:

- Herabwürdigen und »Du«-Aussagen
- starke Emotionen
- Beschreibung der Bedürfnisse im Sinne konkreter Verhaltensweisen
- bohrendes Fragen

Laura entwickelte folgenden Plan:

Wenn ich das nächste Mal mit Bob darüber rede, werde ich folgendes tun:

1. *Ich werde extrem sorgfältig darauf achten, daß ich keine kritischen Äußerungen über ihn oder über sein Unternehmen fallen lasse – ganz gleich, wie aufgebracht ich bin.*
2. *Bevor ich mit ihm spreche, werde ich einige Minuten lang achtsam atmen, um mich zu beruhigen.*
3. *Ich werde darauf achten, ob ich mich hitzig fühle oder ob ich meine Stimme erhebe – und dann ein paarmal tief atmen, um mich zu beruhigen.*
4. *Ich werde ihm sagen, daß ich alles tun kann außer Texte vergleichen, kopieren und mit einer Maus arbeiten. Ich muß aufhören, diese Arbeiten zu erledigen, bis sich der Zustand meines Handgelenks gebessert hat.*
5. *Wenn er dagegen etwas einzuwenden hat, werde ich ihn fragen, warum er nicht bereit ist, mir für einige Zeit andere Arbeit zu geben. Dennoch werde ich versuchen zu verhandeln.*

Das Wichtigste, woran Sie bezüglich Ihrer neuen interpersonalen Fertigkeiten denken müssen, ist, an ihnen zu arbeiten. Durch Beharrlichkeit gelangen Sie zum Erfolg. Bleiben Sie gelassen, wenn etwas nicht so läuft, wie Sie es gerne hätten; stellen Sie fest, was geschehen ist; und entwickeln Sie dann einen neuen Plan. Sie können Ihre Beziehungen und Ihr Leben verändern. Sie müssen es nur beharrlich versuchen.

10 Zusammenfassung aller Bereiche

Die Fertigkeiten, die Sie mit Hilfe dieses Buches erlernt haben, werden an jedem Tag, an dem Sie sie üben, stärker. Nutzen Sie sie hingegen nicht, werden sie Ihnen immer weiter entgleiten. Sie sind dann keine echten Möglichkeiten mehr, keine echten Arten, sich zu verändern, sondern bloße Ideen, an die Sie sich nur vage erinnern und die Ihnen nicht mehr zu helfen vermögen.

Die Erhaltung und Stärkung Ihrer Fertigkeiten erfordert anhaltendes Bemühen. Ein altes Sprichwort sagt, daß der Sieg den Beharrlichsten gehört – und das ist genau das, was jetzt erforderlich ist: Die Verpflichtung, Ihre Fertigkeiten jeden Tag zu üben – und zwar über einen sehr langen Zeitraum.

Sie werden sich fragen – und das mit Recht –, wo Sie die Motivation hernehmen sollen, etwas so Schwieriges zu tun. Dieses ganze Gerede über Ausdauer und Beharrlichkeit könnte Ihnen als aus dem 19. Jahrhundert stammend und sehr moralistisch vorkommen. Aber es gibt eine Möglichkeit, das, was Sie gelernt haben, jeden Tag zu üben, ohne daß dazu eine riesige Willenskraft erforderlich wäre. Sie brauchen es sich nur zur *Gewohnheit* zu machen, Ihre Fertigkeiten etwa 15 Minuten täglich zu üben.

Tägliche Übungen zur Erhaltung und Stärkung der emotionalen Gesundheit

Die *täglichen Übungen* sind im Grunde ein Übungsprogramm zur Erhaltung Ihrer emotionalen und psychischen Gesundheit. Die Übungen umfassen fünf Aspekte:

1. Achtsamkeit
2. Tiefenentspannung
3. Selbstbeobachtung
4. Affirmation
5. Engagiertes Handeln

Die täglichen Übungen erfordern insgesamt einen Zeitaufwand von etwa fünfzehn Minuten. Ideal wäre, sie jeden Tag zur gleichen Zeit auszuführen – damit sie zu einer gesunden Gewohnheit werden können. Wählen Sie eine Zeitspanne in Ihrem Tagesablauf aus, in der Sie allein sind und ein wenig Ruhe haben. Das kann beispielsweise direkt nach dem Frühstück sein oder an Ihrem Arbeitsplatz, unmittelbar bevor Sie zu Mittag essen. Es kann sich auch um die Zeit handeln, in der Sie sich entspannen, wenn Sie von der Arbeit nach Hause kommen. Sie können die Übungen auch kurz vor dem Zubettgehen ausführen. Doch ganz gleich, welche Zeit Sie wählen, bleiben Sie bei der einmal gewählten. Lassen Sie nicht zu, daß andere Ereignisse oder Verpflichtungen die Ausführung der Übungen verhindern. Verstehen Sie die Zeit, die Sie für diese täglichen Übungen benötigen, als eine Verabredung mit sich selbst – die nicht weniger wichtig ist als all die Verpflichtungen, denen Sie ansonsten im Laufe eines Tages nachkommen.

Sie können Ihre täglichen Übungen aus einem Auswahlmenü zusammenstellen. Das funktioniert wie folgt:

1. Achtsamkeit. *Drei bis fünf Minuten.* Wählen Sie eine der folgenden Übungen:
   - achtsames Atmen (siehe Kapitel 3)
   - Meditation auf die innere Weisheit (siehe Kapitel 4)

2. Tiefenentspannung. *Drei Minuten.* Wählen Sie eine der folgenden Übungen aus:
   - signalgesteuerte Entspannung (siehe Kapitel 2)
   - Lichtband (siehe Kapitel 3)
   - Visualisieren eines sicheren Ortes (siehe Kapitel 2)

3. Selbstbeobachtung. *Drei Minuten.* Wählen Sie eine der folgenden Übungen:
   - Gedanken-Defusion (siehe Kapitel 3)
   - Achtsamkeit den eigenen Emotionen gegenüber, ohne zu urteilen (siehe Kapitel 7)

4. Affirmation. Ziehen Sie die Liste selbstermutigender Gedanken in Kapitel 2 zu Rate, oder entwickeln Sie eine eigene Affirmation. Wiederholen Sie diese fünfmal, und atmen Sie dabei langsam und lange. Sie können jeden Tag eine andere Affirmation benutzen oder immer die gleiche.

5. Engagiertes Handeln. *Drei Minuten.* Entscheiden Sie sich für eine der folgenden Übungen:

   - Planen Sie, die heutige (oder morgige) engagierte Handlung umzusetzen (siehe Kapitel 2).
   - Planen Sie, was Sie heute (oder morgen) tun können, um zu Ihrer eigenen höheren Macht in Kontakt zu treten (siehe Kapitel 2).

Jede Komponente Ihrer täglichen Übungen dient der Stärkung einer oder mehrerer zentraler Fertigkeiten. Am wichtigsten ist die Achtsamkeit, weil alle anderen Fertigkeiten mehr oder minder stark von ihr abhängen. Tiefe Entspannung ist zentral für die Verbesserung der Streßtoleranz, während Selbstbeobachtung und Selbstbestärkung bei der Emotionsregulierung von Nutzen sind. Ein Plan für engagiertes Handeln stärkt zudem die Emotionsregulierung und die Effektivität im interpersonalen Umgang.

Zum Konzept des engagierten Handelns sei noch folgendes angemerkt. Ihre täglichen Übungen sollten einen Plan für etwas umfassen, das Sie – noch am gleichen oder am nächsten Tag – tun werden, um ein Problem zu lösen, um effektiv mit einer schwierigen Situation oder Person umzugehen oder um Ihr Gewahrsein Ihrer höheren Macht zu stärken. Sie können zu Ihrer höheren Macht durch Gebet, durch einen Akt der Güte oder indem Sie anderen etwas von sich geben, in Kontakt treten. Wofür Sie sich in dieser Hinsicht entscheiden, bleibt Ihnen überlassen, doch engagiertes Handeln – in irgendeiner Form – ist notwendig, wenn Sie in Ihrem Leben eine echte Veränderung erreichen wollen.

Wählen Sie nun fünf tägliche Übungen aus, die Sie morgen ausführen werden. Notieren Sie diese in den folgenden Leerzeilen, um dem Willen, diese Übungen *wirklich* auszuführen, Nachdruck zu verleihen.

Meine täglichen Übungen

Achtsamkeit: ______________________________

Tiefe Entspannung: ______________________________

Selbstbeobachtung: ______________________________

Affirmation: ______________________________

____

Plan für engagiertes Handeln: ______________________________

____

____

Zu welcher Zeit werden Sie diese Übungen täglich ausführen? Bitte hier notieren:

____

____

So weit, so gut. Sie wissen nun, was und wann Sie täglich üben werden. Doch nun kommt das Wichtigste: Beharrlichkeit – Sie müssen wirklich jeden Tag fünfzehn Minuten investieren, um Ihre Fertigkeiten zu stärken.

Wie können Sie diese Ausdauer entwickeln? Die Antwort lautet: Indem Sie sich immer auf den einen aktuellen Tag konzentrieren – indem Sie dafür sorgen, daß Sie die Übungen an *diesem* Tag zum festgesetzten Zeitpunkt ausführen. Am nächsten Tag tun Sie wieder das gleiche … und am darauffolgenden ebenfalls. Eine Verpflichtung ist nichts, was Sie einmal eingehen, und damit ist die Sache für Ihr gesamtes weiteres Leben erledigt. Eine Verpflichtung gehen Sie jeden Tag neu ein.

Das tägliche Üben wird Ihr Leben verändern, weil es Ihnen hilft, neue Antworten auf alte Kämpfe zu finden. Im Leben geht es nicht um Hoffnungen oder Absichten, sondern um *Taten*. Es geht um Effektivität. Zum Schluß dieses Buches fordern wir Sie auf, zu leben, was Sie gelernt haben. Das beherrschen Sie vielleicht nicht perfekt, aber so gut, daß Sie dadurch echte Veränderungen herbeiführen können.

Der Dichter und Autor Samuel Johnson hat einmal gesagt: »Die Zukunft wird mit der Gegenwart erkauft.« Ebenso verhält es sich in unserem Fall: Indem Sie heute in die für die Dialektische Verhaltenstherapie charakteristischen Fertigkeiten und Übungen investieren, können Sie ein glücklicheres und gesünderes Morgen erschaffen.

Über die Autoren

Matthew McKay, Ph. D., ist Professor am *Wright Institute* in Berkeley, Kalifornien. Er ist Co-Autor der Bücher *The Relaxation and Stress Reduction Workbook, Thoughts and Feelings, Messages* sowie *Selbstwert* und *Selbstachtung*. Von seinen Büchern wurden bisher über zwei Millionen Exemplare verkauft. Er hat einen Ph. D. in klinischer Psychologie der *California School of Professional Psychology*. In seiner Privatpraxis hat er sich auf die kognitiv-behaviorale Behandlung von Angst, Ärger/Wut und Depression spezialisiert.

Jeffrey C. Wood, Psy. D., lebt und arbeitet in der San Francisco Bay Area. Er ist auf die kognitiv-behaviorale Behandlungen von Depression, Angst und Traumata sowie auf Assertivitätstraining und *Life-skills-Coaching* spezialisiert. Er ist Autor des Buches *Getting Help*. Jeffrey Wood kann über die Website drjeffreywood.com kontaktiert werden.

Jeffrey Brantley, MD, ist beratender Mitarbeiter des *Department of Psychiatry* der *Duke University* und Leiter eines achtsamkeitsbasierten Streßreduzierungsprogramms, das im *Center for Integrative Medicine* dieser Universität angeboten wird. Er hat das MBSR-Programm der *Duke University* in zahlreichen Radio-, Fernseh- und Zeitungsinterviews dargestellt und ist außerdem Autor des Bestsellers *Calming Your Anxious Mind* und Co-Autor von *Five Good Minutes: 100 Morning Practices to Help You Stay Calm and Focused All Day Long*.

Literatur

Alberti, R. E., & Emmons, M. (1990). *Your perfect right* (6th ed.). San Luis Obispo, CA: Impact Press.

Anderson, W. P., Reid, C. M., & Jennings, G. L. (1992). Pet ownership and risk factors for cardiovascular disease. *Medical Journal of Australia, 157*(5), 298–301.

Babyak, M., Blumenthal, J. A., Herman, S., Khatri, P., Doraiswamy, M., Moore, K., *et al.* (2000). Exercise treatment for major depression: Maintenance of therapeutic benefit at 10 months. *Psychosomatic Medicine, 62*(5), 633–638.

Baer, R. A. (2003). Mindfulness training as a clinical intervention: A conceptual and empirical review. *Clinical Psychology: Science and Practice, 10,* 125–143.

Barker, L. L. (1990). *Listening behavior.* New Orleans, LA: SPECTRA.

Beck, A. T., Rush, A. J., Shaw, B. F., & Emery, G. (1979). *Cognitive therapy of depression.* New York: Guilford Press.

Bower, S. A., & Bower, G. H. (1991). *Asserting yourself: A practical guide for positive change* (2nd ed.). Reading, MA: Addison-Wesley Publishing.

Chödrön, P. (2003, March). How we get hooked, how we get unhooked. *Shambala Sun,* 30–35.

Dodge, K. A. (1989). Coordinating responses to aversive stimuli: Introduction to a special section on the development of emotion regulation. *Developmental Psychology, 25*(3), 339–342.

Feldman, C. (1998). *Thorsons' principles of meditation.* London: Thorsons.

Fisher, R., & Ury, W. (1991). *Getting to yes: Negotiating agreement without giving in* (2nd ed.). New York: Viking Penguin.

Greenwood, K. A., Thurston, R., Rumble, M., Waters, S. J., & Keefe, F. J. (2003). Anger and persistent pain: Current status and future directions. *Pain, 103*(1–2), 1–5.

Hayes, S. C., Strosahl, K. D., & Wilson, K. G. (1999). *Acceptance and commitment therapy: An experiential approach to behavior change.* New York: Guilford Press; dt. (2004). *Akzeptanz- und Commitment-Therapie: Ein erlebnisorientierter Ansatz zur Verhaltensänderung.* München: CIP-Medien.

Inayat Khan, P. V. (2000). *Awakening: A Sufi experience.* New York: Tarcher/Putnam.

Johnson, S. M. (1985). *Characterological transformation: The hard work miracle.* New York: W. W. Norton & Company.

Kabat-Zinn, J. (1982). An out-patient program in behavioral medicine for chronic pain patients based on the practice of mindfulness meditation: Theoretical considerations and preliminary results. *General Hospital Psychiatry, 4*, 33–47.

Kabat-Zinn, J. (1990). *Full catastrophe living: Using the wisdom of your body and mind to face stress, pain, and illness*. New York: Delacorte.

Kabat-Zinn, J. (2003). Mindfulness-based interventions in context: Past, present, and future. *Clinical Psychology: Science and Practice, 10*(2), 144–156.

Kabat-Zinn, J., Lipworth, L., & Burney, R. (1985). The clinical use of mindfulness meditation for the self-regulation of chronic pain. *Journal of Behavioral Medicine, 8*, 163–190.

Kabat-Zinn, J., Lipworth, L., Burney, R., & Sellers, W. (1987). Four-year follow-up of a meditation-based program for the self-regulation of chronic pain: Treatment outcomes and compliance. *Clinical Journal of Pain, 2*, 159–173.

Kabat-Zinn, J., Massion, M. D., Kristeller, J. L., Peterson, L. G., Fletcher, K. E., Pbert, L., *et al.* (1992). Effectiveness of a meditation-based stress reduction program in the treatment of anxiety disorders. *American Journal of Psychiatry, 149*, 936–943.

Kerns, R. D., Rosenberg, R., & Jacob, M. C. (1994). Anger expression and chronic pain. *Journal of Behavioral Medicine, 17*(1), 57–67.

Kristeller, J. L., & Hallett, C. B. (1999). An exploratory study of a meditation-based intervention for binge eating disorder. *Journal of Health Psychology, 4*, 357–363.

Linehan, M. M. (1993a). *Cognitive-behavioral treatment of borderline personality disorder*. New York: Guilford Press; dt. (1996). *Dialektisch-behaviorale Therapie der Borderline-Persönlichkeitsstörung*. München: CIP-Medien.

Linehan, M. M. (1993b). *Skills training manual for treating borderline personality disorder*. New York: Guilford Press; dt. (1996). *Trainingsmanual zur dialektisch-behavioralen Therapie der Borderline-Persönlichkeitsstörung*. München: CIP-Medien.

Marra, T. (2005). *Dialectical behavior therapy in private practice: A practical and comprehensive guide*. Oakland, CA: New Harbinger Publications.

McKay, M., Davis, M., & Fanning, P. (1983). *Messages: The communication skills book*. Oakland, CA: New Harbinger Publications.

McKay, M., Davis, M., & Fanning, P. (1997). *Thoughts and feelings: Taking control of your moods and your life*. Oakland, CA: New Harbinger Publications.

McKay, M., Fanning, P., & Paleg, K. (1994). *Couple skills: Making your relationship work*. Oakland, CA: New Harbinger Publications.

McKay, M., Rogers, P. D., & McKay, J. (2003). *When anger hurts: Quieting the storm within* (2nd ed.). Oakland, CA: New Harbinger Publications.

Merton, T. (1960). *Spiritual direction and meditation*. Collegeville, MN: Order of St. Benedict.

Olerud, J. C., & Wilson, K. G. (2002, May). *Evaluation of an ACT intervention in a preventive program for chronic pain at the worksite*. Paper presented at the meeting of the Association for Behavior Analysis, Toronto, Canada.

Pinson, D. (2004). *Meditation and Judaism: Exploring the Jewish meditative paths.* Northvale, NJ: Jason Aronson.

Rahula, W. (1974). *What the Buddha taught* (2nd ed.). New York: Grove Press.

Rogers, C. R. (1951). *Client-centered therapy.* New York: Houghton Mifflin Company; dt. (1983). *Die klientenzentrierte Gesprächspsychotherapie.* München: Kindler.

Salzberg, S. (1995). *Lovingkindness: The revolutionary art of happiness.* Boston: Shambhala; dt.: (2003). *Metta-Meditation.* Freiburg: Arbor.

Salzberg, S. (1997). *A heart as wide as the world: Living with mindfulness, wisdom, and compassion.* Boston: Shambhala; dt. (1999). *Ein Herz so weit wie die Welt.* Freiburg: Arbor.

Salzberg, S. (2005). *The force of kindness: Change your life with love & compassion.* Boulder, CO: Sounds True; dt. (2001). *Geborgen im Sein: Die Kraft der Metta-Meditationen.* Frankfurt a. M.: Fischer TB.

Segal, Z. V., Williams, J. M. G., & Teasdale, J. D. (2002). *Mindfulness-based cognitive therapy for depression: A new approach to preventing relapse.* New York: Guilford Press.

Serpell, J. (1991). Beneficial effects of pet ownership on some aspects of human health and behaviour. *Journal of the Royal Society of Medicine, 84*(12), 717–720.

Shapiro, S. L., & Schwartz, G. E. (2000). The role of intention in self-regulation: Toward intentional systemic mindfulness. In M. Boekaerts, P. R. Pintrich, & M. Zeidner (Eds.), *Handbook of self-regulation* (S. 253–273). New York: Academic Press.

Suzuki, S. (2001). *Zen mind, beginner's mind: Informal talks on Zen meditation and practice.* New York: Weatherhill; dt. (1997). *Zen-Geist, Anfänger-Geist.* Berlin: Theseus.

Tart, C. T. (1994). *Living the mindful life: A handbook for living in the present moment.* Boston: Shambhala.

Teasdale, J. D., Segal, Z. V., Williams, J. M. G., Ridgeway, V. A., Soulsby, J. M., & Lau, M. A. (2000). Prevention of relapse/recurrence in major depression by mindfulness-based cognitive therapy. *Journal of Consulting and Clinical Psychology, 68,* 615–623.

Wilson, K. G. (2002). The Valued Living Questionnaire. Available from the author at Department of Psychology, University of Mississippi, University, MS.

Wilson, K. G., & Murrell, A. R. (2004). Values work in acceptance and commitment therapy: Setting a course for behavioral treatment. In S. C. Hayes, V. M. Follette, & M. M. Linehan (Eds.), *Mindfulness and acceptance: Expanding the cognitive-behavioral tradition* (S. 120–151). New York: Guilford Press.